香氣轉運

Where Aroma and Delight Begin to Bloom

48 款

精油香氣與植物的靈魂對話，
為你帶來意想不到的啟發與轉機！

作者── 毛諺芬（毛毛老師）

插畫── zoodai

推薦序 ①

嗅聞之路的自我回歸與轉運啟航

在這個高壓與快速變遷的時代，我們常常在生活的洪流中迷失方向，情緒疲憊、靈感枯竭、自我價值感被壓縮至最微弱的邊緣。《香氣轉運》便是在這樣的時空裡，為我們開啟一扇通往內在清明的芳香之門。

這套牌卡書不同於一般的芳療教材，它不僅是一套香氣與植物能量的導引工具，更是一場心靈與潛意識的深度對話。每張卡片都有獨特的情緒主題與對應的心靈課題，搭配精心設計的香氣意境、轉運處方箋與精油搭配建議，讓使用者得以從嗅覺出發，連結身心靈整體的感知覺醒。

我特別欣賞這套牌卡中所呈現的敘事方式——它既溫柔又堅定，既理性又感性，彷彿是一位既能傾聽也能引導的芳療師，陪伴你走過混亂與困惑，重新擁抱自己的光芒與潛能。無論是陷入自我懷疑的創作者、在人際關係中疲憊的照顧者，或是在生活轉折點上迷惘的旅人，都能在這套牌卡中找到屬於自己的回應與力量。

《香氣轉運》不僅是關於香氣的牌卡，也是一段旅程，一場關於轉化與更新的生命儀式。它提醒我們：每一次的嗅聞，都是一次自我覺察的開始；每一種氣味，都是內在訊息的回應。

願這套牌卡，成為你日常生活中溫柔而有力的陪伴，當你感到疲憊時，記得停下來，深呼吸，讓香氣為你指引下一步的方向。

Liza 老師 沈莉莎
Aliz 愛裡時芳療學院 校長

推薦序 ❷

讓香氣之美成為療癒的橋樑

第一次拿到《香氣轉運》，我就像打開了一扇奇幻香氣世界的「大門」！——那不只是一套牌卡書，而是一場與植物精靈的靈魂對話。每一張卡，像是悄悄坐下來的老朋友，溫柔地陪你梳理當下的情緒、指引內心的方向，甚至提醒你：是時候放下了、也是時候出發了。

毛毛老師以她深厚的專業與敏銳的直覺，把精油的氣味與人生課題巧妙地連結在一起，創造出這套充滿靈性又極具實用性的工具。無論你是芳療師、調香師、身心靈工作者，還是單純渴望更懂自己的人，《香氣轉運》都像是一盞照亮心路的小燈，指引你看見生活的轉機與美好。

認識毛毛老師多年，我一直敬佩她的品味與智慧。她是我見過最懂植物香氣語言的人，也是少數能把「香」說得那麼有溫度、有靈魂的人。她的書如其人——脫俗、溫暖、美麗又深具內涵。

她對香薰的認識不只是理論，更是一種來自心靈的共振。她教我們如何用香氣來撫慰焦慮、提昇能量，讓每一次呼吸都成為與自己連結的儀式。她將這些知識轉化為日常生活中可實踐的芳香配方，讓我們在嘈雜紛亂的世界中，能為自己打開一扇寧靜的窗，營造出一個療癒而有格調的生活空間。

《香氣轉運》不只是一本書、一副牌卡，而是毛毛老師多年來在教學、品牌顧問與香氣設計的經驗結晶。她幫助無數人從零開始，打造出屬於自己的香氛品牌，也將植物的療癒智慧帶入更多人的生活中。

身為簡詩美 Jasmin 有機護膚品牌的創辦人，我一直相信，美不是外在的裝飾，而是一種由內而外的和諧與覺醒。從澳洲的有機種植園出發，我們堅持純淨、天然，研發出獲得國際有機認證的產品，目的就是讓人們透過植物的力量，活得更健康、更美麗。

我創辦的禪元身心靈療癒度假村（Zen One Retreat）也正是希望能提供一個讓人從內在覺醒的療癒空間。而毛毛老師這套充滿靈性的《香氣轉運》，正好與我的理念不謀而合——她以香氣為橋樑，串起人與自我、與自然的深層連結。

相信這本書與這套牌卡，將陪伴你在人生的每個轉折點，找到那股安定的力量與內在的光彩。

讓香氣，成為你身心靈最美的療癒風景。

宋立華
澳洲 Jasmin 簡詩美有機護膚品牌＆禪元身心靈療癒度假村 創始人

推薦序
③

解語花開，芳香自來

　　從事芳療工作二十年來，我見證了無數精油在情緒、身體與靈性層面上的奇妙轉化力。然而，在眾多芳香療癒的形式中，「精油牌卡」的出現，仍讓我感到難以言喻的驚喜——它像是一座看不見的翻譯機，將植物的語言、能量與智慧轉譯為我們能理解的訊息，瞬間點亮內在迷霧，指引出一條通往清明的方向。

　　毛毛老師所創作的《香氣轉運》，不只是一本牌卡工具書，更是一場圖文並茂的身心靈對話旅程。她以圖像、關鍵字與精油能量的巧妙結合，將複雜的心理與靈性議題化繁為簡，讓使用者在抽卡的瞬間，彷彿收到來自大自然的祝福語。那些看似偶然的選擇，其實往往直指內心最需要被看見的部分——驚訝、共鳴、感動，一次又一次地發生。

　　特別值得一提的是，書中巧妙地引導讀者搭配高、中、低音階的精油使用，不僅協助感官上的平衡，也讓調香變得直覺又有趣。這樣的分類方式，對於剛接觸芳療或想深入了解調香邏輯的朋友來說，是一個極為實用的切入點。

　　《香氣轉運》不僅是芳療工具，更像是一位溫柔而智慧的陪伴者。當我們在人生的十字路口感到迷惘、停滯，這副牌卡能提供提點與反思，如同解語花般在我們心中輕聲綻放，引領我們再次鼓起勇氣、邁步向前。

　　我誠摯推薦這本充滿靈性與芳香智慧的作品，給每一位正在尋找內在指引與能量療癒的你。願這些植物的訊息，能在你生命的某一刻，帶來意想不到的啟發與轉運。

李依倩
中華芳香精油全球發展協會 理事長

推薦序 ❹

在直覺與理性之間找到一種自然的平衡

　　翻開《香氣轉運》，彷彿展開一場靜默卻深刻的對話，帶領我們穿越香氣的表層，直達植物與人心靈之間的深層連結。做為一位在芳香療法領域耕耘二十多年的教育者，我深知「如何與香氣建立個人化連結」一直是初學者與進階者之間的門檻，也是每個人愛上香氣與芳療的關鍵點。而這套牌卡書的出現，無疑為許多正在探索調香之路的人們，提供了一盞溫柔而清晰的明燈。

　　《香氣轉運》不僅將芳香植物的特質與情緒能量巧妙連結，更重要的是，它建立了一套易於進入、卻又不失深度的引導系統。透過圖像、語言與氣味的綜合引導，讀者可以在直覺與理性之間找到一種自然的平衡，進而發展出屬於自己的香氣語言與療癒節奏。

　　在我看來，這套牌卡書最具價值的地方，在於它打破了芳療的學術框架，使香氣的學習與應用變得更加貼近生活、貼近內在。對初學者而言，它是一條進入香氣世界的友善路徑；對已有經驗的芳療師或調香愛好者而言，則可能成為靈感泉源，引領他們在創作與引導中發現更多細膩的可能性。

　　香氣從不只是分子結構或植物屬性，它更是一種與身心對話的媒介。感謝作者毛毛老師將這份對氣味的敏感與理解，以如此親切且富詩意的方式呈現出來。我相信，這套牌卡書將不僅是一套工具，更是許多人自我探索與轉化旅程中的珍貴同行者。

原文嘉
資深國際芳療教育專家＆源流學堂 共同創辦人

推薦序
❺

讓香氣成爲陪伴人生的力量

在這個動盪、變化快速的時代，很少有會記得停下片刻，聆聽心的聲音，更難細細去感受「香氣」所蘊藏的力量。很開心看到毛毛老師將她以多年來在芳療、香氣設計與精油調香的教學實踐，揉合植物與人的對話，創造出一種獨特的閱讀方式——氣味，也是一種看見自己的鏡子。

這套《香氣轉運》不只是一本圖文並茂的工具書，更是一場深刻的心靈旅程。在她的筆下，每一款精油不只是療癒身心的植物分子，更是能觸動靈魂、引領轉機的訊息載體。透過她細膩的詮釋與圖像引導，閱讀書本的你，不再只是「聞香」，而是能「聽見香氣裡的故事」，看見那些我們內心深處未曾命名的情緒與渴望。

她以豐富的個案經驗，將一次次「精油抓周」的過程轉化為溫暖又療癒的訊息引導，不僅療癒了許多人的心靈，也透過引導與香氣的陪伴下，讓許多人對於自我、關係與命運的重新定義。更重要的是，她相信，每一個人原本就有光，只是暫時遺忘了如何閃耀。

這套牌卡書，不只是給芳療師、香氣設計師、身心工作者的工具；它是給所有「渴望靠近自己」的現代人，一把溫柔的鑰匙。當你願意翻開它，就等於為自己點起了一盞燈，在植物的祝福下，踏上屬於自己的轉運之路。

推薦給每一位，願意看見香氣之光的你。

陳育歆
《能量芳療》作者

推薦序
❻

在香氣與故事交織的旅程中,看見自己的光

　　在芳香的世界裡,每一種氣味都是來自大地的訊息,也是一段靜靜展開的靈魂旅程。我與毛毛老師的相識,始於兩年前的一場香氛聚會———一如所有與香氣有關的相遇,自然、真誠、耐人尋味。我深深記得我們的對談,不僅關於植物與精油的知識,更是價值與觀念的交集。她始終堅持以天然原料與純正精油為本,這份對自然的尊重與熱愛,成為她教學與創作最堅實的根。

　　然而,真正讓我敬佩的,是她在堅持中的開放。她願意傾聽,也逐漸理解:天然與化學並非對立,而是可以彼此補充、共創豐富氣味語言的兩股力量。

　　繼《調香》、《植香》兩書之後,《香氣轉運》這部作品是一場令人驚喜的進化。毛毛老師不僅融合了植物精油與芳香占卜,還將 48 款單方精油化作圖像訊息,透過牌卡與故事情境設計,引導讀者從嗅覺通往更深層的內在探索。這不僅是一本書,更是一套具有靈性溫度與感官張力的生命閱讀工具。

　　作為亞洲香研所創辦人,我一直致力於推廣香氛教育與感官文化,而毛毛老師,正是我一路同行、理念相契的重要夥伴。我們在推廣香氛美學的旅程中,持續激盪出新的靈感與可能,無論是課程設計、香氣創作、品牌企劃,抑或跨領域的感官實驗,每一次合作都蘊含著我們對香氣的共同信仰與熱情。

　　這套書,是她深耕芳療多年的智慧結晶,也是一份獻給身心靈整合時代的珍貴禮物。我誠摯推薦這本書,願所有讀者都能在這段香氣與故事交織的旅程中,看見自己的光,更深愛自己。

陳宥辰
亞洲香研所 創辦人

推薦序 ❼

讓香氣為你轉運，也為心靈轉境

「有筆有書有肝膽、亦文亦俠亦斯文」，這是我初見毛毛老師時最鮮明的印象。一場公開活動中，她攜著精油與新書，親切地與眾人交流。出身科技業的我，向來敬重專業，當下便隱約「嗅」出群中有高人。短短交談，更讓我驚覺其斯文氣質下，蘊藏著一股磊落的俠者之風。

身為「善籽創新」的經營者，香氛精油本是公司深耕的領域，對專業知識非常渴求的我在結識毛毛老師後，立刻線上購得她的前兩本著作《植香》與《調香》。展卷細讀，不禁大呼過癮！在這資訊爆炸、步調飛快的工商社會裡，如何將龐雜知識梳理得清晰易吸收，是重中之重。這兩本書結構嚴謹、條理分明、言簡意賅，堪稱值得相伴一生的實用經典。

如今，毛毛老師推出第三本力作《香氣轉運》。此書延續了前作清晰專業的風格，更將層次昇華至心靈對話的維度。在文學工藝上，這是一次突破；於精油香氛應用中，更顯大膽創意。深入品讀，方能體會作者細膩入微的心思。不同於一般工具書的「熟能生巧」，此書用得愈多，相信愈能觸發不同層次的生命體悟。

AI時代降臨，人們高度依賴資訊工具：或奉為工作圭臬，或視作生活指南。然而，當心緒紛擾、起伏難安之際，機器的冰冷往往難以撫慰人心。此時，或許正是拿起這本書的契機——翻閱牌卡，品讀精油，讓書中滿溢的正能量，為你「轉運」，更為心靈「轉境」。

承蒙毛毛老師邀約撰文，深覺緣分奇妙。「善籽創新」多年致力推廣身心健康，與老師「心靈調香」的理念不謀而合。未來在天然香氛的長路上，盼以專業相砥礪，以熱忱共開拓，為提升生命品質的火光再添新柴。

黃亮鈞
善籽創新 總經理

推薦序

知識轉化為體驗，體驗延伸為品牌的創新模型

在台灣推動創新創業的歷程中，我們總在思索：如何將創新精神轉化為可落地的實踐，如何讓創業不只是商業模式與財務報表的疊加，而是一場有感的學習旅程？《香氣轉運》正是這樣一套突破性的作品，它不只是書，更是一套啟動感官與內在對話的創業教具。

毛毛老師繼《調香》、《植香》後，再次以極具教育力與創造力的手法，融合植物精油、香氣設計、牌卡意象與個人敘事，打造出這本別具一格的新作。透過 48 款單方精油，讀者不僅能認識香氣的療癒功效與配方邏輯，更能透過「目前狀態」、「面對課題」、「心靈解方」等層層遞進，展開一場與自我深度對話的旅程。這不只是香氛，更是一種學習與探索的方式。

我們觀察到越來越多年輕創業者從品牌出發，試圖在感性與理性的邊界上，找到差異化定位。《香氣轉運》提供的正是這樣的「一站式創業靈感系統」——結合嗅覺設計、故事行銷與自我探索的多重價值，極其適合用於香氛品牌創辦初期的產品開發、顧客溝通與品牌風格建立。

對於欲投入香氛創業的讀者，本書是極具實務價值的工具書；而對於教育工作者與創新教學者，這更是一個可以運用於設計思考、品牌體驗與創意思維課程的絕佳素材。它突破傳統芳療的邊界，創造出一種將知識轉化為體驗、將體驗延伸為品牌的學習新模型。

作為推動創業教育與創新文化的實踐者，我由衷推薦這本融合藝術、教育與創業精神於一體的作品。它不僅讓你聞見香氣，更讓你「看見自己」、「點燃靈感」、「轉動人生」——這正是新世代創業者所需要的勇氣與陪伴。

黃晨淳
台灣創新創業發展協會 理事長

推薦序

香氣是植物的語言，轉運是人心的覺醒

　　玉蘭有風香三里，桂花無風十里香。
　　真正的香氣，即使無聲卻充滿力量。植物默默奉愛，不張揚，卻一直為人們做著療癒的事。
　　我認識毛毛老師，是在她剛開始創業的時候。這些年來，我一路看著她，除了對植物香氣充滿熱忱，重要的是「堅持」不懈，持續為植物香氣開疆闢土。她以教育先行，在教學、諮詢、品牌顧問、創作等領域，始終保持以植物香氣療癒人心的初衷。當遇到困難與阻礙時，她始終選擇不斷突破、升級進化。這份不斷堅持勇氣，是我在此誠心推薦她與這本作品的真正原因。
　　從事天然保健品研發與品牌代工三十多年來，我始終深信，植物的價值不只是原料或成分，更是一種對生命健康的承擔。植物釋放芬芳，不只為自己，更奉獻讓我們喚醒感知及覺察力。當你聞到一抹香氣、放慢呼吸的時候，那其實就是療癒開始的瞬間。而那份平靜與幸福，往往就在一念之間。
　　我推薦《香氣轉運》這套牌卡書，不只是因為它美、它實用，而是因為它真。它傳遞了植物的精神，也延續了一種安靜卻堅定的療癒力量。願這牌卡書陪伴更多人，看見人生的軌跡，走向更清晰、更自由、更自在的人生。

蔡進坤
綠壯國際股份有限公司 創辦人

作者序

讓精油香氣療癒自己翻轉好運

我從事氣味魅力學、香氣設計、極簡芳療養生、精油調香教育與教學多年，課程講座不下數百場。每每教學及諮詢到最後，我驚訝地發現，要學習及影響的，其實是眾多惶恐不安，封閉執念的「心」。

學員和粉絲讀者們，喜歡找我「精油抓周」，想要透過植物精油的香氣，散發出來的訊號，經過我的詮釋與梳理，給予他們更加認識自己，找到天賦亮點，職涯發展定位，探索人生方向，解決人際關係卡點的解方。

看著這每一顆渴望找到答案的星星，徬徨無助，不斷地向外索求，向外找光，想要投射反射，其實他們沒有發現自己是恆星，根本就會自體發光。在我眼中，他們每一顆，都閃閃動人。

他們不知道其實答案在他們的心底。只是沒有找到方法看見聽見而已。

我的精油抓周諮詢，個案輔導，線上直播，公眾演說，參與人次超過千名。每當我在為個案「精油抓周」，解讀大地氣味的同時，單方精油會投射故事畫面在我眼前，有時幻化成環境場景，有時幻化成各種性格的人物，有時人是主角，有時人是推動故事的搖籃，有時有動物相伴，有時有日月星辰照拂。

因著與個案互動狀況，這些植物香氣的訊號，似乎會與個案的意識量子糾纏，在引導與探索下，還會串連出「預言故事」，聞見弦外之音，可以歸納並預見人生課題，提醒著被忽視的狀況，或是被潛藏或逃避的議題。進而，以植物香氣的力量，帶領我們抽絲剝繭，打開迷霧，看見星星原本就有的光芒，找到大地指引的路。

我渴望將這些故事畫面，讓更多人看見聞見，讓更多人成為自己人生的導演。

於是我開始籌劃「香氣轉運卡」，邀請繪圖插畫師，將我為每一款單方精油詮釋演繹的故事畫面描繪出來。

在創作這48款單方精油圖像與解析文期間，我進入一段極度深刻的原創過程。像蠶蛹經歷形體的變化，淬鍊轉變再淬鍊，我的創作力不斷打磨精煉，植物精油香氣也同時陪伴著我，從氣味幻化成圖像，我們共同經歷一場不可思議的蛻變。

這項圖文並茂的大工程，從我開始構思，到精心策劃，到圖與文的創作，整整耗時一年多。有時我連睡夢中，都隱約看見精油給我的故事畫面！

感謝所有幫助這套牌卡書產出的每一位貴人，繪圖插畫師，日日學出版社總編輯，及編輯與設計團隊。感謝你們的認同與支持，造就這個美好的作品問世，讓植物香氣的故事，以原創與多元的樣貌，誕生於大眾的視野。

《香氣轉運》是一套工具，讓每一位你我，都能很輕鬆而清晰地看見自己，轉動生命的齒輪，療癒內心，改變命運，找到愛自己的動力；讓諮詢師與芳療師能握有一把鑰匙，舒服自在地與個案溝通，提供他們心靈的指引；讓香氣設計師，透過插畫意境，以精油調香說故事，以香氣意境為靈感，善用本書介紹的調香七大核心、適合搭配精油、轉運處方籤，也能從容地設計調配出充滿療癒與和諧的香氛作品。

大地的氣味，是令人讚嘆的媒介！當吸嗅品味植物精油香氣時，它讓我們體會到：

真正的魅力，是我愛自己，他人必將愛我；

真正的財富，是我真心貢獻於萬物，萬物必將貢獻於我；

真正的健康，是我呵護身心平衡，身心必將給予我平衡；

真的的幸福，是我珍視每段關係，每段關係必將珍視我；

真正的自由，是我重視生命的節奏，生命的節奏必將贈與我自由！

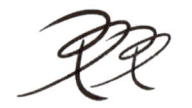

毛諺芬（毛毛老師）

目錄
Contents

- 推薦序 1： 嗅聞之路的自我回歸與轉運啟航／沈莉莎 —— 2
- 推薦序 2： 讓香氣成為療癒之美的橋樑／宋立華 —— 3
- 推薦序 3： 解語花開，芳香自來／李依倩 —— 4
- 推薦序 4： 在直覺與理性之間找到一種自然的平衡／原文嘉 —— 5
- 推薦序 5： 讓香氣成為陪伴人生的力量／陳育歆 —— 6
- 推薦序 6： 在香氣與故事交織的旅程中，看見自己的光／陳宥辰 —— 7
- 推薦序 7： 讓香氣為你轉運，也為心靈轉境／黃亮鈞 —— 8
- 推薦序 8： 知識轉化為體驗，體驗延伸為品牌的創新模型／黃晨淳 —— 9
- 推薦序 9： 香氣是植物的語言，轉運是人心的覺醒／蔡進坤 —— 10
- 作者序　讓精油香氣療癒自己翻轉好運／毛毛 —— 11

- 設計概念說明 —— 20
- 附錄1：「香氣轉運卡」牌卡元素一覽表 —— 248
- 附錄2：「香氣轉運卡」元素含義＆對應 —— 249
- 附錄3：「轉運處方箋」配方一覽表 —— 250

PART 1　如何使用牌卡調香轉運

◎香氣轉運卡牌陣介紹 —— 26

1. 大地の祝福（一張牌卡）—— 26
2. 宇宙光の指引（三張牌卡）—— 27
3. 關係の橋（四張牌卡）—— 29
4. 香氣設計（一張牌卡）—— 31

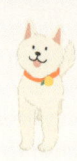

◎香氣轉運卡抽牌舉例與解析 —— 32
1. 大地の祝福（一張牌卡）—— 32
2. 宇宙光の指引（三張牌卡）—— 33
3. 關係の橋（四張牌卡）—— 34

◎關於「香氣轉運卡」—— 36
1. 「香氣轉運卡」適合的使用場景 —— 36
2. 「香氣轉運卡」元素含義與對應意義 —— 37

◎香氣轉運與本書調香七大核心 —— 40
1. 氣味音階 —— 40
2. 植物香調 —— 41
3. 植物萃取部位 —— 42
4. 植物科屬種 —— 44
5. 精油化學型態 —— 45
6. 精油氣味強度 —— 47
7. 人體脈輪 —— 48

PART 2 前調類精油 Top Notes
吸引注意，負責香氣的開場與第一印象

1 **羅勒** Basil → (重新，敏捷)
✦ 我明亮的雙眼，讓我看見我乘著夢想飛翔！ —— 52

2 **佛手柑** Bergamot → (友善，融和)
✦ 做自己的光，從頭到腳，閃閃發光。 —— 56

3　**藍膠尤加利** Eucalyptus → 溝通，誠實
　✦ 我樂於表達想法，我是自己的最佳代言人。──── 60

4　**葡萄柚** Grapefruit → 爽快，代謝
　✦ 任性一下無妨，叛逆一下無妨。──── 64

5　**月桂** Laurel → 自信，洞見
　✦ 我承襲著天地給予我的光輝，肩負理想與傳承。──── 68

6　**檸檬** Lemon → 聚焦，清理
　✦ 我專注，我聚焦，我聽不見外界的紛紛擾擾。──── 72

7　**萊姆** Lime → 好奇，愉悅
　✦ 我感恩所有遇見，用好奇的眼光看待每個瞬間！──── 76

8　**山雞椒** Litsea Cubeba → 樂觀，幽默
　✦ 我把期望擴大看成一個圈，善的流終將流向我。──── 80

9　**甜橙** Orange Sweet → 開心，豐盛
　✦ 人生總要有一段，真正像個孩子自由自在！──── 84

10　**歐薄荷**（胡椒薄荷）Peppermint → 清新，坦率
　✦ 你的思想可以影響很多人，有如蝴蝶效應般。──── 88

11　**桉油樟**（羅文莎葉）Ravintsara → 保護，通透
　✦ 對於值得的人事物，我將盡我所能，保護並珍視。──── 92

12　**桉油醇迷迭香** Rosemary → 清晰，穿越
　✦ 人生旅程，不論長短，同行的始終有你自己。──── 96

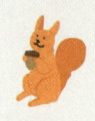

13 綠薄荷 Spearmint → (輕鬆，透徹)
✦ 你的真誠，換來的是時刻自在寫意。──── 100

14 沉香醇百里香 Thyme ct. Linalool → (勇氣，無懼)
✦ 你可以獨行，但若我陪你一程，你必會更有勇氣。──── 104

PART 3 中調類精油 Middle Notes
表達情感，香氣設計的靈魂與核心

15 黑胡椒 Black Pepper → (創意，靈動)
✦ 靈光乍現的瞬間，你會驚喜收穫苦思已久的良方！──── 110

16 德國洋甘菊 Chamomile German → (療癒，舒緩)
✦ 敏感是蛻變的一部分，代表你正在與世界同頻。──── 114

17 羅馬洋甘菊 Chamomile Roman → (愛憐，滋養)
✦ 你內心的孩子，眼神發亮，讓他帶給你靈感吧！──── 118

18 錫蘭肉桂 Cinnamon → (熱烈，嚮往)
✦ 我將找到熱情的沸點，並帶著它的力量做出貢獻！──── 122

19 快樂鼠尾草 Clary Sage → (直覺，寫意)
✦ 張開臂膀，感恩的暖流，隨著陽光灑下。──── 126

20 丁香 Clove → (果敢，決心)
✦ 我有下決定的魄力，我深信，命運之輪將會轉動。──── 130

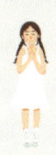

21	**絲柏** Cypress → 流動，轉化

✦ 心隨意轉，保持彈性，嶄新的生活面貌就會降臨！ ── 134

22	**欖香脂** Elemi → 洞悉，再造

✦ 放下執念，安靜直視著本質。 ── 138

23	**天竺葵** Geranium → 平衡，接納

✦ 萬物貴在平衡，心貴在波瀾不驚。 ── 142

24	**芳樟** Ho Wood → 同理，聆聽

✦ 聆聽陪伴是最長情的相守。心留在想駐足的地方。 ── 146

25	**杜松漿果** Juniper Berry → 淨化，清醒

✦ 虛實之間，你只需要保持清醒，感受當下就好。 ── 150

26	**橙花** Neroli → 祝福，撫平

✦ 我如果能分辨愛，那麼，我就會遇見愛。 ── 154

27	**肉豆蔻** Nutmeg → 熱中，活力

✦ 你的醉心所在，就是快樂發芽的所在。 ── 158

28	**玫瑰草** Palmarosa → 真實，彈性

✦ 保持健康，保持善良。是對自己與他人最大的祝福。 ── 162

29	**苦橙葉** Petitgrain → 放鬆，關機

✦ 你完全可以放下忙亂，放空放鬆，好好休息。 ── 166

30	**歐洲赤松** Pine Needle → 喚起，彰顯

✦ 勇氣是你華麗的裝扮，穿上它人間帥一波！ ── 170

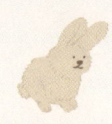

31 大馬士革玫瑰 Rose → 愛，珍視
✦ 我的美，只綻放給懂我愛我的那顆心。────── 174

32 甜馬鬱蘭 Sweet Marjoram → 支撐，包覆
✦ 請相信，你值得背後有雙臂膀，溫柔地扶你一把。────── 178

33 真正薰衣草 True Lavender → 包容，照顧
✦ 你可以愛任何人，但必須最愛自己。────── 182

◆ PART 4 後調類精油 Base Notes
香氣尾韻，讓調香更有層次且持續

34 西印度檀香（阿米香樹）Amyris → 成全，融合
✦ 我退到你看不見的地方，就是最愛你的距離。────── 188

35 膠冷杉 Balsam Fir → 挑戰，力量
✦ 你終究要自己走一遍森林，下次才不會迷路！────── 192

36 安息香 Benzoin → 安然，順流
✦ 我在日月星辰中，安然隨波逐流，輕舟已過萬重山。────── 196

37 大西洋雪松 Cedarwood → 確信，覺察
✦ 我若能站得更高，我能遇見的，不只是真相。────── 200

38 乳香 Frankincence → 誠心，沉澱
✦ 萬物皆各有道，只要遇見時惺惺相惜就好。────── 204

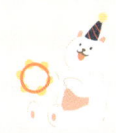

39 薑 Ginger → 篤定，加溫
- 我在黑暗中，仍深信能看見光亮並感到溫暖。──── 208

40 永久花 Helichrysum → 疏通，放下
- 當因愛受傷的傷疤褪去，就是愛再次流進的入口。──── 212

41 沒藥 Myrrh → 超脫，再生
- 當遇見那位視我為天使的人，我也將溫柔以待。──── 216

42 廣藿香 Patchouli → 平靜，回歸
- 感受身心重新整合，你被大地周全地保護著。──── 220

43 東印度檀香 Sandalwood East Indian → 內觀，當下
- 安靜聽著大地的呼吸，我聽見我的天賦。──── 224

44 黑雲杉 Spruce → 堅定，權威
- 登上高峰，你的視野，將帶你重新認識世界。──── 228

45 零陵香豆 Tonka Bean → 天真，歡樂
- 在伸手追夢的過程中，我要笑著看著奔著！──── 232

46 岩蘭草 Vetiver → 安全，紮根
- 留在原地茁壯，等待你用堅定換來的成長。──── 236

47 維吉尼亞雪松 Virginian Cedarwood → 踏實，可靠
- 你的思維厚度與高度，就是你生命的厚度與高度。──── 240

48 完全伊蘭 Ylang Ylang → 釋放，熱情
- 張開雙臂，打開緊閉的心，建立深刻關係。──── 244

設計概念說明　①　── 關於牌卡解說 ──

1. 每款精油與牌卡的序號（沒有任何意義），本書共介紹48款精油。

2. 此款精油的英文名稱。

3. 此款精油的拉丁學名，若通用學名超過一種以上則以「/」區隔。

4. 此款精油的中文名稱，若有舊稱或別名，以（ ）表示。

5. 此款精油的關鍵字，讓你一眼就能掌握此款精油的情緒主題。

6. 此款精油的情境繪圖，將每款植物的樣貌巧妙融合在畫面中。

7. 此款精油的心靈之語，代表每款精油對應的心靈課題。

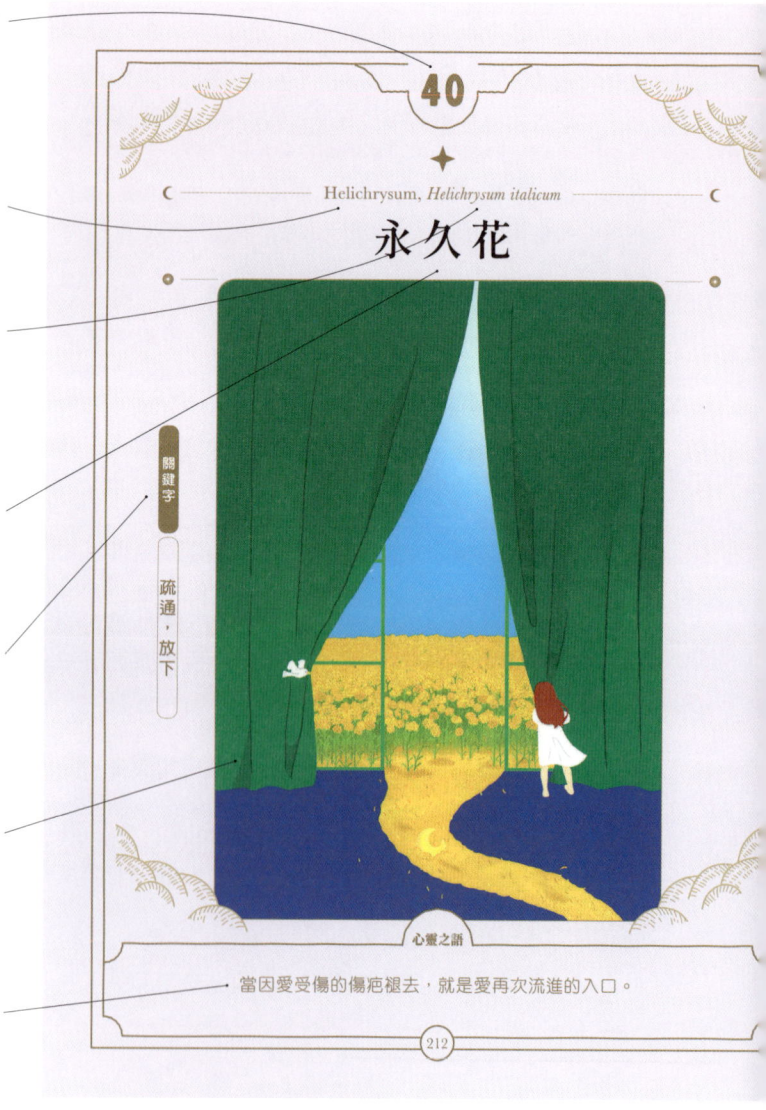

40

Helichrysum, *Helichrysum italicum*

永久花

關鍵字

疏通，放下

心靈之語

當因愛受傷的傷疤褪去，就是愛再次流進的入口。

212

✦ 牌卡解析 ✦

✦ 目前狀態 ✦

你像是一位走過風雨、仍帶著光的人。你溫柔，但不是軟弱；你堅定，但從不冰冷。

你身上散發出一種深沉安定，又帶著細膩同理心的氣場，使得靠近的人，心會慢慢放下緊張，敞開心房。

✦ 面對課題 ✦

你把很多事情都往心裡藏，讓他人不用為你擔心。有如一位心事重重的人，緊閉的心房，把自己封閉起來，旁人有點不知所措，想向你伸出援手，但又怕被你拒於門外。

從外來看，眾人都以為你過得很好，箇中的心酸，冷暖自知。因為你凡事都往心裡藏，就像是不斷把東西往抽屜及櫃子裡塞，從外面看起來，是整齊清爽。殊不知，不足為人道的，都藏在裡面。

抽到此牌，你正處於重大悲傷中，久久無法釋懷嗎？
你悶著憋著太久了。你有什麼委屈痛苦壓抑住嗎？

✦ 心靈解方 ✦

如果你正逢重大悲傷，放聲大哭吧！盡情宣洩吧！

人生總是會遇到暴風雨，在暴風雨中，我們唯一能做的，就是靜靜地等它過去，雨過天晴。

傷口很痛，碰不得，動不了。我們唯一能做的，就是溫柔呵護傷口，等待它結痂，最好不要留下惱人的傷疤。

拉開窗簾，打開窗，讓陽光灑進來，心中的淤滯會融化，世間苦痛終將否極泰來，屬於你的幸福，終究會到來！

聞聞永久花的香氣，舒展壓在胸口的淤滯之氣，放鬆眉眼，讓愛幻化成祝福，流轉在你我之間。

---

8. 作者賦予此張牌卡的解析，代表抽牌者的「目前狀態」，根據抽牌者抽 1、3、4 張各有不同解讀，詳細內容請參閱 Part1。

9. 作者賦予此張牌卡的解析，代表抽牌者的「面對課題」，根據抽牌者抽 1、3、4 張各有不同解讀，詳細內容請參閱 Part1。

10. 作者賦予此張牌卡的解析，代表抽牌者的「心靈解方」，根據抽牌者抽 1、3、4 張各有不同解讀，詳細內容請參閱 Part1。

設計概念說明 ② —— 關於香氣設計 ——

1. 此款精油的氣味強度。最強者 ★★★，中度者 ★★☆，低度者 ★☆☆。

2. 此款精油的基本相關資料，包含氣味音階、萃取部位、植物香調、植物科屬、化學型態與對應脈輪，詳細內容請參閱 Part1。

3. 此款精油植物本人的繪圖。

4. 此款精油的生理功效，可做為調香參考。

5. 此款精油的心理功效，可做為調香參考。

6. 此款精油的調香要訣，可參考書中說明，慢慢體會此款精油的氣味，並做為配方依據。

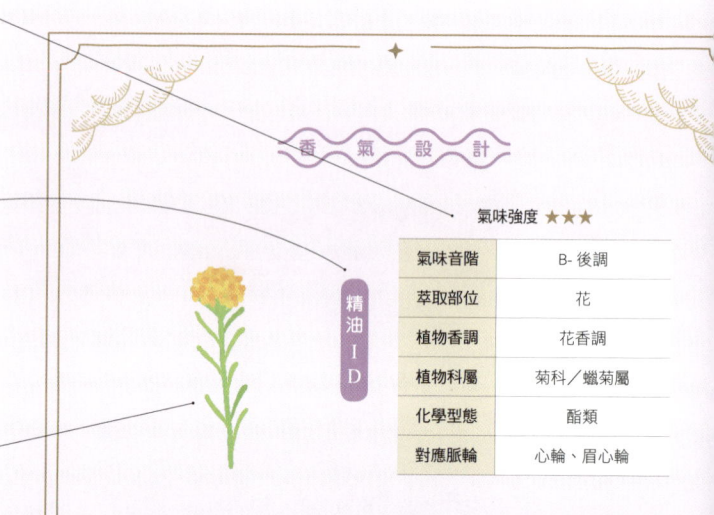

香氣設計

氣味強度 ★★★

氣味音階	B- 後調
萃取部位	花
植物香調	花香調
植物科屬	菊科／蠟菊屬
化學型態	酯類
對應脈輪	心輪、眉心輪

精油 ID

+ 生理功效 +

永久花能活血化瘀，擅長處理瘀傷與血腫。調理氣滯，改善偏頭痛，肌肉痠痛，腸躁症。改善靜脈發炎。促進膽汁流動，抗痙攣，並能清熱消炎。

+ 心理功效 +

永久花非常擅長處理經歷重大創傷的封閉心靈，幫助人打開心門，擺脫瘀堵的悲傷苦澀，放下積久的憤怒與怨恨，將卡死的情緒，加以鬆動融化，流動及轉化。

精油中的酯類成分能刺激腦內啡分泌，使人更能面對壓抑窘迫；維持體內血清素水平，產生輕鬆愉悅的感受。

+ 調香要訣 +

永久花精油氣味馥郁濃厚，桂圓的香甜感中，帶有些微蜂蜜的香氣。
永久花精油是活血化瘀的聖品，初聞一口，即能感受到卡在心中深層鬱結，能層層滑潤地被鬆動，給予身心一種溫柔的理解與鬆動。

214

香氣設計中，只要搭配一點永久花精油，就能提升整體氣味的豐滿厚度，並增加香氣作品的底蘊，讓人想要一品再品。

✦ 適合搭配精油 ✦

- (T) 甜橙、佛手柑、葡萄柚、山雞椒、月桂。
- (M) 大馬士革玫瑰、天竺葵、真正薰衣草、羅馬洋甘菊、苦橙葉、丁香、欖香脂。
- (B) 完全伊蘭、零陵香豆、維吉尼亞雪松、沒藥、乳香。

轉運處方箋

葡萄柚＋甜橙＋羅馬洋甘菊＋欖香脂＋永久花

✦ 香氣意境 ✦

窗簾一掀，晨光如瀑洩下，灑滿整個房間。你赤腳站在光中，充滿希望看著窗外，彷彿擁抱著無盡的可能。

窗外整片金黃永久花海，陽光下更加耀眼奪目。金色花瓣從窗外潺潺流入，輕柔地在地面上匯聚成一條溫暖的金色河流，如同一道流淌進心底的光。

你知道，這條金色河流，帶來的是祝福與嶄新的開始。

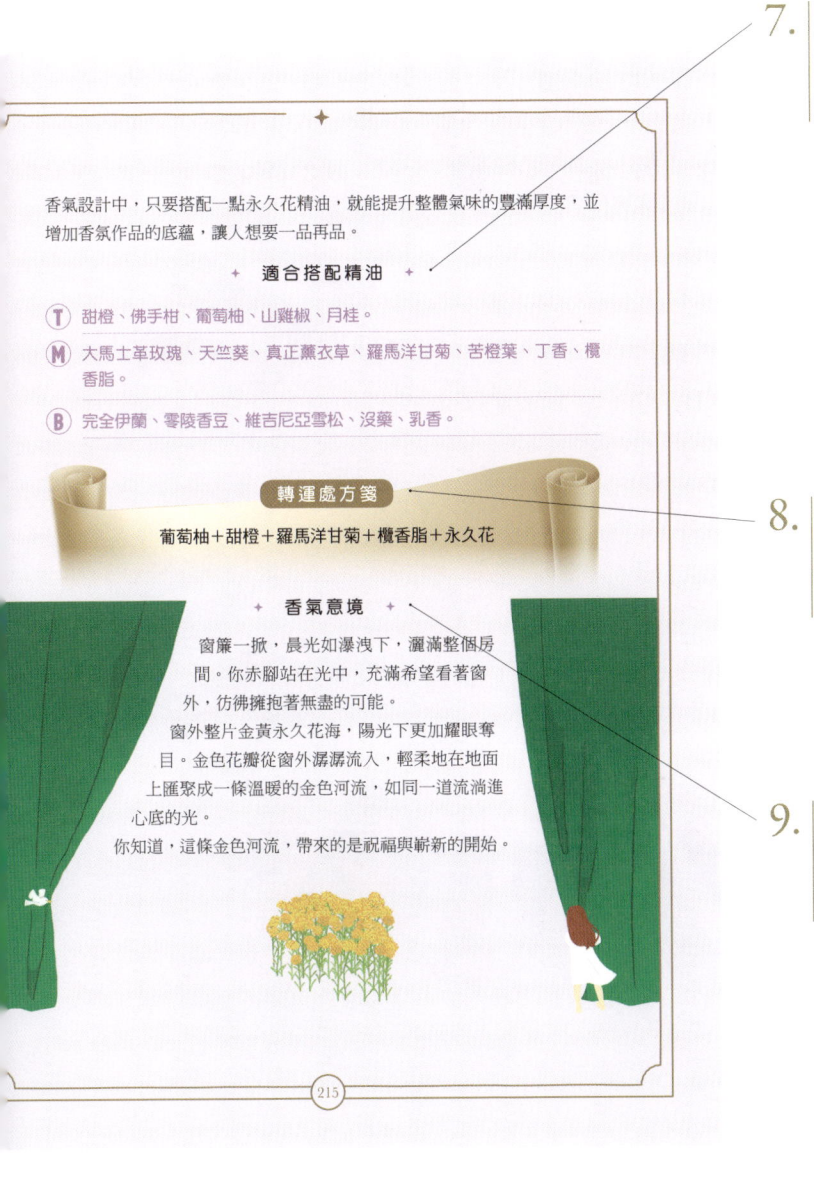

7. 此款精油適合搭配的其他精油，可根據其中選項，如前調（T）、中調（M）、後調（B）挑選喜歡的氣味，設計屬於自己的專屬配方，如精油香水、精油能量噴霧、空間噴霧、擴香瓶、香膏、精油滾珠、精油調和按摩油、清潔用品、擴香機等。

8. 作者根據以上適合搭配精油量身訂做的轉運配方，但沒有設定精油滴數，只要讀者參閱本書「氣味強度」建議，掌握拿捏比例即可。

9. 香氣意境是將精油結合故事情境，並將每款植物的樣貌，巧妙融合在畫面中，呼應詮釋抽牌者現況、課題、方向與人際關係，調配最適合香氣，幫助你啟動命運之輪，轉出人生好運。

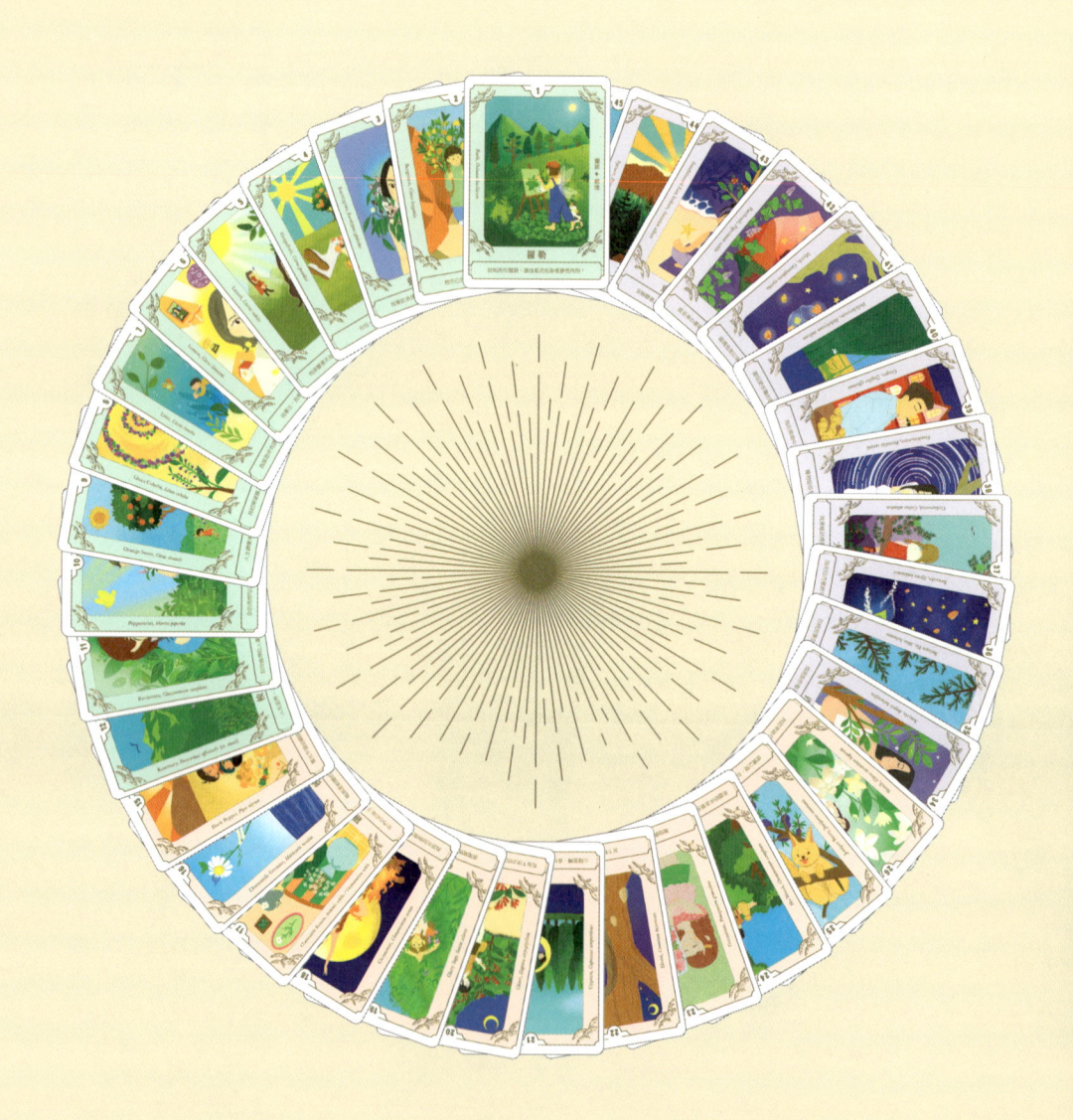

香 氣 轉 運 卡

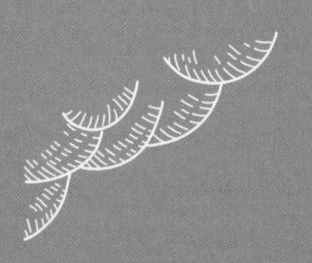

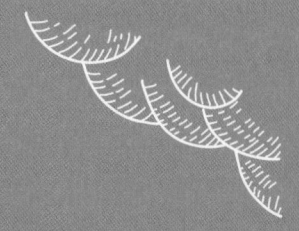

PART 1

如何使用牌卡調香轉運

「香氣轉運卡」結合故事情境,將每款植物的樣貌,巧妙融合在畫面中。
讀者可以透過插畫意境,用精油調香來說故事,以香氣意境為靈感,
並善用本書介紹的調香七大核心、適合搭配精油、轉運處方箋,
就能從容地設計並調配出充滿療癒與和諧的香氛作品。

香氣轉運卡牌陣介紹

1. ──── 大地の祝福

一張牌卡

使用 48 張牌卡最單純的方式，每天或想要抽牌時抽一張，感知大地的氣味給你什麼祝福？

抽牌方式

1. 將牌卡（正面往上，反面往下）放在手上，一邊洗牌，一邊在心裡默念：「大地的氣味，請給我祝福！」心無雜念，保持清淨。
2. 將牌卡聚攏疊合，以彩虹列方式推開。
3. 在彩虹列中，直覺抽出一張牌卡（也可以心裡想著一個問題再抽牌）。
4. 抽出的牌卡放到正中間並翻開。

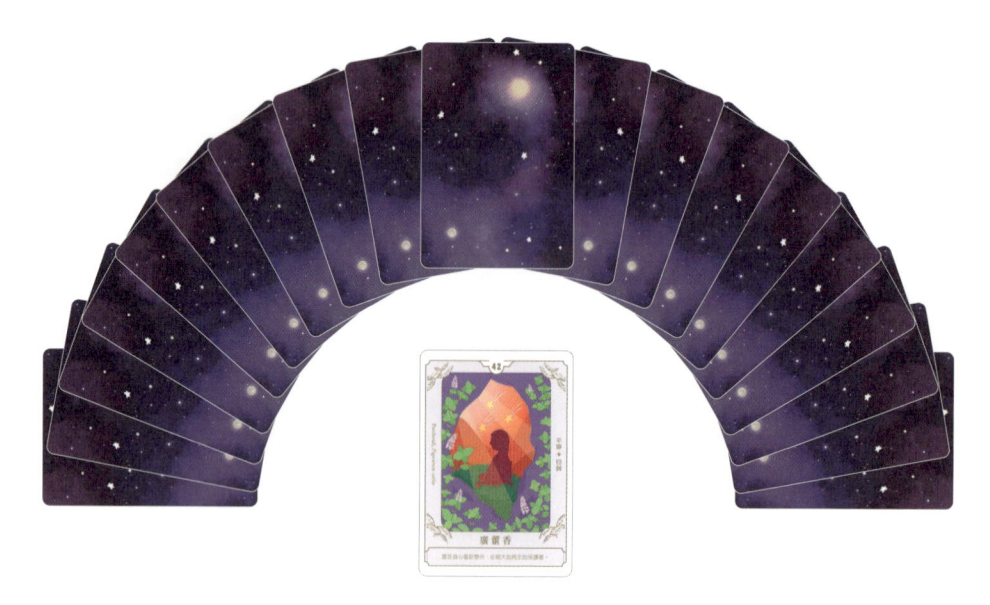

> 牌卡解析

- ✦ 靜觀「香氣轉運卡」的圖案，以直覺感受，你看到了什麼？
- ✦ 牌卡關鍵字：給你什麼提示與祝福？
- ✦ 你可能會遇到的課題，以及解方是什麼？
- ✦ 同時，你可以將此牌卡代表的單方精油滴 1 滴出來嗅吸，靜心冥想。搭配節奏緩慢的腹式呼吸 10 次。

大地的氣味，是你心靈的啦啦隊，給你溫暖的祝福，讓你元氣滿滿每一天。

- ✦ 你也可以依據書中的「轉運處方箋」，調配出牌卡圖案的「香氣意境」，做成「許願能量香氛」。

2. 宇宙光の指引

> 三張牌卡

　　以三張牌卡，看見「目前狀態」、「面對課題」、「心靈解方」，覺察宇宙的光給你什麼指引。

> 抽牌方式

1. 將牌卡（正面往上，反面往下）放在手上，一邊洗牌，一邊在心裡默念：「宇宙的光，請給我指引！」心無雜念，保持清淨。
2. 將牌卡聚攏疊合，以彩虹列方式推開。
3. 在彩虹列中，依直覺抽出第一張、第二張、第三張共 3 張牌卡。
4. 抽出的牌卡放到正中間並翻開。

> 牌卡解析

● 第一張牌：「目前狀態」

現在的你，是什麼樣的人？過去到現在造就了你的什麼人格特質？別人眼中的你有什麼特點？

第一張　　第二張　　第三張

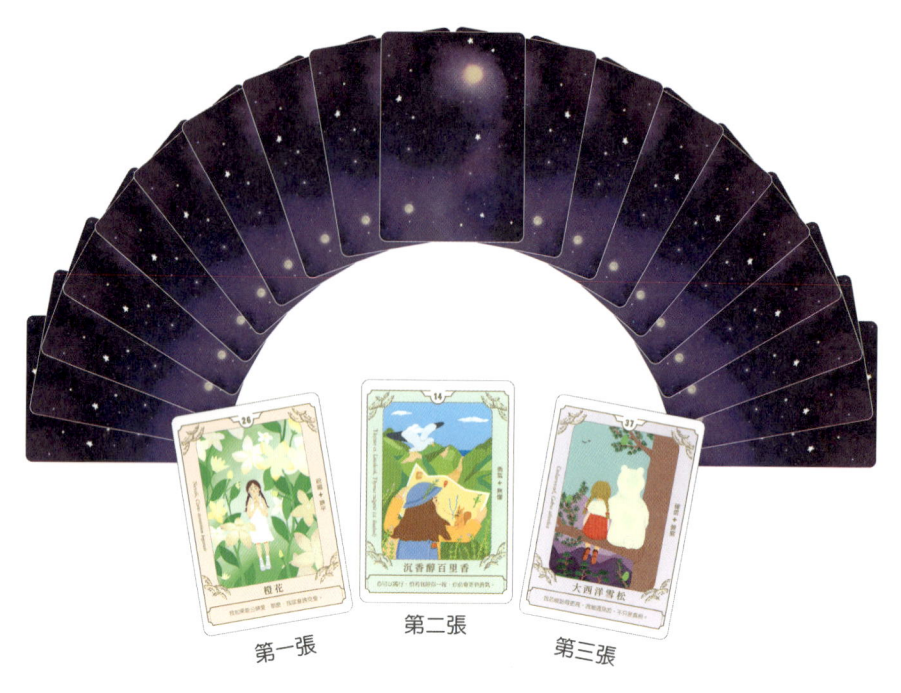

- **第二張牌：「面對課題」**

　　你常遇到什麼樣的人生課題？最近你可能會遇到什麼課題與考驗？

- **第三張牌：「心靈解方」**

　　承襲第二張牌的課題，宇宙的光給你建議的解方，給你解決問題的方向。

✦ 靜觀三張「香氣轉運卡」的圖案、牌卡關鍵字，以直覺感受，你覺察到了什麼？
✦ 同時，你可以將此三張牌卡代表的單方精油各滴 1 滴，或選擇其中一張牌卡代表的單方精油滴 1 滴，靜心嗅吸，搭配節奏緩慢的腹式呼吸 10 次。
✦ 你也可以挑選其中一張（建議優先以第三張牌卡的「心靈解方」選項），依據書中的「轉運處方箋」，調配出「祝福能量」香氛。

> 宇宙的光滋養著大地萬物，並以最深沉的愛溫暖著我們。
> 宇宙的光指引我們看見自己的故事；大地的氣味療癒我們的生活。

3. ── 關係の橋　　　　　　　　四張牌卡

　　以四張牌卡，看見人際關係，四張牌卡分別代表：你的「目前狀態」、對方的「目前狀態」、雙方「面對課題」、溝通的「心靈解方」，覺察宇宙的光給你什麼指引。

抽牌方式

1. 將牌卡（正面往上，反面往下）放在手上，一邊洗牌，一邊在心裡默念：「宇宙的光，請給我指引！」心無雜念，保持清淨。
2. 將牌卡聚攏疊合，以彩虹列方式推開。
3. 在彩虹列中，依直覺抽出第一張、第二張、第三張、第四張共 4 張牌卡。
4. 抽出的牌卡放到正中間並翻開。

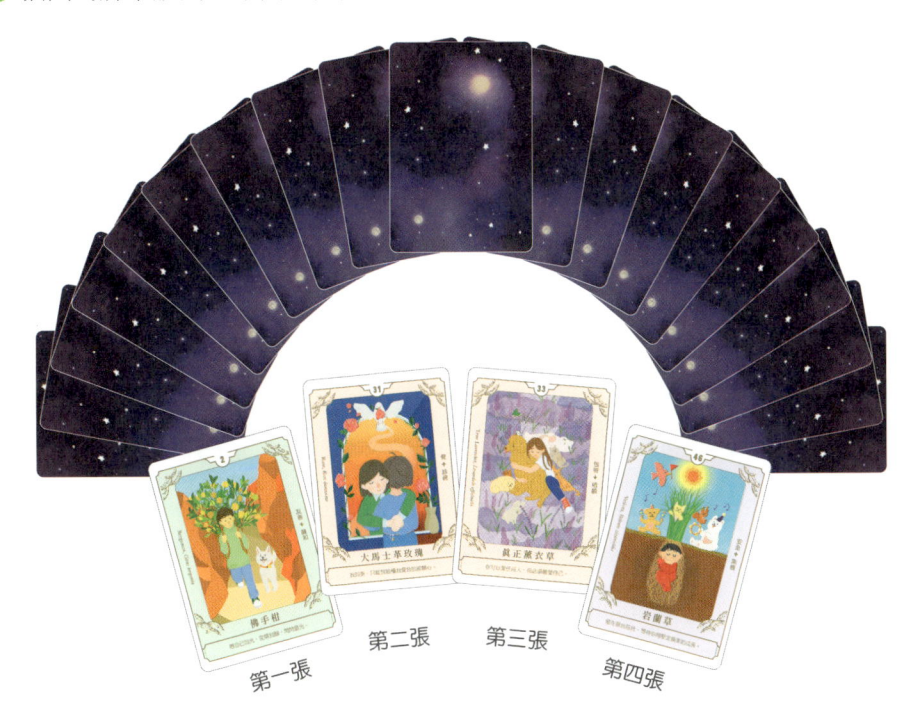

第一張　　第二張　　第三張　　第四張

> 牌卡解析

- **第一張牌：你的「目前狀態」**
  在這關係中，你的整體狀態如何？對方眼中的你是什麼樣的狀態？
- **第二張牌：對方的「目前狀態」**
  這關係中，對方的整體狀態如何？你眼中的對方是什麼樣的狀態？
- **第三張牌雙方「面對課題」**
  在你們的關係中，有什麼潛在課題？
- **第四張牌溝通的「心靈解方」**
  承襲第三張牌卡的課題，宇宙的光給你們建議解方與溝通橋樑。

✦ 靜觀四張「香氣轉運卡」的圖案、牌卡關鍵字，以直覺感受，你覺察到了什麼？

✦ 同時，你可以將代表四張牌卡的單方精油各滴 1 滴，或選擇其中一張牌卡代表的單方精油滴 1 滴，靜心嗅吸，搭配節奏緩慢的腹式呼吸 10 次。

✦ 你也可以挑選其中一張（建議優先以第四張牌卡的「心靈解方」選項），依據書中的「轉運處方箋」，調配出「幸福橋」香氛。

> 宇宙的光滋養著大地萬物，並以最深沉的愛溫暖著我。
> 宇宙的光指引我們看見關係的故事；大地的氣味搭建起幸福的橋。

4. ── 香氣設計

一張牌卡

　　使用 48 張牌卡進行香氣設計，以直覺挑選一個故事情境，進行一場心靈調香儀式！

抽牌方式

請將牌卡全數反面朝上，欣賞 48 張牌卡圖案，讓直覺帶你挑選出一張牌卡：

❶ 此時最符合你的心情心境？
❷ 此時你內心最嚮往的樣貌？
❸ 直覺最喜歡自己的模樣？

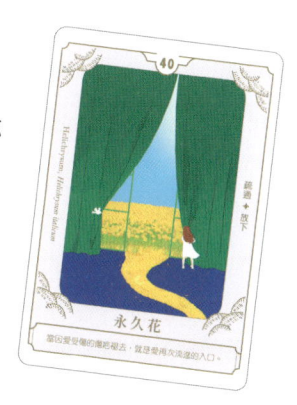

牌卡解析

✦ 靜觀「香氣轉運卡」的圖案，以直覺感受，你看到了什麼？
✦ 牌卡關鍵字：給你什麼提示與祝福？
✦ 將此單方精油滴 1 滴出來嗅吸，靜心品味。

這款單方精油的香氣，給你什麼感覺？什麼畫面？它想跟你說什麼話？你喜歡它嗎？

✦ 照著書中的轉運處方箋，調配出本圖案代表的故事香氣情境，做成「許願能量」香氛。
✦ 你也可以依據書中的「適合搭配精油」，逐一拿出來嗅吸品味，參考其「精油 ID」「生理」「心理功效」與「調香要訣」，發揮創意，設計專屬香譜配方。

> 打造你的氣味隱形名片，做自己的香氣設計師！
> 用植物香氣，說出你的故事；用大地氣味，療癒你的生活！

香氣轉運卡抽牌舉例與解析

1. ──── 大地の祝福（一張牌卡）

● 抽到「絲柏」這張牌卡

絲柏在對你心靈喊話：「心隨意轉，保持彈性，嶄新的生活面貌就會降臨！」

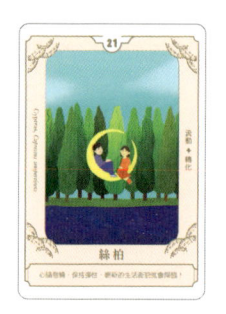

最近的生活，或許讓你有點窒礙難行，或許計畫進展不如預期；或許有些事，進展緩慢，原地踏步；或許遇到的人，拖延而不願改變……

由於你是有目標感的人，善於計畫，總知道什麼階段該完成什麼事。對於停滯，逃避，拖延的狀況，會感到不舒服。

這張牌，提醒著你，你正處於需要汰舊換新的狀態。固執的想法與傳統的做法，有時是阻礙你的卡關。適度將一些停滯不前的人事物，做一個盤點與梳理，適度地排除。期許你能心境保持彈性，應對放寬標準。原本瘀堵的心流，將隨之再次成為潺潺流水。

● 你可以調一罐「流動轉化」精油能量噴霧

30ml 噴瓶，裡面裝 99% 酒精，滴入以下精油共 18d（濃度 3%）

佛手柑 4d+ 絲柏 3d ＋快樂鼠尾草 2d ＋玫瑰草 4d ＋安息香 5d

每天早晨，或平時需要時，可以大面積噴灑於身邊周圍、身上或空間中，草本花香的舒展氣息，是大地的氣味，祝福著你：**彈性而怡然自得，心隨意轉，心想事成！**

● 你可以調一罐專屬香氛精油滾珠瓶

10ml 滾珠瓶，裡面裝分餾椰子油，滴入以下精油共 14d（濃度 7%）

佛手柑 3d+ 絲柏 3d ＋快樂鼠尾草 2d ＋玫瑰草 2d ＋安息香 4d

每天早晨，或平時需要時，將精油滾珠塗抹於手腕與耳後，溫柔典雅的香氣，是大地的氣味，輕聲告訴你：**你隨和友善，充滿親和力，親近你的人，都能如沐春風。**

2. 宇宙光の指引（三張牌卡）

● **第一張牌：目前狀態→抽到「天竺葵」這張牌卡**

你是一位懂得在生活中找到平衡的人。你不喜歡衝突或失序，傾向重視協調與平衡，也能做到言行合一。你擁有關照與慈愛的力量，是貼心的好友與另一半。

● **第二張牌：面對課題→抽到「甜馬鬱蘭」這張牌卡**

你有時會過度勉強自己，會一股腦地往前衝，在尚未計畫周全前，會容易瞎忙，搞得自己精疲力竭。有時你會不服輸地拼命往前奔跑，常會忽略了自己身心的底線。有時你會想要表現出「我可以」的狀態，但內心其實很孤單虛弱，只是撐著表示你不累，卻很希望身後有雙厚實的臂膀，輕輕地接住你。

● **第三張牌：心靈解方→抽到「維吉尼亞雪松」這張牌卡**

不要再一昧地用身心體力去透支闖蕩了！維吉尼亞雪松在對你心靈喊話：**你的思維厚度與高度，就是你生命的厚度與高度。**思維才是你的突圍之道！成功的關鍵，不在你做了什麼，做了多少，你用了多久時間，而在於你的視野與格局。多閱讀多學習，多思考並做計畫，穩住你的心性，適度向比你優秀與有成功經驗的人請益與交流，你將會看見不一樣的世界！

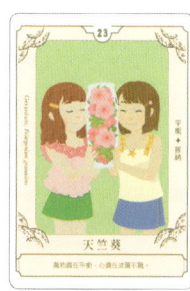

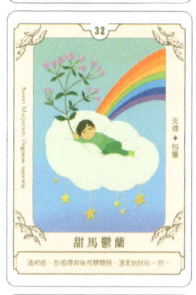

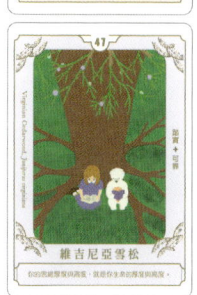

● 你可以調一罐專屬魅力香水（參考天竺葵的「轉運處方箋」）

30ml 香水噴瓶，裡面裝 30ml 穀物酒精，滴入以下精油共 90d（濃度 15%）

綠薄荷 6d ＋天竺葵 8d ＋真正薰衣草 35d ＋芳樟 25d ＋廣藿香 16d

你可以在早上出門前，噴在手腕與頭髮上，大地的氣味，輕聲告訴你：**你是如此知性優雅，舉手投足進退得宜，是人見人愛有魅力的人！**

● 你可以調一罐安心木質調精油擴香瓶（參考維吉尼亞雪松的「轉運處方箋」）

30ml 擴香瓶，裡面裝 30ml 擴香竹基劑，滴入以下精油共 90d（濃度 15%）

山雞椒 7d ＋桉油醇迷迭香 8d ＋玫瑰草 15d ＋膠冷杉 25d ＋維吉尼亞雪松 35d

將精油擴香瓶，插上喜歡的擴香竹或擴香花，放置於空間中，可以是家中玄關、或是工作環境。春風拂面的宜人香氣，是大地的氣味，祝福著你：**安定心神，樂觀學習，你是有才華與值得依靠的人！**

3. 關係の橋（四張牌卡）

抽牌卡的個案是位女性，欲了解的關係對象是父親。

● **第一張牌：你的「目前狀態」→抽到「芳樟」這張牌卡**

你對待父親，是能給予陪伴照顧的。擔任照顧者這個角色時，你盡量做到溫情與善待，細心照顧，能時刻關照父親的身心狀態。你心思細膩，也能給父親安全感。你不喜歡過於急躁，希望凡事能好好溝通。

● **第二張牌：對方的「目前狀態」→抽到「零陵香豆」這張牌卡**

父親的狀態，在你們的互動中，由於你的溫情照顧角色，讓父親變回成孩子般的被照顧者。父親恣意地成為孩子，可能有時會比較任性。父親有時會有一些天馬行空的想法，在你看來，會不太符合你理性的考量，也不是你覺得適合的方式。

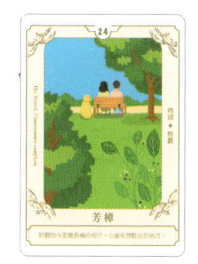

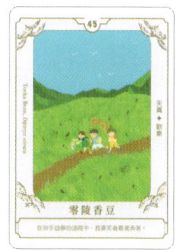

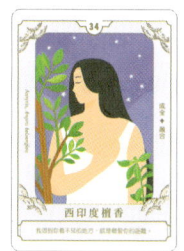

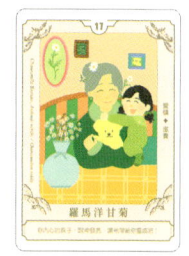

● **第三張牌：雙方「面對課題」→抽到「西印度檀香」這張牌卡**

你與父親的關係，最近面臨親疏遠近，拿捏鬆緊的課題。

靠近一點，你會比較辛苦，身心疲累，產生窒息感，怎麼做都似乎不對；退遠一步，又怕顯得疏離，讓父親覺得你不關心他，不夠理解他，沒有站在他的立場。

● **第四張牌：溝通的「心靈解方」→抽到「羅馬洋甘菊」這張牌卡**

試著換位思考，你變成父親，父親變成你的孩子，你以憐愛的角度看著你的孩子。羅馬洋甘菊在對你心靈喊話：「**你的孩子，眼神發亮，讓他帶給你靈感吧！**」

當然，你在照顧父親的同時，還是要適度地關照自己，而不是全然犧牲奉獻。感知自己的情緒與需求，聽聽自己內在的小孩向你說了什麼？

傍晚時分，去看看夕陽西下，享受著舒心自在的大地的呼吸。眼前一望無際，放開心胸，你關心著內在小孩，也享受著呵護父親這位大小孩！放鬆感受萬物運行的節奏，你會發現，心胸開闊，世界如此真善美！只要充滿憐愛與赤子之心，凡事都可以迎刃而解的。

● **你可以調一罐「愛憐滋養」精油能量噴霧**（參考羅馬洋甘菊的「轉運處方箋」）

30ml 噴瓶，裡面裝 30ml 穀物酒精，滴入以下精油共 18d（濃度 3%）

萊姆 3d ＋甜橙 4d ＋真正薰衣草 3d ＋羅馬洋甘菊 3d ＋安息香 5d

每天早晨，或平時需要時，可大面積噴灑於身邊周圍、身上或空間中，充滿赤子之心的香甜氣息，是大地的氣味，祝福著你：**放寬心看待父女關係。你是值得讓父親驕傲的女兒！你會在關係中，看見愛的循環，生生不息！**

關於「香氣轉運卡」

　　這副「香氣轉運卡」是作者精心策劃設計出來的——以作者對大地氣味的深刻感受感動，與對植物香氣個性的通透理解，再搭配對每款單方精油身心靈效果的深刻掌握，始成就了此「香氣轉運卡」的核心架構與內容。佐以對人性的入微觀察，對個人獨特亮點的透析眼光，對生命天賦使命的解讀；再歷經超過千名諮詢個案與教學互動的實證驗證，終於造就這套「香氣轉運卡」的誕生。

　　作者始終深信「事實最大」，看見事實，尊重事實是這套「香氣轉運卡」的核心精神。協助使用者，以「理解」、「欣賞」、「成全」的眼光與心，看待事實。「角度」決定故事的走向；「正念覺察」決定故事的品質。

　　「香氣轉運卡」將無形的植物精油香氣幻化為有形故事畫面，再將有形故事畫面，呼應詮釋到無形的個案現況、課題、方向以及人際關係。這些看似抽象虛擬的訊息，因著我們對萬生萬物的互動，愛在人間流動；因著我們對日月星辰的敬仰，能量在寰宇間不滅。「香氣轉運卡」進而讓我們看見愛與能量，肉眼看不到的，我們用鼻子聞見，我們用心去體會。

　　「香氣轉運卡」牌卡中，結合故事情境，每款植物的樣貌，會巧妙融合在畫面中。同時，會清楚載明植物的中英文名與拉丁學名。心靈之語，是淬煉整個故事核心的精神喊話！

　　「香氣轉運卡」是一套能幫助你，看見潛意識的工具；幫助探索事實線索，正念覺察的工具；幫助諮商溝通，表達靈感的工具；更是愛上自己，幫助身心平衡的鑰匙。

　　現在讓我們打開這扇窗。透過「香氣轉運卡」，看見美好的心靈世界！讓心靈世界，因我們善良的行動，而更加歡喜！

1. 「香氣轉運卡」適合的使用場景

● 給每一位在生命中做自己導演的你

「香氣轉運卡」是你生活中的啦啦隊。每天隨性，或需要時，直覺抽出一張牌卡，以「大地の祝福」牌陣，看大地的氣味想要跟你說的話。

「香氣轉運卡」幫助你看見潛在課題，找到建議方向。當有需要時，你可以為自己抽出三張牌卡，以「宇宙光の指引」牌陣，看大地的氣味帶你覺察自己的「目前狀態」、「面對課題」與「心靈解方」。

「香氣轉運卡」幫助你梳理人際關係卡點，找到溝通的解方。當有需要時，你可以為自己抽出四張牌卡，以「關係の橋」牌陣，將關注放在想要了解觀察的關係上，看大地的氣味，以客觀的角度，帶你走一遍雙方的視角與建議的溝通方式。

若是你的手邊有天然植物單方精油，搭配著牌卡的畫面，品味嗅吸單方精油的氣味，讓植物的芳香分子帶你心靈演出故事小劇場，感受與體悟得以更立體，能量能沁入人心，潛意識被看見，你將成為你人生的總舵手，拿回生命的主導權。

● **給需要做諮詢，溝通輔導，建立關係的你**

「香氣轉運卡」非常適合做為你的諮詢諮商工具，藉由一張牌卡、三張牌卡或四張牌卡，善用不同的牌陣，了解你的個案身心狀況與課題卡點。

打開他們的心，以同理心的視角，透過故事互動的方式，開啟交流。輕鬆愉悅地，搭建與個案溝通的橋樑，看見他們的潛意識，找到更多可能性。在諮詢現況與課題後，最後以大地的氣味，給予正向的建議，可視化的工具，讓個案更有方向感，成為具體的行動方案，讓諮詢結果更具體，更充滿希望與力量。

若是你的手邊有天然植物單方精油，以牌卡的畫面，可以搭配讓個案品味嗅吸單方精油的氣味，讓植物的芳香分子帶動個案的共情共性，能夠有效放鬆心情，降低抗拒與掩藏，更能提高溝通表達的能力。

最後，你能夠以抽出來對應的單方精油，讓個案選出他喜歡的氣味，或是若他都不排斥的話，可參考「轉運處方箋」，為個案調配許願能量噴霧、精油香水或是精油滾珠等。讓個案帶回專屬植物精油的香氛品，強化信念，調頻調心，提示顯化，是促進正念與行動的最佳祝福！

● **給想要香氣設計，精油調香，運用香氣作品療癒身心的你**

利用「香氣轉運卡」的畫面情境，選擇你想要調配的香氛作品。搭配本書「香

氣設計」的內容，掌握精油資訊，生理與心理功效，調香要訣，適合搭配精油，設計出專屬的心靈調香配方，或是選擇照著本書依據該故事情境，提供的「轉運處方箋」來調配，轉出人生的好運。

而本書之「轉運處方箋」配方，是呼應香氣意境的精油組合，依據使用者對各氣味的喜好，並考量調香核心中的「氣味強度」，酌量安排各單方精油的比例。

以芳香療法為起「點」；輔助療法為方向「線」；香氣設計，精油調香為生活「面」。本書引導之心靈調香配方，是能融入生活中 360 度場景，依個人使用習慣為主要考量，自由應用在生活當中，促進身心靈平衡。因此，天然香氛品可以是精油香水、精油能量噴霧、空間噴霧、擴香瓶、香膏、精油滾珠、精油調和按摩油、清潔用品、擴香機等都適用。發揮你的創意，融入你的喜好，創造屬於你的幸福香氛生活！

請注意，本書「轉運處方箋」，沒有設定精油滴數，就是期能尊重每一位使用者對氣味的主觀喜好，與當下的感知感受，提供一個彈性，適情適性的方法，輕鬆地設計調配專屬配方。只要參閱本書「氣味強度」的建議，掌握拿捏比例即可。

2. 「香氣轉運卡」元素含義與對應意義

在香氣轉運卡的故事畫面中，有以下幾種元素，都有其對應的意涵和隱喻，可以協助你找到線索，幫助解析與延伸發想：

● 萬生萬物的互動，愛在人間流動

A｜動物

狗 → 同理心、聆聽、陪伴、貼心、愛護、呵護、暖心、感動、愛。通常與心輪、生殖輪相關聯。

貓 → 清晰、理性、透徹、敏捷、聚焦、明理、邏輯、觀察、覺察。通常與喉輪、眉心輪相關聯。

松鼠 → 靈動、活潑、歡樂、開心、樂觀、開朗、自信、有創造力。通常與腸胃輪相關聯。

- 鳥 → 自由、奔放、釋放、暢通、喚起、翱翔、啟程、夢想、奔赴。通常與心輪、喉輪相關聯。
- 大白熊 → 可靠、安心、踏實、支柱、穩定、安全、依靠、整體。通常與海底輪、頂輪相關聯。

B｜植物

每一款植物巧妙地安排在故事畫面中，你可以觀察植物與人的距離與關係，人是直接躺在其上？放在身上抓在手上？還是植物是人遠觀的角度？還是植物是故事的背景？從而感知這個事件，這段關係的黏著度與強度。

● 日月星辰的照拂，能量在寰宇間不滅

C｜日月星辰

- 太陽 → 自信、力量、勇氣、熱情、希望、豐盛、點燃、自主、聚焦、安全、溫暖、循環。通常與腸胃輪、海底輪相關聯。
- 月亮 → 沉澱、疏通、滋養、潤澤、生育、繁衍、創造、熱中、直覺、關照、洞悉、感知。通常與生殖輪、眉心輪相關聯。
- 群星 → 愛、美、幸福、安然、接納、轉化、回歸、整合、覺察、重生。通常與心輪、頂輪相關聯。

D｜色彩

- 紅 → 與海底輪能量呼應。安全感、歸屬感、現況的滿意是程度、認知存在價值。
- 橙 → 與生殖輪能量呼應。情感能力、人際關係、兩性關係、創造力。
- 黃 → 與腸胃輪能量呼應。發現自我、自信自主、意志力、行動力、勇氣力量。
- 綠 → 與心輪能量呼應。愛與被愛、同理心、情感流動、幸福愉悅感。
- 藍 → 與喉輪能量呼應。真實真誠、表達能力、溝通能力、應對外界。
- 靛 → 與眉心輪能量呼應。直覺洞察、透析本質、觀察覺察。
- 紫 → 與頂輪能量呼應。活在當下、感知當下、超越、靈性智慧。

香氣轉運與本書調香七大核心

　　調香與設計香水就像在說故事一樣，要讓故事高潮迭起、豐富有趣、精采絕倫，當然要精心設計一套完整的架構。只要了解以下七大核心架構，就能建立故事的主題、類型，並展開故事內容，掌握其中的人物背景、性格、人際關係等，讓故事內容起承轉合環環相扣，並賦予調香靈魂與生命，讓人回味無窮！

1. 氣味音階

氣味分子的大小會影響氣味揮發速度，也決定了氣味的出場順序。
氣味音階代表→氣味的出場先後順序。

　　氣味以其揮發速度，造成氣味音階中的高音、中音、低音，也就是調香中的前中後調。

　　高音精油，氣味分子小，揮發速度快，讓人鼻腔最先接收到，就是「前調」。

　　「前調」是故事裡最先出場的，做為開場者，負責營造故事的第一印象。同時，創造與受眾間的親和力。前調氣味大多聞起來輕盈，例如柑橘調的甜橙、佛手柑、檸檬等；或是富有涼感，具穿透力感的，例如尤加利、迷迭香、歐薄荷等，都是高音精油的代表。

　　緊接在前調後面出場的，是中音精油，揮發速度中等，成為故事的主軸，決定整個故事的走向，即為「中調」。

　　中調的氣味貫穿全場，它們的特質通常包容性與相容性都比較強。像是真正薰衣草、玫瑰天竺葵、芳樟都是中調的好手。同時，中調也身負橋樑的角色，把前調的氣味順暢銜接到後調。

　　而故事中若要創造一些轉折與小高潮，辛香調的精油就是首選，像是黑胡椒、丁香、肉豆蔻等。

　　故事來到了尾聲，揮發速度最慢的，是低音精油，他們可以讓氣味維持更久，即為「後調」。多數也有定香的效果。

　　木質調、香脂調、鄉野調的精油都有這樣的強項，如大西洋雪松、安息香、廣藿香等。

2. 植物香調

氣味聞起來的感覺，決定其代表的植物香調。
植物香調代表→劇本類型，例如：喜劇、浪漫劇、勵志劇等。

以植物精油聞起來的感受，可以分成 11 種香調：

1｜花香調
- 家族成員——玫瑰、橙花、完全伊蘭、玫瑰天竺葵、玫瑰草、真正薰衣草。
- 個性描繪——優雅、溫柔、知性、高貴、善解人意、風情萬種。
- 特別合拍好搭擋——木質調、香脂調、藥香調。

2｜柑橘調
- 家族成員——甜橙、佛手柑、檸檬、葡萄柚、萊姆、山雞椒。
- 個性描繪——開心、快樂、樂觀、向陽、豐盛、天真、童趣。
- 特別合拍好搭擋——綠葉調、草本調、松杉調。

3｜草本調
- 家族成員——迷迭香、快樂鼠尾草、羅勒、沉香醇百里香。
- 個性描繪——輕鬆、寫意、清新、文創、振奮、清晰。
- 特別合拍好搭擋——柑橘調、辛香調、綠葉調。

4｜綠葉調
- 家族成員——藍膠尤加利、月桂、桉油樟、絲柏。
- 個性描繪——提振、潔淨、穿透、溝通、表達。
- 特別合拍好搭擋——草本調、柑橘調、木質調、松杉調。

5｜辛香調
- 家族成員——黑胡椒、丁香、肉豆蔻、薑、肉桂。
- 個性描繪——有創意、有個性、靈光一現、溫暖、飽滿、熱情。
- 特別合拍好搭擋——不論和誰搭配，都是少量點綴，畫龍點睛即可。

6｜水果調
- 家族成員——羅馬洋甘菊、萬壽菊。
- 個性描繪——甜美、多汁、可口、綿密、飽滿。
- 特別合拍好搭擋——草本調、木質調、花香調。

7｜木質調
- 家族成員——大西洋雪松、維吉尼亞雪松、檀香、芳樟。
- 個性描繪——沉穩、厚實、踏實、可信賴、忠誠。
- 特別合拍好搭擋——花香調、香脂調、松杉調。

8｜松杉調
- 家族成員——歐洲赤松、膠冷杉、黑雲杉。
- 個性描繪——前瞻、有遠見、菁英派、能言善道、有理想。
- 特別合拍好搭擋——綠葉調、花香調、柑橘調。

9｜香脂調
- 家族成員——乳香、沒藥、安息香、西印度檀香、欖香脂。
- 個性描繪——沉潛、智慧、思考、沉澱、再生。
- 特別合拍好搭擋——與各家族都可適合，能夠扮演很好的後調角色。

10｜藥香調
- 家族成員——德國洋甘菊、歐薄荷、綠薄荷。
- 個性描繪——善良、直接、療癒力、不善心機、清白。
- 特別合拍好搭擋——柑橘調、花香調、草本調。

11｜鄉野調
- 家族成員——岩蘭草、廣藿香、橡樹苔。
- 個性描繪——踏實、篤定、紮根、安定、有安全感。
- 特別合拍好搭擋——花香調、香脂調、柑橘調。

3. 植物萃取部位

從植物不同部位萃取出來的精油，會透露著不同的氣味個性。
精油萃取部位代表→故事中人物的個性與特質。

不同部位萃取出的精油，展現出來的氣味個性各異其趣。我們從植物的成長順序，即生命歷程開始介紹：

植物萃取部位	在植物身上的角色衍生出其氣味個性聯想	代表精油	氣味個性
種子	孕育生命。	黑胡椒	賦予能量、蓄勢待發、充滿希望、具爆發力、突破框架。
根	穩固生命基礎，吸收土壤中的養分與水分，以供給植物生長。	岩蘭草、薑	安穩、紮根、保護、安全感。
草本植物／地面上整株植株	支撐植物體，運輸水分與養分。	歐薄荷迷迭香百里香	清晰、通透、神清氣爽、支撐支持、恢復體力精力。
樹幹／木質	支撐植物體，高大生長，運輸水分與養分。	維吉尼亞雪松	穩定的力量、可靠、自立自強、挺拔堅定。
針葉樹／葉片	接收陽光與環境能量，行光合作用。是植物體的呼吸系統。	歐洲赤松	活力挑戰、開放心胸、自信、彰顯表達。
桃金孃科與樟科／葉片	接收陽光與環境能量，行光合作用。是植物體的呼吸系統。	藍膠尤加利桉油樟	通透、溝通、表達力、暢所欲言、淨化、捍衛。
花朵	植物的生殖器官，負責傳宗接代，吸引異性。	玫瑰完全伊蘭橙花	溫柔甜美、知性優雅、催情、魅力、情感流動、性感魅惑、吸引力。
植株＆小花朵	全然整體的奉獻。	真正薰衣草玫瑰天竺葵	包容、平衡、協調、照護、溫和。
果皮	向著陽光，蘊藏飽滿能量。	甜橙、檸檬佛手柑	愉悅、放鬆、幸福、開心、樂觀、活力、自由自在。
果實	儲存養分。	杜松漿果肉豆蔻	突破激勵、給予能量、邁步向前。
樹脂	癒合再生受傷的樹體。	乳香、沒藥安息香	智慧、平靜、接納沉潛、賦活再生、順流、怡然自得。

4. 植物科屬種

植物科屬種是植物種類的分類，直接影響精油本身的屬性。
植物科屬種代表→故事人物具體客觀條件，包括人種、國籍、出身、成長環境、教育程度、職業工作、家庭狀況等。

植物分類學之父，瑞典學者，卡爾・馮・林奈（Carolus Linnaeus），建立了一個植物分類系統，為現代生物分類學的先河，其分類系統中間經過許多專家的增補修正，是一直到現在都被普遍使用的系統分類方式。

在植物精油的領域中，植物科屬種幫助快速辨別植物外型特徵、有機構造、生理機能、植物特性與自然界關聯性的系統方式。

依據「國際植物命名法規」（International Code of Botanical Nomenclature）對植物界的定義，主要分類如右：

用拉丁學名來定義精油來源的科屬種是科學的方式。植物的拉丁學名皆以斜體字標示。科屬種能精準反應植物的本質特性，避免與其他相似的植物品種造成混淆。科屬種的來源不同，其植物萃取出的植物精油，從氣味到功效，都大相逕庭。

常見的如中文習慣直呼的薰衣草，其實品種非常多，常見的三種品種，以拉丁學名來細分，就會有：

門	phylum/division
亞門	subphylum
綱	class
目	order
科	family
屬	genus
種	species
亞種	subspecies

真正薰衣草：拉丁學名→ *Lavandula angustifolia*
醒目薰衣草：拉丁學名→ *Lavandula x hybrida*
穗花薰衣草：拉丁學名→ *Lavandula latifolia*

5. 精油化學型態

精油由眾多化學有機分子組成，其體內彷彿一個小型社會。
精油化學型態代表→故事中人物角色們的人際關係。

香氣分子大部分都屬於有機化合物。構成有機化合物的主要元素有氫、碳、氧與氮，這些也是組成香氣分子主要的元素。

植物精油中，常見的有機化學型態介紹如下：

1 | 單萜烯 | Monoterpenes

含有 10 個碳原子，氣味通常輕盈舒適。這是原始而單純的芳香分子，構造簡單，揮發快。

常見含有高比例的單萜烯植物精油如下：

松針類：代表精油：歐洲赤松、黑雲杉、膠冷杉、絲柏等。

柑橘類：柑橘類可以說是單萜烯的超級大本營。代表精油：甜橙、佛手柑、檸檬、萊姆、葡萄柚等。

2 | 倍半萜烯類 | Sesquiterpenes

含有 15 個碳原子，精油質地顯得黏稠。這類成分氣味特殊，即使微量比例，也會散發出極具有特色與辨識度高的氣味。其成分具有溫和滋養與療癒的效果。

代表精油：沒藥、薑、德國洋甘菊、維吉尼亞雪松等。

3 | 倍半萜醇類 | Sesquiterpenols

分子量大，重量重，揮發慢，是精油調配中，非常好用的後調與定香劑。氣味沉穩，能夠沉澱心神，給人穩定與安全感。

代表精油：檀香、岩蘭草、廣藿香等。

4 | 單萜醇類 | Monoterpenols

單萜醇是非常溫和的成分，有些會散發著優雅的花香氣息。在植物體內，由葉片散發出單萜醇氣味，用來趨避昆蟲，防止細菌和黴菌滋生。

代表精油：芳樟、玫瑰天竺葵、甜馬鬱蘭等。

5 | 氧化物類 | Oxides

氧化物氣味分子揮發快，能快速進到鼻腔黏膜組織，是典型的前調氣味。含氧化物成分的精油，大多具有穿透性與清涼感。

在解決緩解呼吸道問題時，例如鼻塞、痰、喉嚨痛、咳嗽，可以達到非常好的效果。

含氧化物的芳香成分多從葉片釋放，能對抗昆蟲、塵蟎，乃至於到病毒及病原體。

代表精油：藍膠尤加利、桉油樟、桉油醇迷迭香、月桂等。

6 | 酮類 | Ketones

酮是個驅除異己很強的精油，只要不該存在的物質，它都會把它瓦解並驅除。像是化解黏液、痰、鼻涕；溶解脂肪，將體內頑固的脂肪利於排出。

代表精油：歐薄荷、永久花等。

7 | 萜烯醛類 | Terpene aldehudes

這種成分會散發檸檬的氣息。能處理神經系統緊繃的問題。幫助思慮專注。

代表精油：檸檬草、山雞椒、檸檬尤加利等。

8 | 酯類 | Esters

唇形科的花朵和菊科植物的精油中，常會富含酯類成分。這類芳香分子，氣味舒適宜人，具有舒緩鎮定的效果。氣味透過人的體溫散發出來，格外典雅迷人。

代表精油：真正薰衣草、羅馬洋甘菊、完全伊蘭、苦橙葉等。

9 | 酚類 | Phenols

酚類精油有超強的抗菌能力，與快速提升身體免疫系統的戰鬥力。

代表精油：丁香、百里酚百里香等。

10 | 芳香醛類 | Aromatic aldehydes

芳香醛類成分，具有溫暖升溫的特性。

代表精油：肉桂等。

6. 精油氣味強度

前述精油的五種元素,能夠幫助我們更有脈絡,清晰而有邏輯地挑選出適合的單方精油,將其設計到故事調香配方中。

再來,單方精油的氣味強度,是分配各單方精油比例的重要依據。

氣味強度 強:一出場就雷霆萬鈞,氣味強大濃郁,容易輾壓別人的氣味,一點點就很難忽視它的存在感。在香氣設計的配方中,它的佔比可以少一點。
例如:岩蘭草、肉桂、山雞椒、歐薄荷、綠薄荷、丁香、百里香……都是氣味強大的翹楚。

氣味強度 弱:氣味不明顯,不太會搶別的氣味的風采。很適合做打底的氣味,配方中滴數不足時,用氣味弱的精油來補添,不會導致整體複方氣味跑掉太遠,是安全的選項。
例如:甜橙、佛手柑、葡萄柚、檸檬、真正薰衣草、維吉尼亞雪松、西印度檀香等。

氣味強度 中:氣味強度中庸,只要不是明顯很強,或明顯很弱的氣味,我們就可以把它劃分在中間的強度。
例如:廣藿香、芳樟、迷迭香、乳香、沒藥、安息香、歐洲赤松等。

香氣設計配方中,建議的比例:
- **氣味強度「強」者**:滴數比例佔總精油量,低於 10%。
- **氣味強度「弱」者**:氣味強度弱的單方精油總量,滴數比例佔總精油量,可高於 50%。
- **氣味強度「中」者**:氣味強度中的單方精油總量,滴數比例佔總精油量,可在 30%~50%。

在上述三步驟做好框架分配滴數,最後但也是最重要的,是要考量對精油氣味的喜好與主題的設定。若是喜愛花香調,也喜歡完全伊蘭的氣味,香氣設計主題和想要達到的方向,都想要把完全伊蘭放的多一點,這時,把它的滴數佔比拉高一點點,是非常合理的方式。

7. 人體脈輪

在心靈調香的角度下，每款單方精油與人體脈輪的對應，是客觀可以參考的依據。脈輪系統或脈輪能量中心的概念，是一個源自於印度教、佛教和瑜伽的高深信仰的結合。

中世紀的印度認知認為，人類同時存在於「物理的肉體」與「非肉體的能量」。這種能量含括了心理、情感、心智、信念，並且能量間相互影響。

脈輪指的是人體內的能量中心，通常會以旋轉的輪盤方式來詮釋，對應到人體的某些區域範圍。在印度阿育吠陀中，這些能量中心被稱為「Chakras」。

根據阿育吠陀的觀點，人體中有七個主要的 Chakras，它們位於脊柱上，貫穿身體的中心軸。每個 Chakra 都與特定的器官系統、情感和精神狀態相關聯。

脈輪做為身體內能量系統的一部分，有助於維持身體的平衡和健康。通過平衡脈輪中的能量流動，可以促進身心靈的整體健康。

脈輪被也認為是人類與宇宙能量連接的通道。透過這些能量中心，人們可以與宇宙能量交流，實現靈性成長和覺醒。

而精油堪稱植物的荷爾蒙，經許多研究證實，也能幫助人體影響、平衡、活化內分泌腺體。而每個脈輪，也都有相因應的植物芳香分子，與其同頻共振，達到呼應的能力。

以下介紹人體七大脈輪，以及應能量部位與精油：

脈輪	Chakra	代表顏色	發展年齡	所在人體區域	內分泌腺體	囊括身體部位	生命軌跡＆啟發關鍵字	同頻共振的植物精油
一海底輪	Root	紅色	0 1 3	尾椎會陰	腎上腺	血液、腎臟、骨骼、雙腳、尾椎骨、免疫系統	基本生存需求、安全感、歸屬感、認知存在價值	岩蘭草、薑、廣藿香、安息香

二 生殖輪（性輪）	Sacral	橙色	4 – 7	丹田	性腺（卵巢/睪丸）	性器官、膀胱、大腸、盲腸、骨盆、臀部	情感能力、兩性關係、人際關係、肯定自己與他人、性能力、創造力	玫瑰、橙花、絲柏、快樂鼠尾草、丁香、肉桂
三 腸胃輪（臍輪/太陽神經叢）	Navel	黃色	8 – 11	腹部	胰臟	胃、肝臟、脾臟、胰臟、自律神經	發現自我、自主自信、意志力、行動力、勇氣力量	甜橙、葡萄柚、檸檬、萊姆、山雞椒、薄荷、杜松漿果、黑胡椒、完全伊蘭、黑雲杉
四 心輪	Heart	綠色	12 – 15	胸口中中央	胸線	心臟、肺、胸腔、循環系統	愛與被愛、同理心、情感流動、幸福愉悅感	玫瑰、薰衣草、天竺葵、佛手柑、苦橙葉、甜馬鬱蘭、玫瑰草、永久花、完全伊蘭
五 喉輪	Throat	藍色	16 – 19	喉結下方	甲狀腺	喉嚨、氣管、呼吸道、食道、口腔、耳朵	真實真誠表達能力、溝通能力、應對外界	澳洲尤加利、歐洲赤松、桉油樟、沉香醇百里香
六 眉心輪	Third Eye	靛藍色	20 – 23	眉心額頭正中央	腦下垂體	腦部、神經系統、眼耳鼻、脊髓	直覺洞察、透析本質觀察、覺察	桉油醇迷迭香、羅勒、快樂鼠尾草、乳香、欖香脂
七 頂輪	Crown	紫色	24 – 27	頭頂	松果體	腦部、神經系統、肌肉組織、皮膚	活在當下、感知當下、超越、靈性智慧	薰衣草、乳香、沒藥、東印度檀香、大西洋雪松

前　調

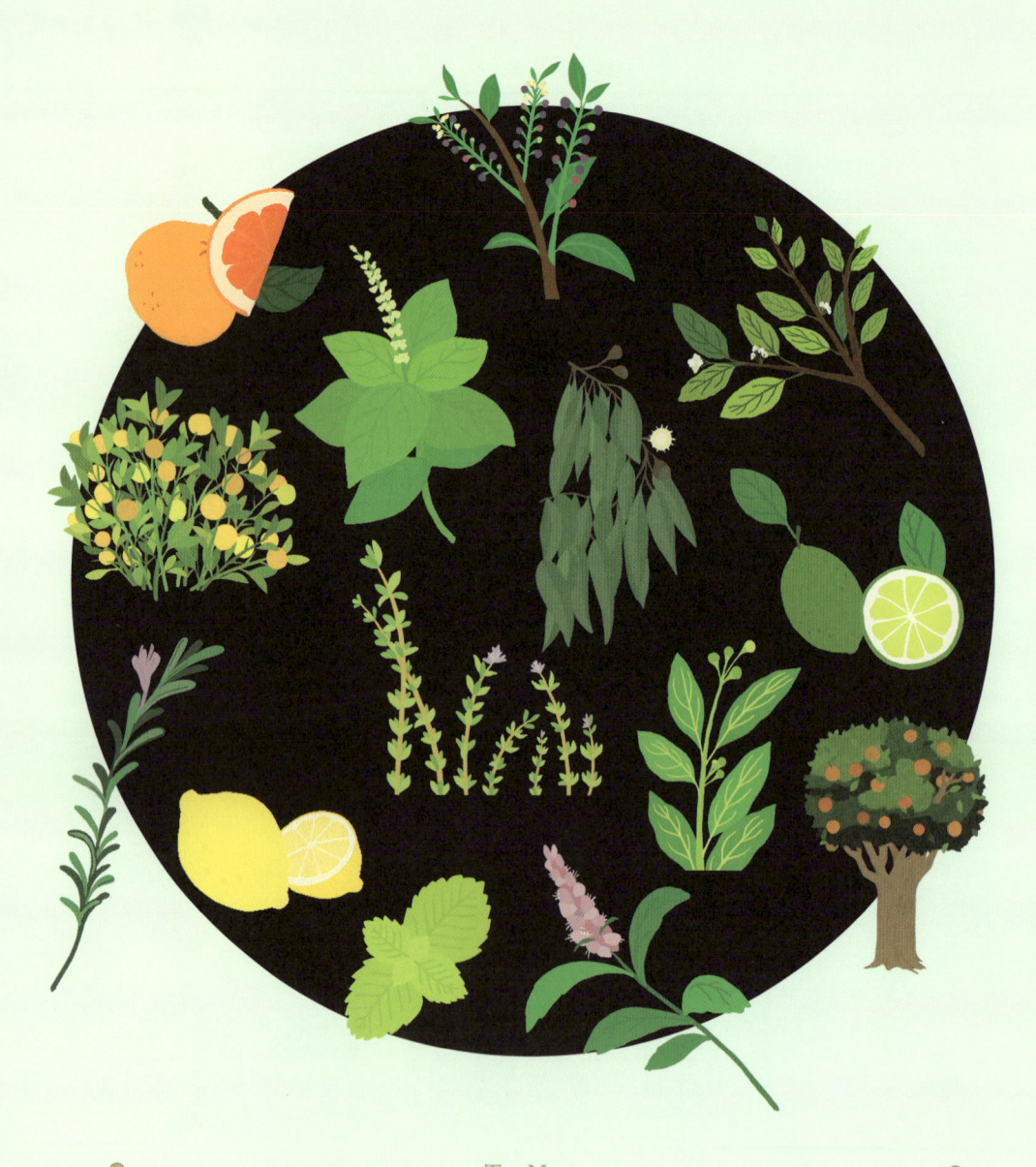

Top Notes

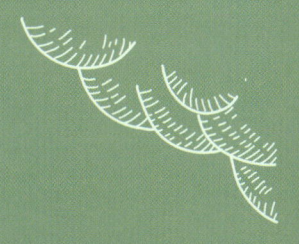

PART 2

前調類精油

—— 吸引注意，負責香氣的開場與第一印象 ——

香氣設計就像在說故事一樣：需有吸引人的開場，再進入豐富的主軸，最後用餘韻結尾。
前調類精油氣味分子小，揮發速度快，大多聞起來輕盈，可以吸引注意力，
如柑橘類的甜橙、佛手柑、檸檬等；或是富有涼感，
具穿透力感的，如尤加利、迷迭香、歐薄荷等，
就是負責營造故事的第一印象，同時，創造與受眾的親切感。

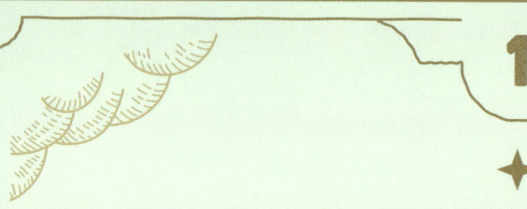

1

Basil, *Ocimum basilicum*

羅 勒

關鍵字

重新，敏捷

心靈之語

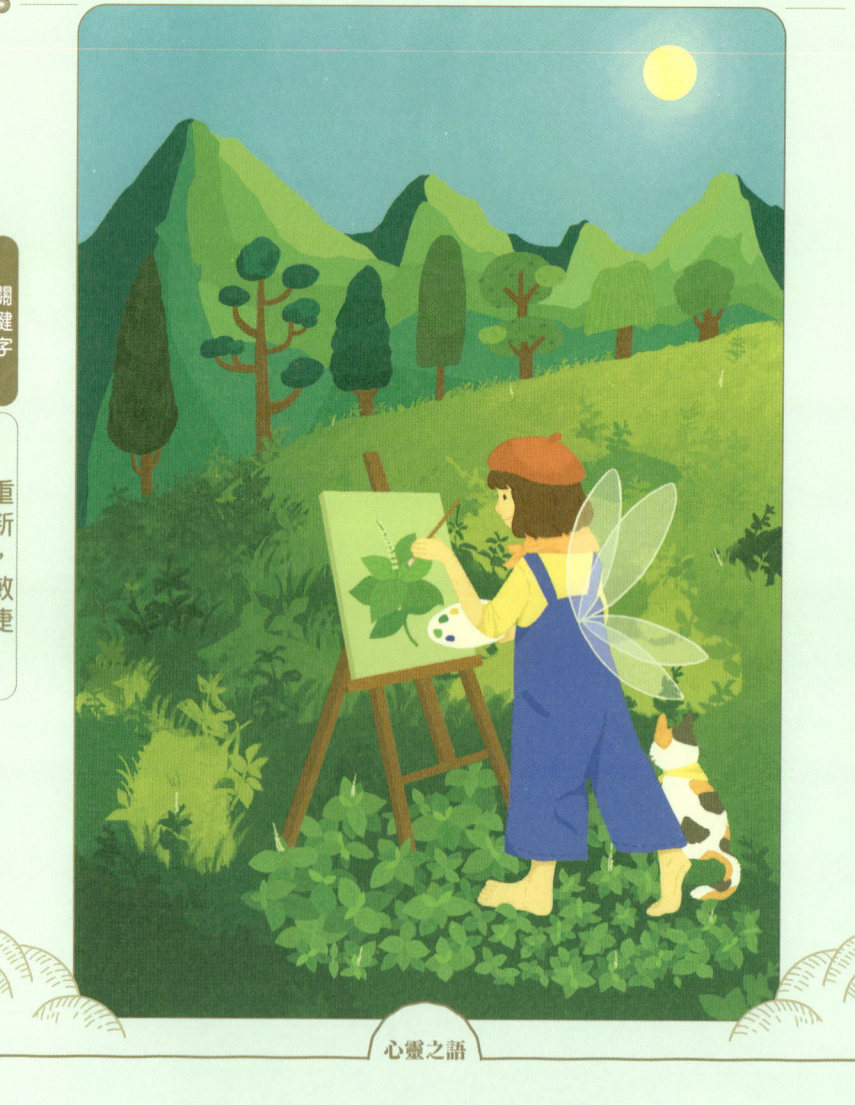

我明亮的雙眼，讓我看見我乘著夢想飛翔！

牌卡解析

目前狀態

你才華洋溢,也很有獨到的藝術情懷。滿滿的文創精神中,展現光芒。
你有行動力,又懂得自我保護。
你的直覺與理性並存。你的思慮清晰,能夠專注問題,有效率針對問題解決問題。同時,你又有敏銳的直覺力,常有生生不息的靈感。

面對課題

你或許被某些事物卡住,覺得自己的才華施展不開。
又或是你不甘於平凡,一直在理想與現實中,反覆打轉及相互質疑。內心有時會充滿批判及矛盾。
有時你會覺的自己的才華被低估,或是沒被看見。
抽到此牌,也表示你可能在尋尋覓覓自己的才華,能自由自在發揮的天賦。
在這過程中,你可能會失落或對周遭產生不滿,也會容易自我懷疑。

心靈解方

張開雙臂,想像倘佯在大草原上,你是無限自由的。你是才華洋溢的,沒有什麼能捆綁住你。限制你的,或許是你自己。
你赤腳在草地上,無所羈絆,你輕裝便捷,你充滿靈感及創意。
徹底放掉你認為限制你的人事物,那是你固執的執念,而且那些都不存在。
你的前方一片平坦,只有美麗的夢想。
給自己多點時間與耐心,若充滿光芒,無需過於擔心沒被看見。光芒在黑暗中,會指向某處,一旦被發現,會瞬間迎來眾人的目標!
但前提是,要耐心地先待在黑暗中,不要哀怨你的周遭,
不要埋怨環境,厚積薄發,養成發光體質,
至關重要。

香氣設計

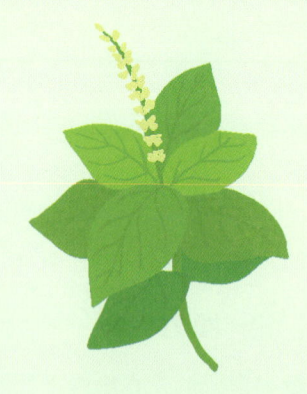

精油 ID

氣味強度 ★★★

氣味音階	T- 前調	植物科屬	唇性科／羅勒屬
萃取部位	葉	化學型態	單萜醇類、醚類
植物香調	草本調	對應脈輪	腸胃輪、眉心輪

✢ 生理功效 ✢

羅勒能提神醒腦，強化認知能力及思考能力。緩解神經性過度疲勞。調理腸胃系統，緩解脹氣及消化不良狀況。

✢ 心理功效 ✢

羅勒能緩解壓抑與焦慮，對心靈注入清新空氣，有吸飽氧氣的感覺，從而對生活及夢想，重新燃起希望。也能有效疏通才華不被欣賞，時不我予的挫敗感。

✢ 調香要訣 ✢

羅勒獨特新鮮的青草味，像是一腳踩進厚厚實實的香草園中。

而這種草地的氣味，穿透中帶有聰明和慧黠的感覺，能夠塑造一種文青藝術風格。

香氣設計時，使用羅勒精油只需要極少量，就能起到畫龍點睛的效果，並營造出陽光下的草地氣息，且帶有一點晨露水珠與充滿希望的意向。

✦ 適合搭配精油 ✦

(T) 檸檬、萊姆、月桂、沉香醇百里香、山雞椒。

(M) 快樂鼠尾草、天竺葵、真正薰衣草、杜松漿果、欖香脂。

(B) 大西洋雪松、乳香、沒藥、西印度檀香。

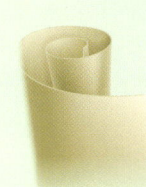

轉運處方箋

羅勒＋萊姆＋欖香脂＋真正薰衣草＋大西洋雪松

✦ 香氣意境 ✦

在無盡蔥綠的草原上，才華洋溢的你恣意揮灑著靈感。
微風送來漫天草香，你深呼吸，感覺每一寸大地都在低語。
貓咪慵懶地窩在身側，偶爾伸伸懶腰。你提筆而畫，靈感如潮水湧現，不設限制與拘束。
在這片溫暖的天地間，你與世界一同自由呼吸、無限創造。並享受著大地帶給你的無限靈感。

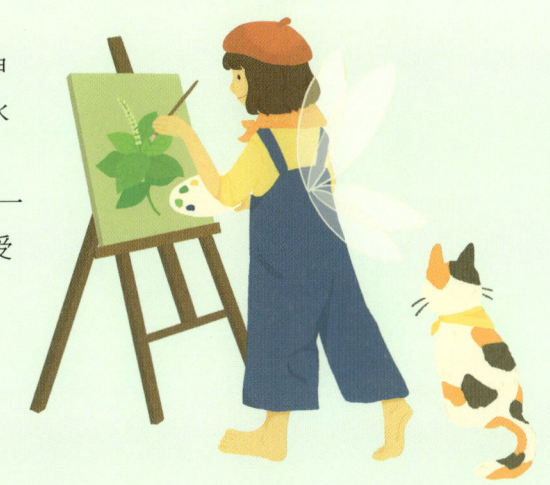

2

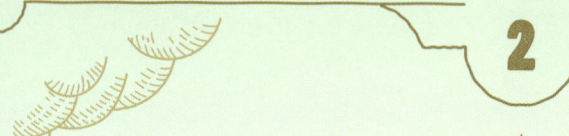

Bergamot, *Citrus bergamia*

佛手柑

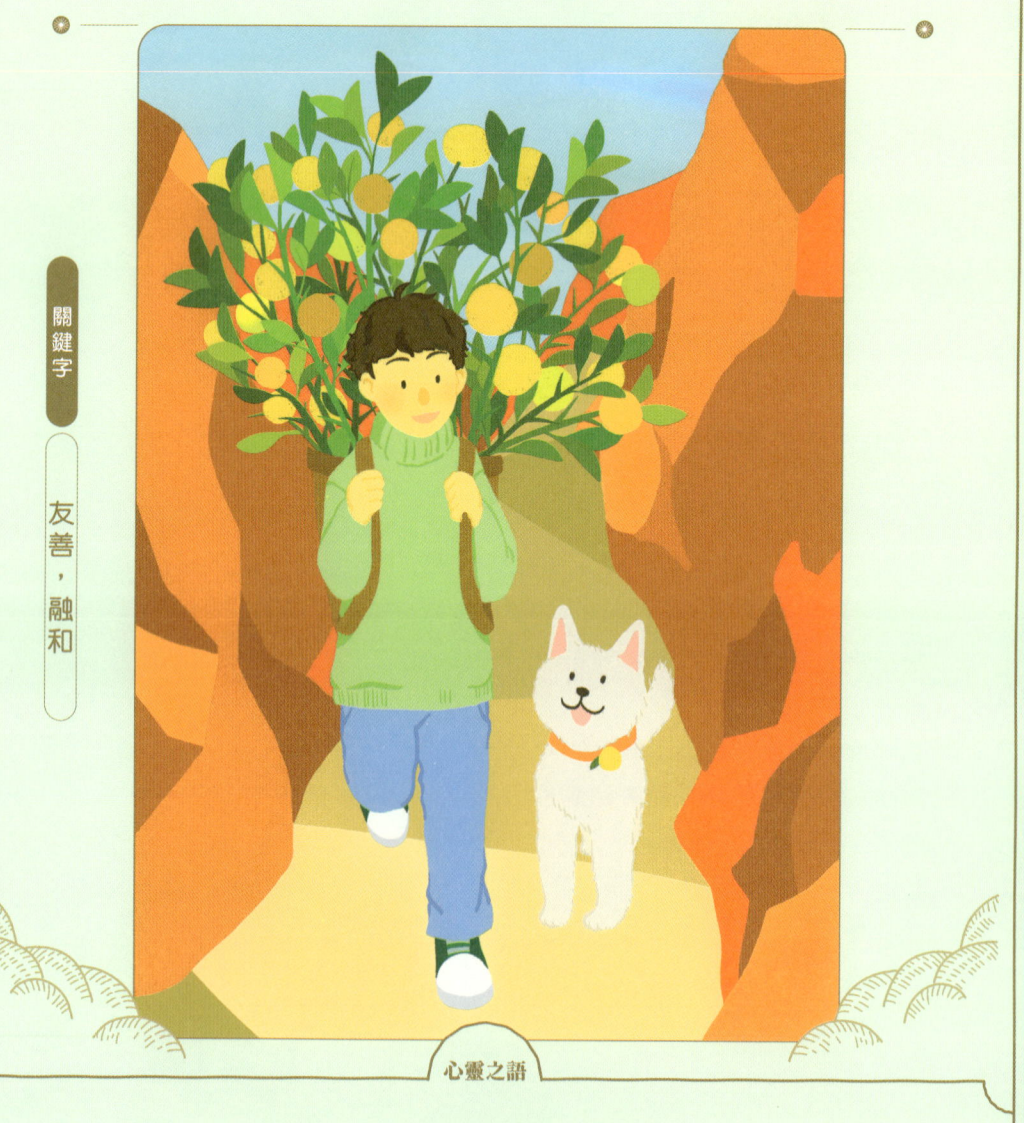

關鍵字

友善，融和

心靈之語

做自己的光，從頭到腳，閃閃發光。

牌卡解析

✦ 目前狀態 ✦

你渾身上下閃閃發光，充滿友善的氣息，親和有禮，人人見人愛。

在團體中，你是受人歡迎的超級好人緣。你有同理心，照顧大家，處處為人著想，像極了笑容可掬的好哥哥或大姊姊。

✦ 面對課題 ✦

你最近比較想離群索居，不想與人太親近，顯得有點孤傲。

你不喜歡團體運作，覺得融入他人的團體可能會有困難。或是表現在人際關係上，顯得有點冷漠及懶得溝通。

抽到此牌，你有可面臨沉溺於某事件，或成癮於某事物或習慣，整個呈現停滯狀態，無法得到順暢調解，導致你感受到灰心挫折，緊繃易怒。

✦ 心靈解方 ✦

走進人群，找到與人互相合作，有共同目標一起打拼的熱情，展現你親和、與人為善的一面，你會收穫滿滿的友情與好人緣。

耐心聆聽，可以成為他人傾訴的對象。只要設立好邊界感，盡量遠離是非就好。

有不滿與怨氣，不要一股腦往心裡塞，這樣長期累積壓抑，反而適得其反。

練習平心靜氣，練習呼吸，找到排解壓力的出口，與三五好友相聚，走出家門走進人群，重新遇見開朗樂觀的自己。

香氣設計

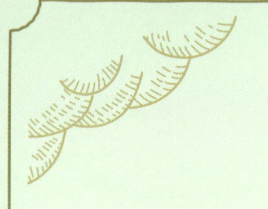

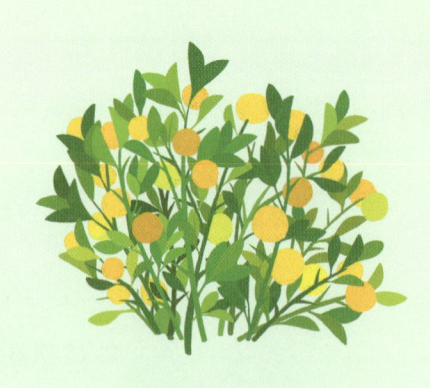

精油 ID

氣味強度 ★☆☆

氣味音階	T- 前調	植物科屬	芸香科／柑橘屬
萃取部位	果皮	化學型態	酯類
植物香調	柑橘調	對應脈輪	心輪

✦ 生理功效 ✦

佛手柑可以舒緩因壓力造成的相關問題，如神經系統緊繃、心因性失眠、皮膚問題、免疫力低下、消化不良等。
也能溫和滋補，抗痙攣，疏肝理氣。

✦ 心理功效 ✦

佛手柑能疏散淤滯的情緒，為經年累月積存的不滿及壓抑找到出口。並舒緩神經緊張造成的焦慮、憂鬱、易怒感。
精油中的酯類成分能刺激腦內啡分泌，使人情緒穩定；也能維持體內血清素水平，產生愉悅開懷的感受。

✦ 調香要訣 ✦

佛手柑精油聞起來前調有鮮明的果香，漸漸地，會出現淡淡的花香、木質及草本融合樹脂的氣味。

其氣味老少咸宜，好感度佳。雖然是柑橘調，但氣味多元豐富，自帶前中後調層次，在幾分鐘內，就可以深刻品味感受出變化。

香氣設計中，佛手柑精油是超級好人緣，與各種氣味都能搭配，其以面狀強化整體氣味層次，不會對其他精油氣味造成排斥或碾壓。

在調香的領域裡，佛手柑精油佔有重要的角色，而在各種香氛香調，也都可以瞧見它的身影，運用非常廣泛。

✦ 適合搭配精油 ✦

(T) 甜橙、葡萄柚、萊姆、檸檬、歐薄荷、綠薄荷。

(M) 苦橙葉、橙花、真正薰衣草、天竺葵、羅馬洋甘菊、甜馬鬱蘭、快樂鼠尾草。

(B) 完全伊蘭、安息香、零陵香豆、維吉尼亞雪松、岩蘭草。

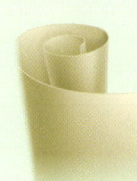

轉運處方箋

佛手柑＋真正薰衣草＋苦橙葉＋安息香＋岩蘭草

✦ 香氣意境 ✦

午後陽光下，你就像畫中笑容可掬的小哥哥般，揹著一大簍剛幫忙採收回來的佛手柑，走在鄉間小路上。簍子沉甸甸，卻掩蓋不住你滿足的步伐，腳步輕快地像踏著風。

身旁的大白狗緊緊相隨，開心地尾巴搖曳，每一步都是愛的陪伴。

你回頭一笑，陽光、果香與笑聲，一起在這條小路上流動。

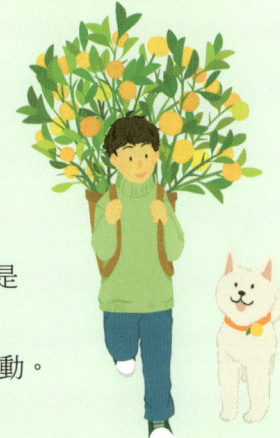

3

Eucalyptus, *Eucalyptus globulus*

藍膠尤加利

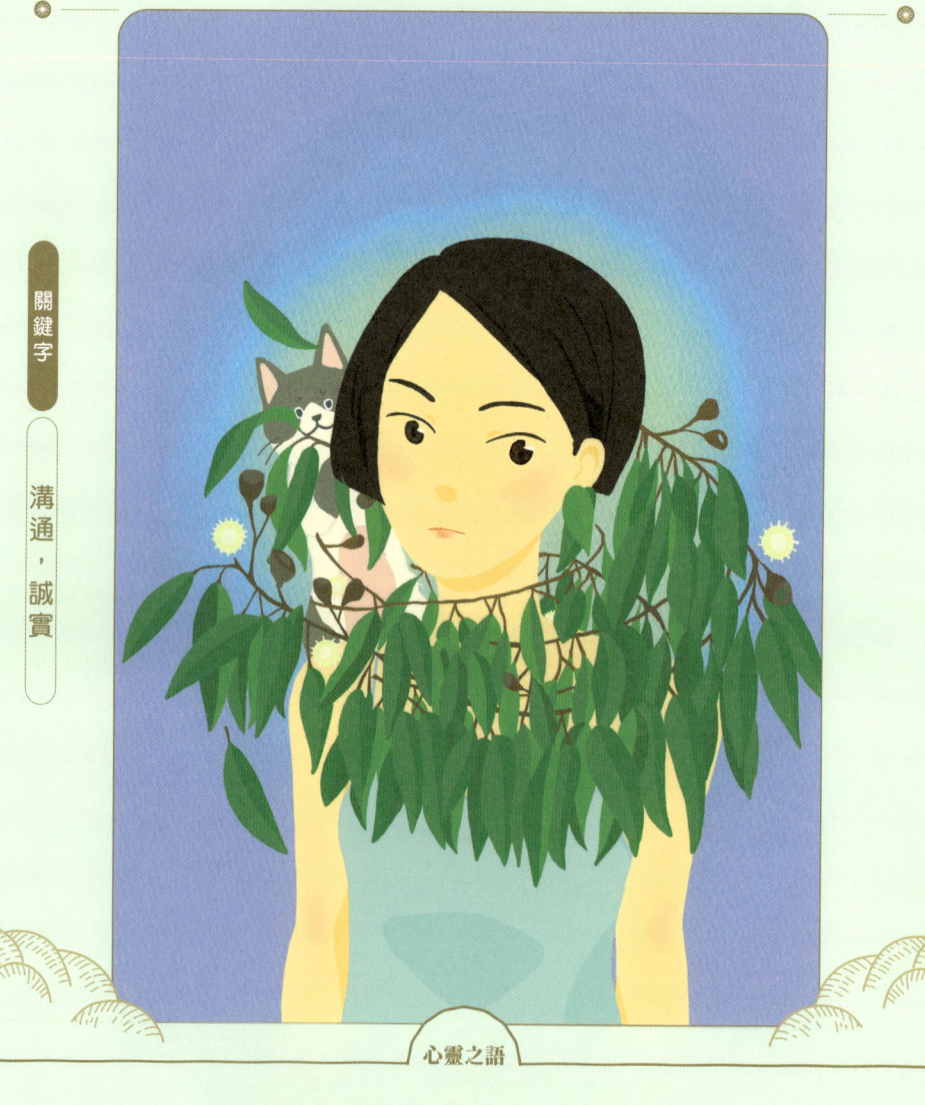

關鍵字

溝通，誠實

心靈之語

我樂於表達想法，我是自己的最佳代言人。

牌卡解析

目前狀態

你總能夠理性思考得失輕重，重要時刻，能權衡利弊得失，做出相符的決定。
你能夠清楚表達想法，對於重視的事物，你不會讓含糊不清籠罩。
注重環境清潔，喜歡乾乾淨淨。心靈純淨，對你也相對重要。

面對課題

你可能會面臨，有想法不敢誠實表達，不知怎麼表達，有苦難言，甚至不知如何捍衛自己權益的狀況。
尤加利是著名關照喉輪的精油，當抽到此牌，表示您可能將面臨溝通的議題，或是面臨需要大量與他人溝通的狀況。
在這種狀況下，有時你會不知所措，或是感到挫折感，壓抑感，能否順利溝通想法，並獲得認同，這部分需要多注意溝通技巧，與適度平衡調解。

心靈解方

勇敢為自己發聲吧！
試著清楚理性看待，找到溝通的突破口，不要逃避，不要隱忍，誠實看待自己的想法，可以試著以條列的方式，有條有理，有憑有據，言之有物，相信可以獲得對方的理解與認同。
若是最近會接觸很多陌生人或嶄新的人群，建議加強呼吸道防護的措施，使用抗病毒精油，精油擴香，戴口罩，保持安全距離等，都是保護自己的方式。
若是最近需要大量溝通及說服，加強心理建設，勇敢跨出去，會有成長升級的突破表現！

香氣設計

氣味強度 ★★☆

氣味音階	T-前調
萃取部位	葉
植物香調	綠葉調
植物科屬	桃金孃科／桉屬
化學型態	氧化物類
對應脈輪	喉輪

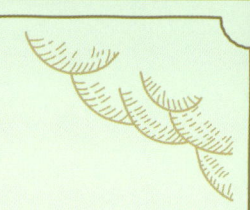

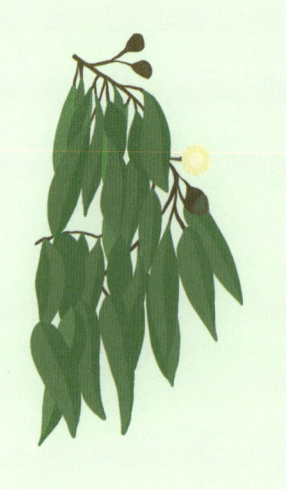

精油 ID

✦ 生理功效 ✦

藍膠尤加利是照護呼吸道用油首選。可以舒緩呼吸道問題，如鼻涕鼻塞、卡痰、咳嗽、呼吸道感染發炎。

也可緩解因濕度、溫度、塵蟎等問題造成的呼吸道過敏狀況。

可抗病毒，抗菌，抗塵蟎，抗微生物，消毒淨化能力強。在流感及呼吸道病毒傳染的高峰期，非常適合空間擴香，降低交叉感染。

✦ 心理功效 ✦

藍膠尤加利能打開對外溝通的聯通感，消弭有話說不出、有苦難言的屏障感。能強化把想法勇敢說出來的想法。

藍膠尤加利能整合與外界訊息的清晰思路，也能撐起應對外界干擾雜音的保護傘。

精油中的氧化物成分，能調節體內神經傳導物質乙醯膽鹼的運作，提高注意力及專注度。有助提升記憶力及延長學習效果。

✦ 調香要訣 ✦

藍膠尤加利精油帶有強烈的清涼感，穿透滲透的能力極強，聞了以後，覺得所有黏液都會被溶解。

氣味帶有淨化防禦力，有點樟腦的味道。

功能性較強，很常調配使用在淨化消毒的香氛品中。

香氣設計中，可以與柑橘調搭配，創造親切不刺激的整體氣味。不但具有淨化的能力，也能帶來提振轉念的效果。

✦ 適合搭配精油 ✦

(T) 檸檬、萊姆、山雞椒、甜橙、桉油樟（羅文莎葉）。

(M) 玫瑰草、真正薰衣草、歐洲赤松、芳樟、杜松漿果。

(B) 膠冷杉、黑雲杉、岩蘭草、乳香。

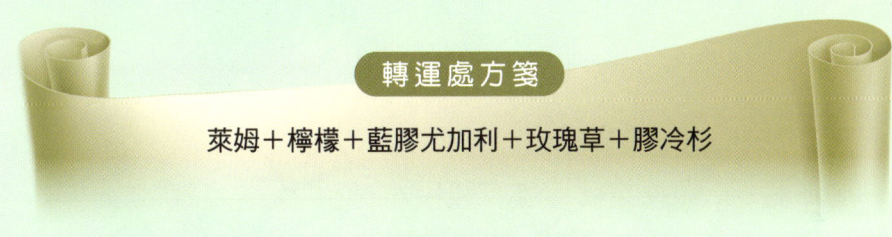

轉運處方箋

萊姆＋檸檬＋藍膠尤加利＋玫瑰草＋膠冷杉

✦ 香氣意境 ✦

你住在喧鬧的都市中，四周各種聲音穿梭，故事不斷上演，像一座永不沉睡的機器。

在煩亂中，你有種魔法，只要聞到藍膠尤加利的氣息，就能瞬間現身於無人之境，背後空無一物，雜音消散遠去。

風輕掠過耳畔，心底的聲音慢慢浮現，大口深呼吸。此刻，你忠於內心聲音，能夠誠實表達，勇敢地為自己發聲。再回到來時處，已然清晰敞亮，一片光明！

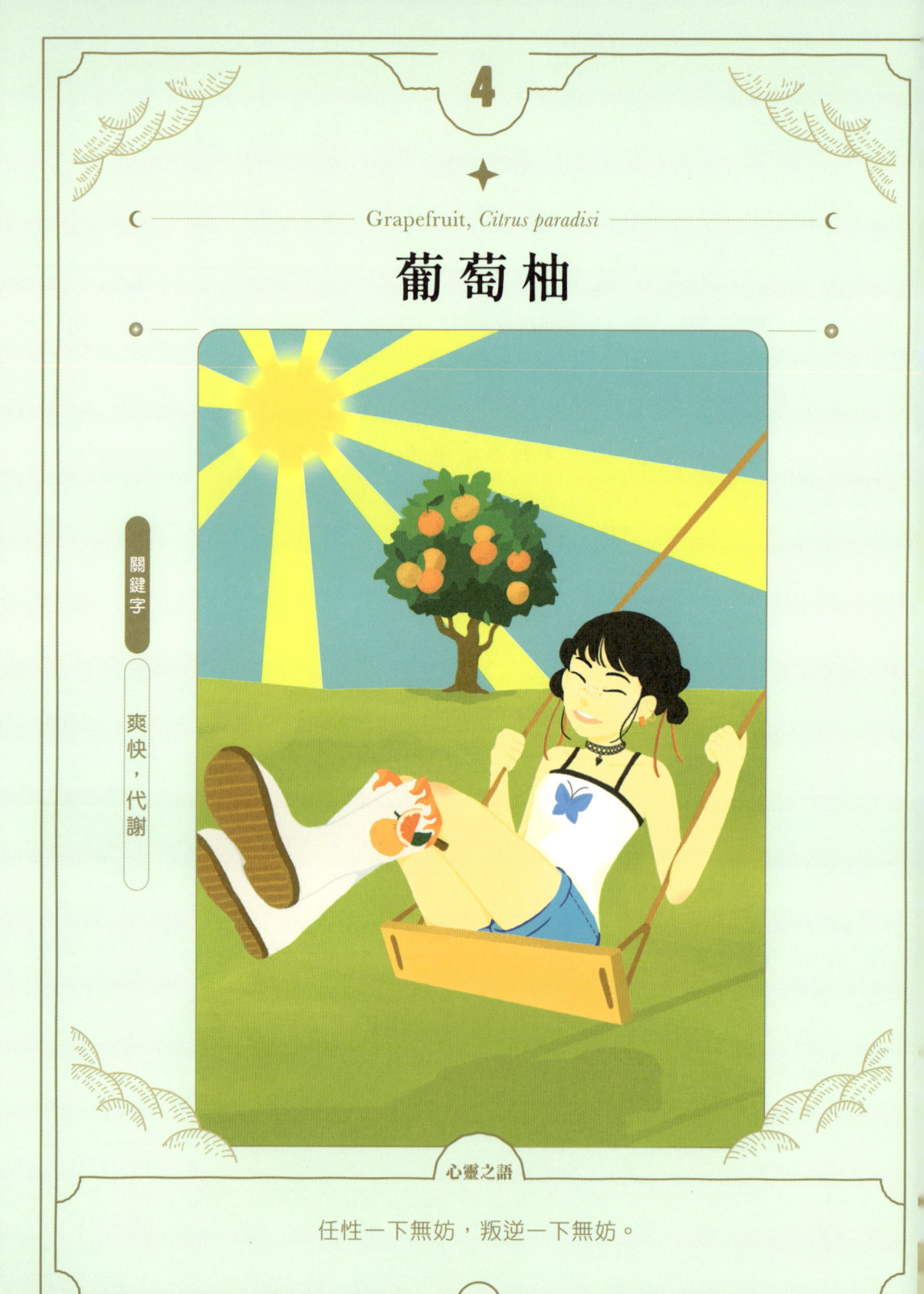

4

Grapefruit, *Citrus paradisi*

葡萄柚

關鍵字

爽快，代謝

心靈之語

任性一下無妨，叛逆一下無妨。

牌卡解析

目前狀態

你樂觀進取，對生活充滿好奇心，總樂於嘗試冒險，有種初生之犢不畏虎的勁兒。

你追求清爽輕盈感，不喜歡被環境及傳統的方式所限制，更不喜歡用無謂的理由框住自己。

你能鼓舞他人，讓人想親近。

面對課題

有時你總會覺得還不到時機，總覺得自己還少了一點，猶豫不前，差那麼一點衝勁兒。

抽到此牌，可能顯示你有囤積或猶豫的課題。你覺得還有所缺乏，覺得還不是時機，永遠覺得自己還不夠。所以想要用囤積物品與資源，來獲得安全感。最近可能會遇到需要「清理」的課題，如淤滯的人際關係，內耗的想法，容貌焦慮，舉棋不定，缺乏執行力等。

想法多於行動，造成焦慮壓力，覺得非常有沉重感。

心靈解方

該是大掃除的時候了！居家環境徹底做一次汰舊換新，比如兩年以上沒穿過到衣服，塞在角落的箱子，都該徹底清除一番；人際關係，不值得留戀的關係，就讓它成為過客，才能迎來新的有緣人； 臉書及 Line 好友，通訊錄密密麻麻一大串，是該好好清理一番的時候。

身體也順便大掃除，戒掉不良的飲食喜好，如過多甜點、飲料、精緻澱粉、油炸物的攝取，回歸身體健康的清爽感。

也可以進行心靈排毒，利用靜坐冥想，規律的伸展運動，淨化思緒，清掉陳舊淤滯，帶來新的動力及活力，找回輕盈自由。

香氣設計

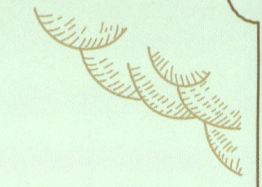

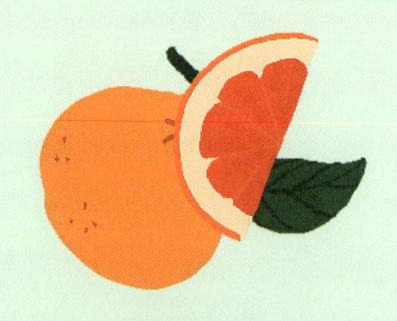

精油 ID

氣味強度 ★☆☆

氣味音階	T- 前調	植物科屬	芸香科／柑橘屬
萃取部位	果皮	化學型態	單萜烯類
植物香調	柑橘調	對應脈輪	腸胃輪

✦ **生理功效** ✦

葡萄柚能促進新陳代謝，淋巴系統，促進體內淤滯的水分流動，收斂利尿，消除水腫，預防靜脈曲張，蜂窩性組織炎。消化系統順暢，減少肥胖。

✦ **心理功效** ✦

葡萄柚能夠幫助清除內心的垃圾，排掉焦慮內耗，創造無所畏懼，不執念的率性而為。為新的樂觀想法騰出空間，燃起生命樂觀活力。讓心力多放在陽光面，輕盈面對新生活。

✦ 調香要訣 ✦

葡萄柚精油的柑橘果皮氣味，多了一層苦澀味，香甜不膩，有種活化激勵，揮灑青春的感覺。

香氣設計中，葡萄柚的氣味，可以中和過於飽滿甜膩的感覺，多一點率性的快意，並營造清爽輕盈的氛圍。

✦ 適合搭配精油 ✦

(T) 桉油醇迷迭香、桉油樟、歐薄荷、綠薄荷、檸檬、山雞椒。

(M) 甜馬鬱蘭、芳樟、真正薰衣草、苦橙葉、歐洲赤松。

(B) 乳香、廣藿香、岩蘭草、安息香、零陵香豆。

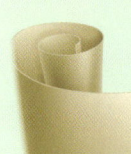

轉運處方箋

葡萄柚＋甜馬鬱蘭＋芳樟＋真正薰衣草＋安息香

✦ 香氣意境 ✦

陽光灑在葡萄柚樹上，葉片閃著溫暖的光。
你輕輕盪著鞦韆，鞦韆盪到最高時，彷彿能摸到天空。
你心想：沒有誰能定義你的任性，也沒有人能束縛你的夢想。
一場溫柔卻堅定的小叛逆，在陽光裡閃閃發亮，飛向遙遠的夢。

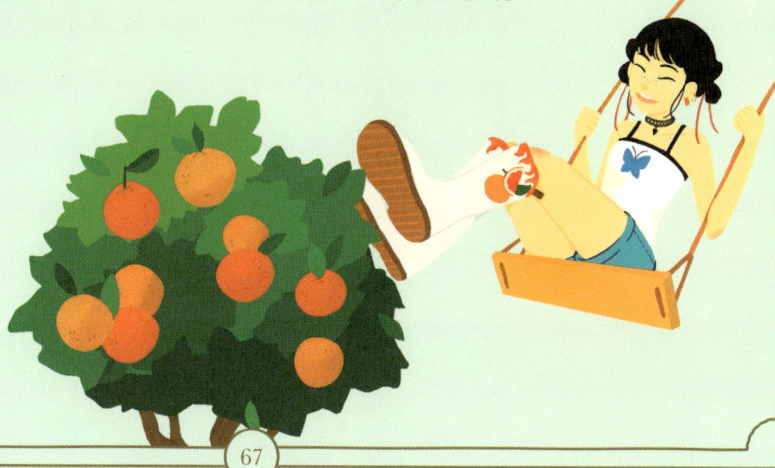

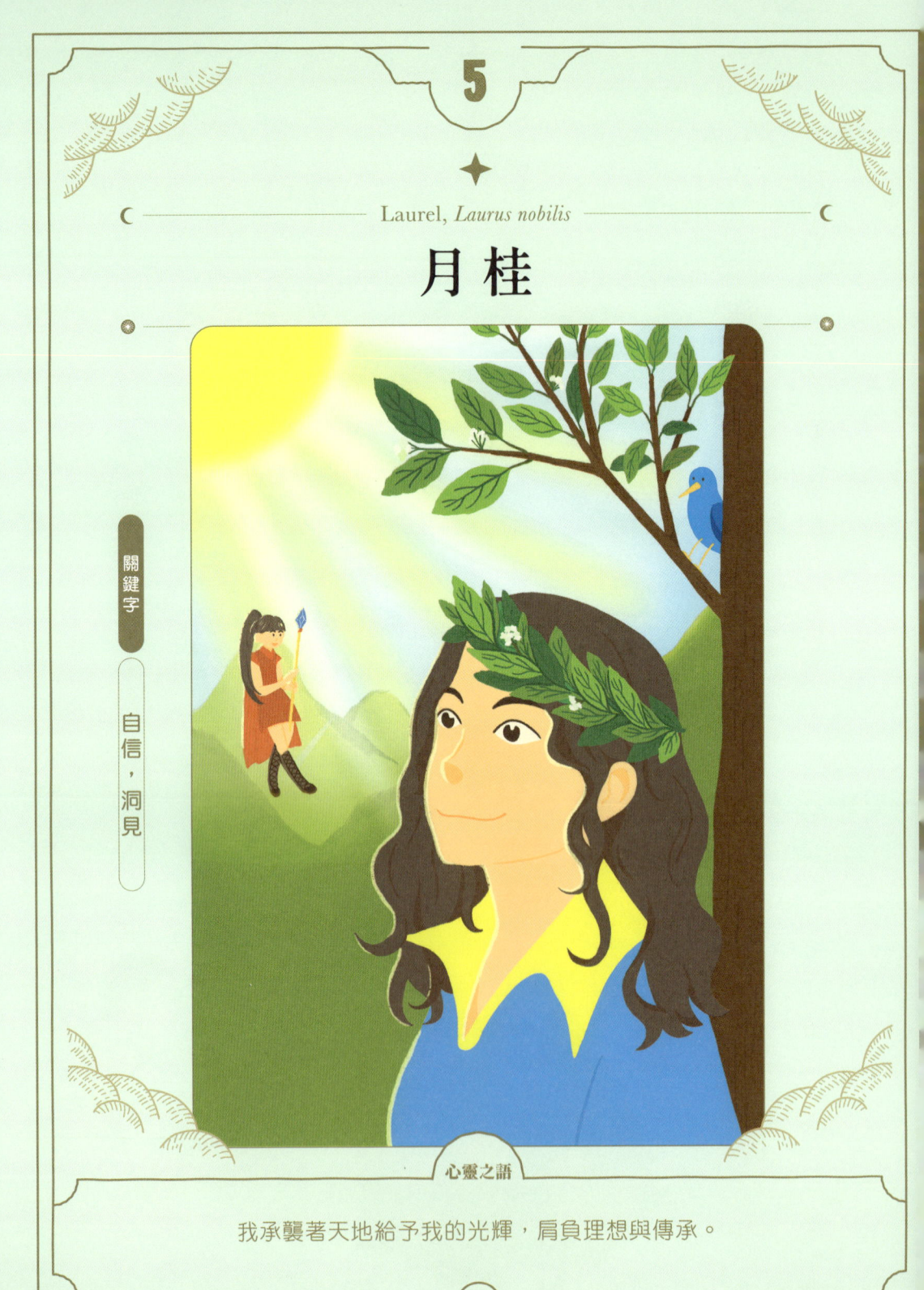

5

Laurel, *Laurus nobilis*

月桂

關鍵字

自信，洞見

心靈之語

我承襲著天地給予我的光輝，肩負理想與傳承。

牌卡解析

◆ 目前狀態 ◆

你才華洋溢，飽讀詩書，氣宇非凡。你充滿才智，能承襲許多資源，你始終能表現卓越，並且你被智者引導，你擁有貴人照拂。

◆ 面對課題 ◆

是時候看見自己充滿才華，智慧的時候了！
有時從你眼前投射出的智勇雙全小戰士，已經準備朝目標出征了，只是你看不見他，或是選擇忽視他，不信任他，所以隱藏他。
你不相信自己夠優秀。
抽到此牌，表示你面臨挑戰，呈現出無比焦慮，因為長期處於表現卓越的人設定位，容易產生一種「我不能失敗」的患得患失情緒中。
或是你會陷於自我懷疑的狀態，自信心低落，自尊摧毀，造成靈感及想法匱乏。
你對外在成功的定義感到窒息，無法安然接受自己的平凡時刻與低潮過渡期。這些狀態，都讓你感到侷促不安。

◆ 心靈解方 ◆

對於你的理想與目標，不要懷疑，不要猶豫，你具備了一切，你才智兼備，你擁有資源，只要自信地發號施令，全宇宙都會來幫你！
腹有詩書氣自華。
與其沿用傳統既有的方式，你更適合創新開展；與其等待他人告訴你怎麼做，你更適合開闢一條新的道路！
先調頻再做事，你必須先相信自己強大，看見自己才智俱足。
要有自信，你非常優秀！而且優秀的人，一定會吸引貴人！

香氣設計

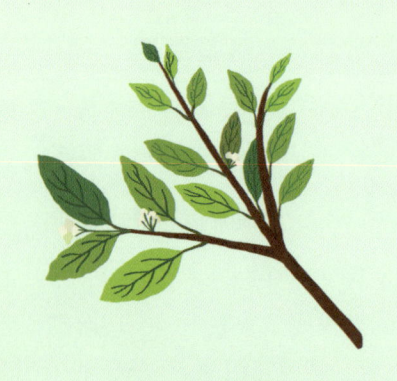

精油 ID

氣味強度 ★★★

氣味音階	T- 前調	植物科屬	樟科／月桂屬
萃取部位	葉	化學型態	氧化物類
植物香調	綠葉調	對應脈輪	喉輪

✦ 生理功效 ✦

月桂可以調理消化系統，如消化不良、脹氣、食欲不振等。能激勵免疫系統，預防感冒、流感、扁桃腺感染。防腐抗菌，利尿，發汗。調節生殖系統，經血量過少狀況。

✦ 心理功效 ✦

月桂能讓人展現洞見，增強自信，激發才智的潛力。強化自我認知，幫助找到方向及目標。對於自我價值貶損，自尊摧毀的狀態，能幫助重新建立信心。精油中的氧化物成分，能調節體內神經傳導物質乙醯膽鹼的運作，提高記憶力及延長學習效果。

調香要訣

月桂精油聞起來充滿新鮮葉片的香甜氣味，像是撥開厚厚葉片，留在手上的綠色香氣。其氣味很原型純粹，滿滿的回甘。

香氣設計中，月桂精油能乘載著書卷氣的質感，有種書香門第的既視感。那是有氣質的綠葉調，不會刺鼻刺激，可以圓潤地貫穿整款香氛作品。

適合搭配精油

(T) 檸檬、葡萄柚、甜橙、沉香醇百里香、桉油醇迷迭香、羅勒。

(M) 真正薰衣草、天竺葵、黑胡椒、丁香、甜馬鬱蘭、苦橙葉、杜松漿果、芳樟、肉豆蔻。

(B) 安息香、廣藿香、乳香、零陵香豆、膠冷杉、完全伊蘭。

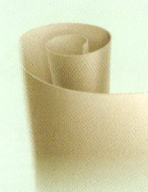

轉運處方箋

山雞椒＋月桂＋天竺葵＋黑胡椒＋安息香

香氣意境

天地灑下光輝，你靜靜承接，讓光落在肩頭。

眼前，你就像女戰士隨光而生，披著晨光與決心，正準備踏上未知的征途。

那是你心底的映照，勇敢與智慧早已銘刻在骨血之中。

眼前，肩負著理想與傳承，步履堅定。

你明白，真正的勇氣，不是無懼，而是即使心跳加速，依然選擇前行。

你微笑著，踏出第一步，劃開屬於自己的新道路，光隨著你，一路蔓延。

6

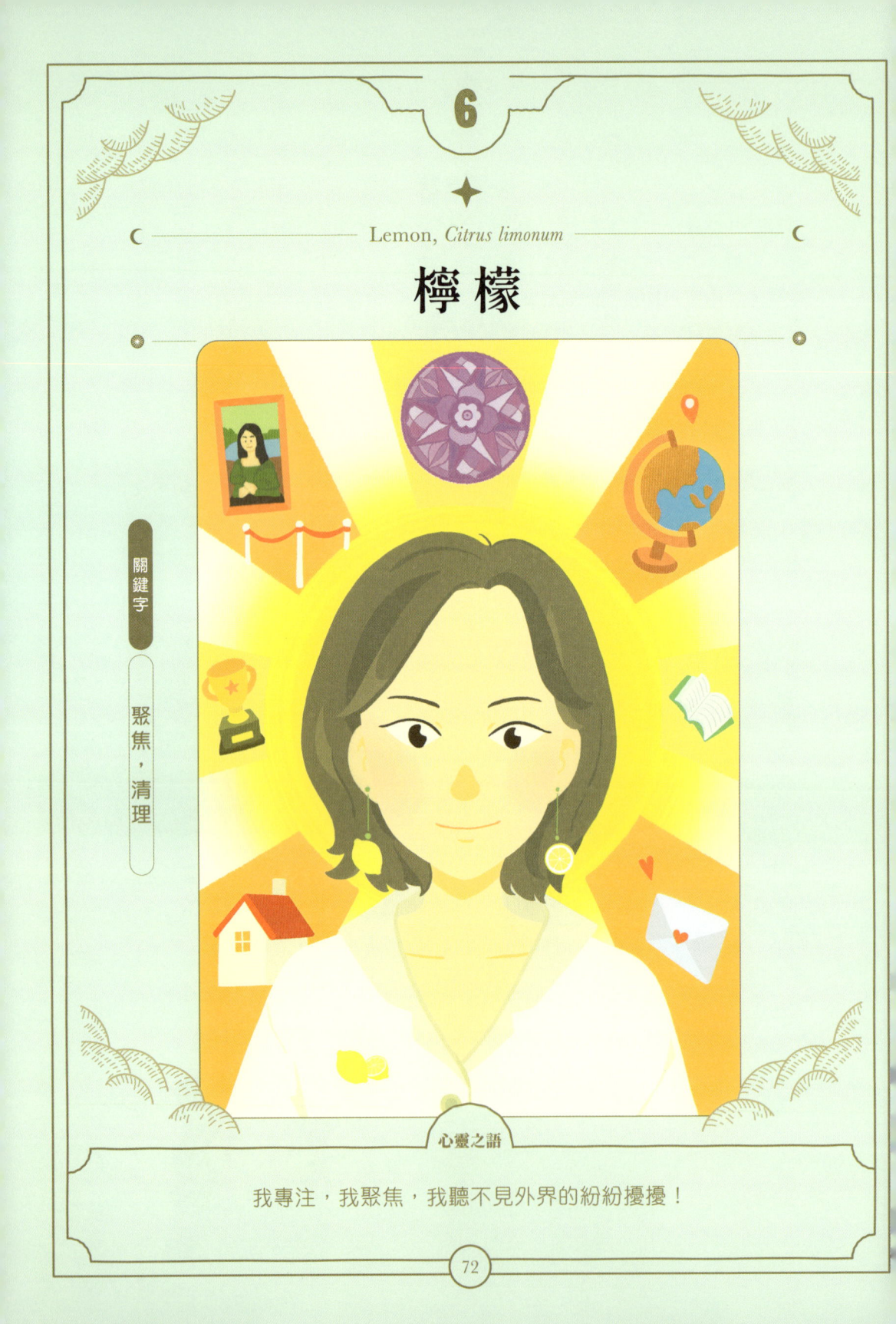

Lemon, *Citrus limonum*

檸檬

關鍵字

聚焦，清理

心靈之語

我專注，我聚焦，我聽不見外界的紛紛擾擾！

牌卡解析

目前狀態

你是一位懂得思考，有想法的人。不喜歡拖泥帶水，是個極簡主義者。
你傾向專注完成目標，享受靜思的時刻，相信思想能帶來力量。
你有清晰的思辨能力，對於哲學及心理學，很有想法。

面對課題

抽到此牌，在提醒你，需要建立清晰的思辨與思考的能力。
人生的每一瞬間，都是不同的選擇與決定堆疊而成的。
念頭像波浪，潮起時同時就在潮落，在每個念頭的瞬間，你需要能全神貫注，心無旁騖，梳理資訊，清晰判斷與決定。

心靈解方

根據馬斯洛的需求層級理論，人的需求分成七個層級：
生理需求，安全需求，愛與歸屬需求，尊重需求、認知需求、審美需求與自我實現需求。
靜心想想，你正處在哪一個需求層次？或是哪幾個需求層次的綜合？
當你更認識了解自己的所處狀態，將能更理解全貌，進而更聚焦，聚焦將帶來欣賞的力量。
一層層帶領你，更清晰顯化你所進行的下一步。

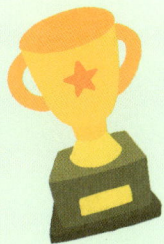

香氣設計

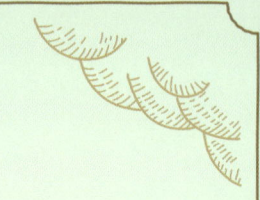

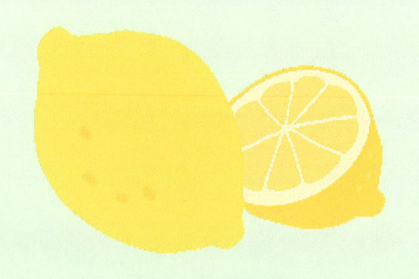

精油 ID

氣味強度 ★★☆

氣味音階	T- 前調	植物科屬	芸香科／柑橘屬
萃取部位	果皮	化學型態	單萜烯類
植物香調	柑橘調	對應脈輪	腸胃輪

✦ **生理功效** ✦

檸檬可以提振精神，清晰思緒。調理腸胃機能，幫助消化，促進循環代謝。可以護理皮膚，亮白淡斑，收斂皮脂分泌。可以增進免疫系統，防腐抗菌。

✦ **心理功效** ✦

檸檬可以提振低下的情緒，拉抬提不起勁的感覺。讓人釐清思緒，清晰思考力，增加目標感，強化自信，為目光所及，灑下陽光，撥開陰霾。

✦ **調香要訣** ✦

檸檬精油氣味清新透徹，具有潔淨感，能讓人清晰思考；酸酸甜甜的氣味，

給人陽光積極的感覺，對人生充滿希望。
檸檬精油能淨化空氣，中和異味，非常適合調配去除異味，
營造空間宜人氣息的精油噴霧與擴香瓶。
香氣設計中，檸檬精油是突出的「強化劑」，在前調表現中，
能凸顯柑橘調的香調感受。

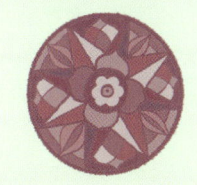

✦ 適合搭配精油 ✦

(T) 月桂、沉香醇百里香、桉油醇迷迭香、歐薄荷、綠薄荷、藍膠尤加利、桉油樟、甜橙。

(M) 杜松漿果、欖香脂、歐洲赤松、橙花、玫瑰草、黑胡椒。

(B) 乳香、安息香、膠冷杉、黑雲杉、永久花、大西洋雪松。

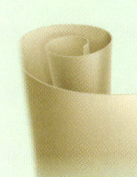

轉運處方箋

檸檬＋桉油醇迷迭香＋黑胡椒＋橙花＋西印度檀香

✦ 香氣意境 ✦

你步伐穩健，在繁忙的生活中，能優雅從容，神情自若。
你在靜默中釐清方向，在行動裡剪除雜念。沒有冗詞贅句，沒有遲疑彷徨，
一切俐落、乾脆。
對你而言，行動不為取悅誰，只為接近自己的目標。
你相信，清晰的思想，帶來簡潔的力量，也帶來無
懼的行動力。

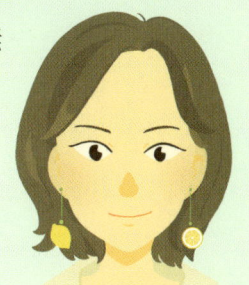

Lime, Citrus limetta

萊 姆

關鍵字

好奇，愉悅

心靈之語

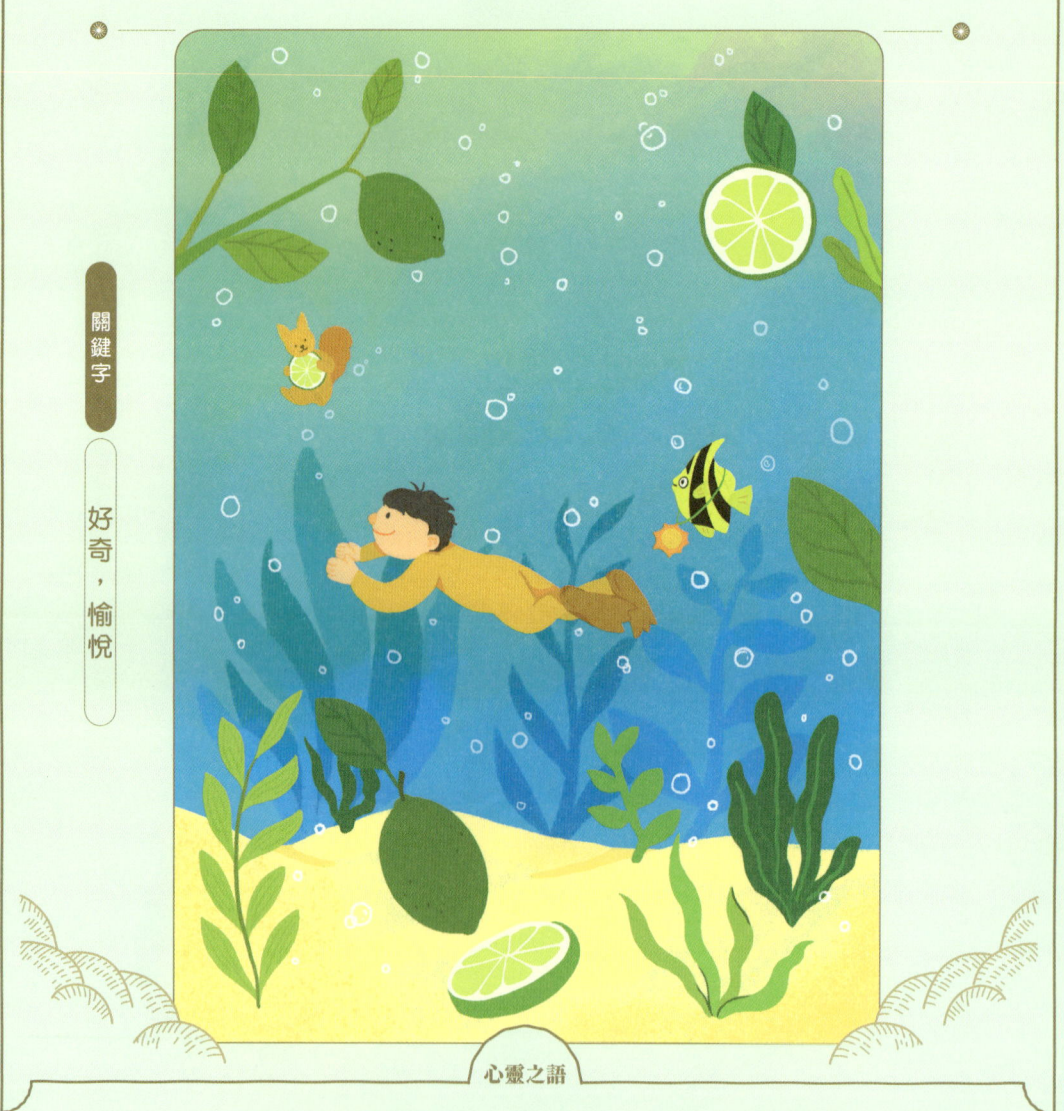

我感恩所有遇見，用好奇的眼光看待每個瞬間！

牌卡解析

✦ 目前狀態 ✦

你是位對世界充滿希望的好奇寶寶。你總愛睜開眼睛，看著美妙的世界，瞬息萬變，充滿刺激。你開朗陽光，樂於積極學習新事物。
隨時隨地，你都不忘睜大雙眼，看看這奇幻繽紛的世界。
你擁有幽默感，不喜歡沉悶、一層不變的生活。

✦ 面對課題 ✦

你可能在生活或工作中缺乏新鮮感，日復一日覺得無聊疲乏。你可能對現況失去熱情與動力，對未來提不起興趣或期待。
你害怕改變，固守著舊有僵化的模式，讓自己像在坐牢的感覺，幾乎快要窒息了。
抽到此牌，你將面臨一些無力疲乏，提不起勁兒，缺少動機的課題：可能會遇到人生低潮，因為某些事情更加煩心？
可能過於嚴肅地看待某些議題，但逼得你喘不過氣，也失去原本該開心的理由？
可能被所謂的成熟道德綁架，逼得你不得不長大？

✦ 心靈解方 ✦

萊姆是一款極為開心快樂的精油！他象徵著盡情享受，以愉悅快樂的心境，開心過每一天。
你可以想像身處在萬花筒裡，你看出去的視野，五彩繽紛，輕輕一轉，幾秒鐘就換了一幅五彩斑斕。以好奇的心，期待下一秒，再次刷新想像的驚艷！
擺脫沉悶的生活慣性，迎接嶄新有趣的新目標！
睜開你的雙眼，像海綿般吸收著新事物，迎接學習，迎接挑戰，以愉悅玩樂的心，你將收穫很多！

香氣設計

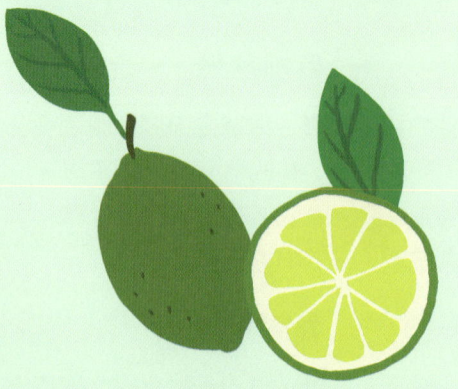

精油 ID

氣味強度 ★★☆

氣味音階	T- 前調	植物科屬	芸香科／柑橘屬
萃取部位	果皮	化學型態	單萜烯類
植物香調	柑橘調	對應脈輪	腸胃輪

✦ 生理功效 ✦

萊姆具有開胃，調整消化功能的效果。可防腐抗菌，抗病毒，退熱，恢復體力。具收斂性，緩解支氣管炎。

✦ 心理功效 ✦

萊姆能放鬆緊繃的情緒，像是小確幸般，給人犒賞的感受。也能像打開嘗鮮的雷達，喚起好奇愉悅的細胞，全身都能開心地冒泡泡。

✦ 調香要訣 ✦

萊姆精油有檸檬的香氣，酸酸甜甜的，多了一點糖果與汽水的甘味。

嗅吸萊姆精油的氣味，可以喚醒機敏性，瞬間的清晰感，而後，能帶來放鬆愉悅的感受。

香氣設計中，萊姆精油是能帶來驚喜的前調氣味，讓整體香氛作品呈現一種充滿童趣，好奇氛圍滿載。其與任何香調都能達到很好的搭配，創造輕盈的親切感。

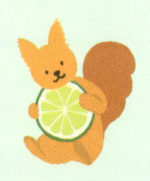

✦ 適合搭配精油 ✦

(T) 葡萄柚、檸檬、佛手柑、甜橙、羅勒、月桂、歐薄荷、綠薄荷。

(M) 橙花、苦橙葉、杜松漿果、快樂鼠尾草、羅馬洋甘菊、真正薰衣草。

(B) 安息香、零陵香豆、薑、膠冷杉、西印度檀香。

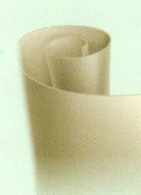

轉運處方箋

甜橙＋萊姆＋歐薄荷＋羅馬洋甘菊＋零陵香豆

✦ 香氣意境 ✦

你就像男孩帶著滿滿的好奇心潛入海底世界。

那裡像萬花筒般五彩繽紛，陽光透過水面折射出奇幻色彩，繽紛的熱帶魚群自在地穿梭。

你瞪大雙眼，每個轉身都是新的驚喜，心跳如海浪般歡欣雀躍。

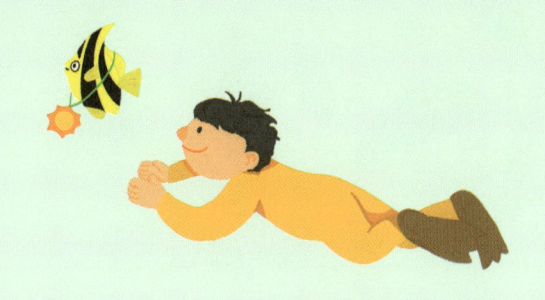

8

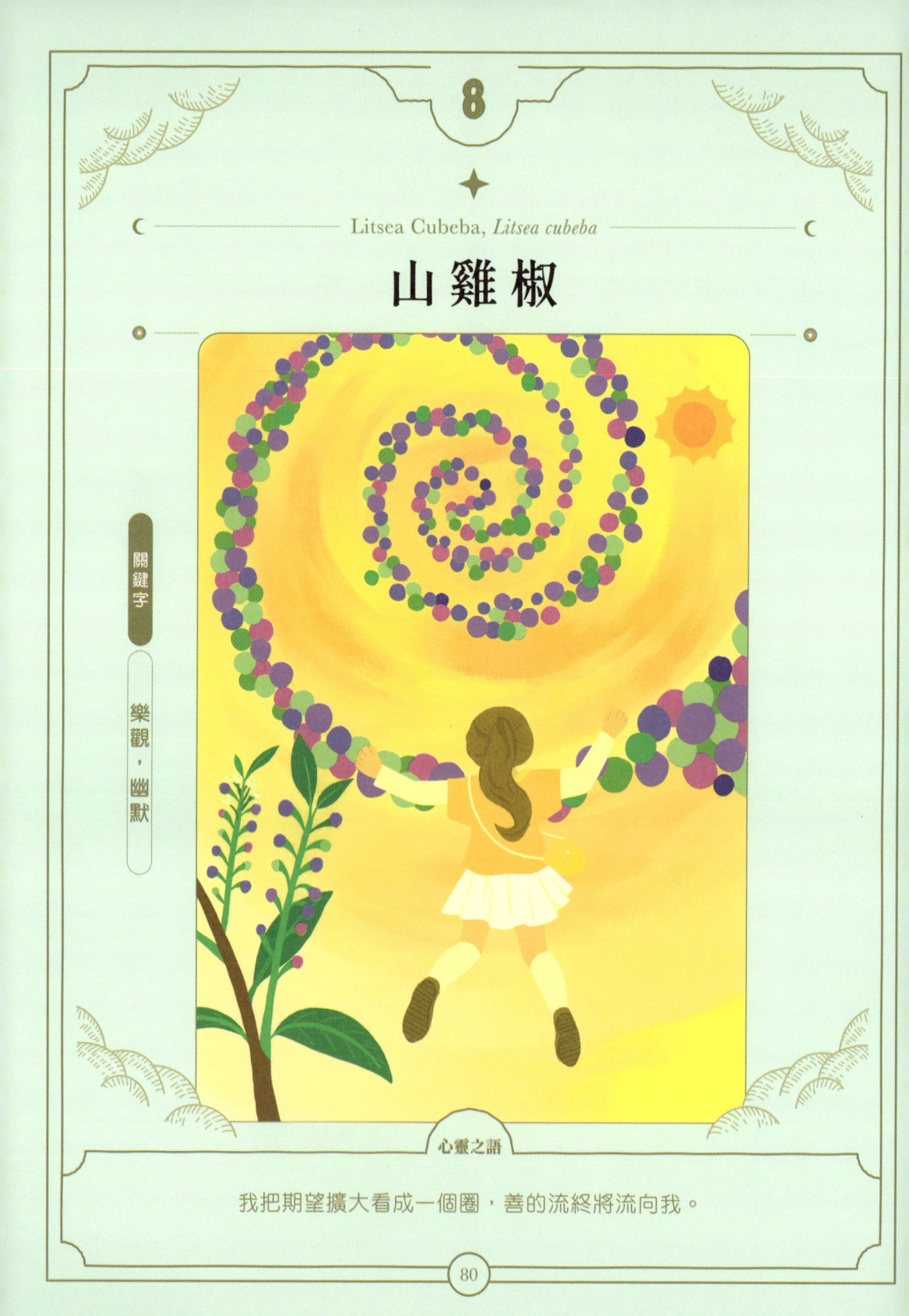

Litsea Cubeba, *Litsea cubeba*

山 雞 椒

關鍵字

樂觀，幽默

心靈之語

我把期望擴大看成一個圈，善的流終將流向我。

牌卡解析

◆ 目前狀態 ◆

你用積極進取，愛好學習的行動，擁抱這個世界。

你有獨特的個性，喜歡與眾不同，不喜歡隨波逐流，更不愛與他人走向同質性。專屬特色對你而言很重要。

◆ 面對課題 ◆

有時，你的積極，會顯得汲汲營營，讓他人壓力有點大。

同時，你的快速及應變，迫使自己高速轉動，無形中讓身體承擔巨大壓力，會影響你的腸胃系統。

在耀眼的光芒下，有時內心會隱藏不自信的那部分，你害怕他人看出你的不足，不是顯得患得患失，就是會戰火一觸即發。

◆ 心靈解方 ◆

人生的旅程是一個圓，不是一條線。

人生酸甜苦辣，有各種味道，才顯得多元層次，一層不變會讓人感到沮喪。

走進人群，接受各種挑戰，學習新事物，打開視野，多采多姿的生活，將讓你煥然一新！

刻意練習留白放空，誠實面對自己的不足與焦慮來源。注意身心的壓力，放手能讓你走得更長更遠。

香氣設計

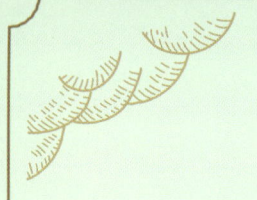

精油 ID

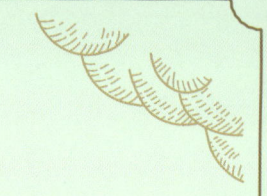

氣味強度 ★★★

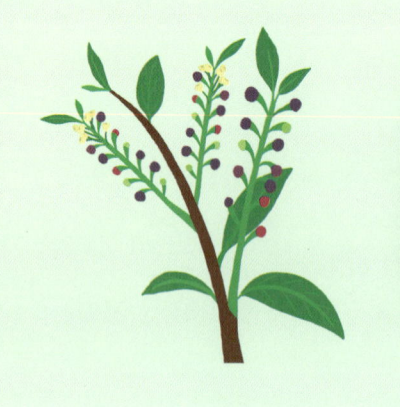

氣味音階	T- 前調
萃取部位	果實
植物香調	柑橘調
植物科屬	樟科／木薑子屬
化學型態	芳香醛類
對應脈輪	腸胃輪

✦ 生理功效 ✦

山雞椒是消化系統，腸胃問題的處理高手。可緩解消化不良，脹氣。可防腐除臭，驅蟲。提神醒腦。

✦ 心理功效 ✦

山雞椒能讓人瞬間靈光一現，把注意力拉到當下，燃起喜悅與動力。能提振無精打采，生活缺乏目標及動力的狀況。
精油中的萜烯醛類成分能刺激快樂荷爾蒙「多巴胺」分泌，產生興奮快樂感。

✦ 調香要訣 ✦

山雞椒精油聞起來有檸檬的香氣，氣味強烈鮮明，會讓人眼睛一亮，有種驚艷的感覺。柑橘調中帶有些微辛香感。
氣味清新誘人，給人充滿特色及積極進取的感覺。也讓人有種似曾相識的熟悉感，記憶點很強。若同時嗅吸多款單方精油，山雞椒精油絕對會異軍突起，

具有極高辨識度。

香氣設計中，山雞椒精油能創造第一眼亮點，在前調就能完全吸引目光，讓人不注意它都難！也可以創造點狀爆破，是好感度高的「修飾劑」，能帶來柑橘調及辛香調的多層次感受。

✦ 適合搭配精油 ✦

(T) 甜橙、葡萄柚、佛手柑、萊姆、歐薄荷、綠薄荷、月桂、沉香醇百里香。

(M) 甜馬鬱蘭、杜松漿果、欖香脂、芳樟、苦橙葉、橙花、真正薰衣草、丁香、歐洲赤松。

(B) 膠冷杉、維吉尼亞雪松、西印度檀香、安息香。

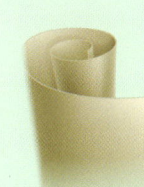

轉運處方箋

山雞椒＋佛手柑＋芳樟＋真正薰衣草＋維吉尼亞雪松

✦ 香氣意境 ✦

陽光灑落，山雞椒果實像繽紛的珠寶，在空中繞成一圈圈魔法軌跡。你像女孩般雀躍踏進圓環，每走一步，果實便閃耀出不同色彩。你笑著旋轉，裙擺飛舞，心中滿是發現奇幻的喜悅。每個圈圈裡藏著一個小小的夢。輕輕一拍，圈圈化成一場場彩色煙火。在這片繽紛的世界裡，你相信，每一個圓圈，都是一場奇蹟的軌跡。

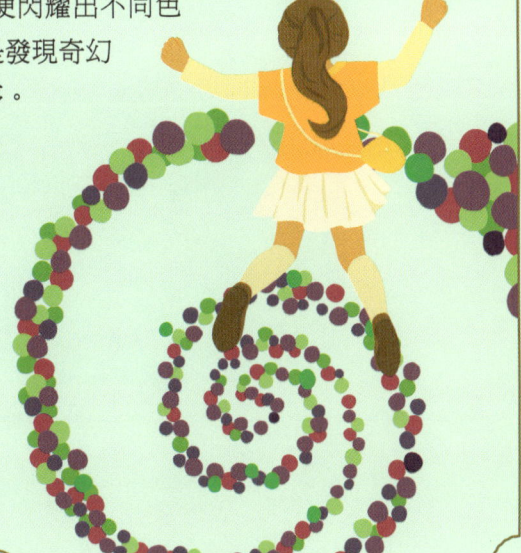

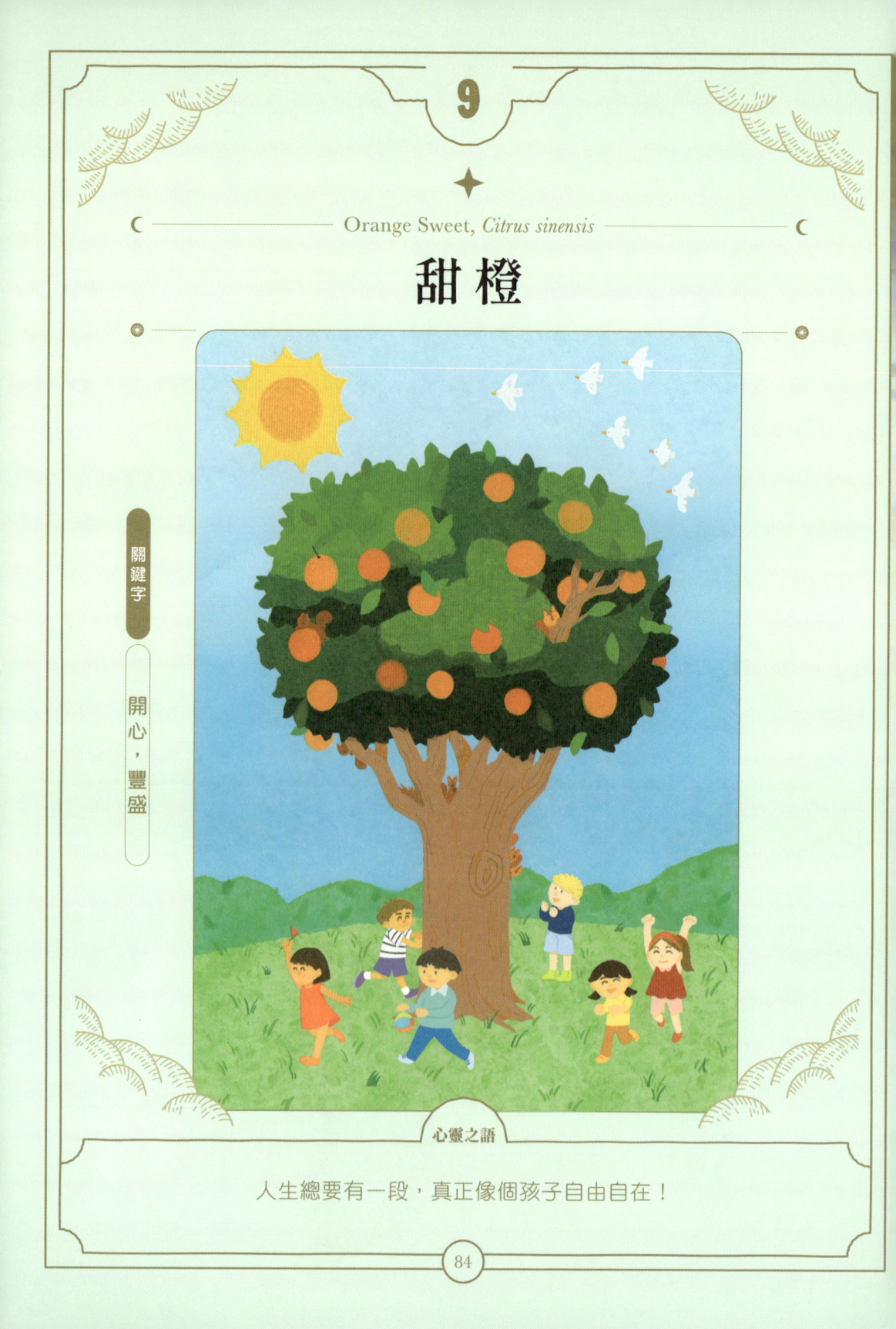

9

Orange Sweet, *Citrus sinensis*

甜橙

關鍵字

開心，豐盛

心靈之語

人生總要有一段，真正像個孩子自由自在！

牌卡解析

目前狀態

你樂觀開朗，開心過生活，是你很大的人生哲學。
你的內心純粹，真誠溫暖。
你有顆赤子之心，期望自由自在。以正向眼光看待生活，即使遇到困難，也能擁抱陽光心態。
成長的歷程與環境，無憂無慮，充滿著歡樂！家人總是支持你，樂見你有快樂與被支持的童年。

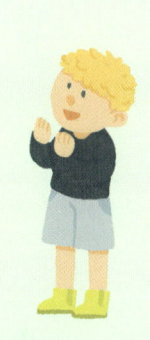

面對課題

你一直希望能找回孩子般無憂無慮的生活！
你的內心有個不被滿足的童年，壓抑不快樂的成長歷程，也許影響著你的價值觀，及對待世界的方式。
你尋求豐盛，不論是財富，或是心靈豐盛。有時並非一蹴可及，有時這種事與願違的感覺，容易讓你失去信心與生活的動力。

心靈解方

找到生活中的小確幸，想想什麼能讓你開心快樂？
想想什麼可以讓你擺脫重擔？
多走出去曬太陽，接觸自然，創造輕盈自在的生活感，回到孩子般單純自在的心！
每天找一件讓自己微笑的小事，慢慢重建喜悅感。練習感恩，幫助大腦重新聚焦在正面資源上。
主動接觸正能量的人群，即使只是簡單閒聊，也能潛移默化地轉變心情。

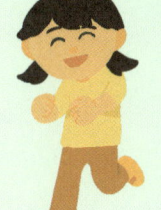

香氣設計

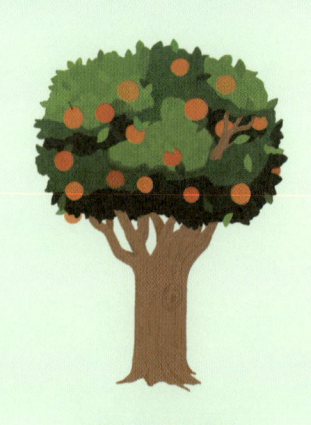

精油 ID

氣味強度 ★☆☆

氣味音階	T- 前調	植物科屬	芸香科／柑橘屬
萃取部位	果皮	化學型態	單萜烯類
植物香調	柑橘調	對應脈輪	腸胃輪

✦ 生理功效 ✦

甜橙能照護腸胃系統，調節消化不良、脹氣、便秘等問題。可增進免疫力。可舒緩放鬆，平緩神經緊張，增進睡眠品質。

✦ 心理功效 ✦

甜橙能增添愉悅開心的感受，充滿童心的自由氛圍，讓人能瞬間跳脫惱人現實，會心一笑。

並提供豐盛滿足的意念，降低不自信及匱乏感。

甜橙提醒著我們：「富足本存在，即使是孩子，也是與生俱來本富足！」

調香要訣

甜橙精油聞起來香甜可口，濃郁的柑橘果皮味，充滿向陽樂觀的氣味。

香氣設計中，是甜美的前調精油首選，能營造出飽滿豐盛的氣息，並能讓嗅聞的人感到親切愉悅。

若想要香氛品有點甜甜可愛的感覺，或是整體氣味想要再活潑可愛一點，水分多一點，可口一點，圓潤一點，都可以加上甜橙精油。

適合搭配精油

(T) 羅勒、萊姆、綠薄荷、歐薄荷、佛手柑。

(M) 橙花、甜馬鬱蘭、真正薰衣草、羅馬洋甘菊、芳樟、苦橙葉。

(B) 沒藥、安息香、岩蘭草、零陵香豆。

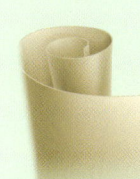

轉運處方箋

甜橙 + 佛手柑 + 真正薰衣草 + 苦橙葉 + 零陵香豆

香氣意境

甜橙大樹下，孩子們嘻笑奔跑，開心玩著躲貓貓。

小松鼠們在枝頭機靈地探出頭，好奇地看著他們；一陣鳥群拍翅飛過，掠起一陣輕柔的風。

孩子們仰頭驚呼，像捧著一場天上的奇蹟。

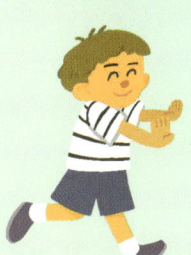

泥土的香氣、橙子的甜味、純真的笑聲，在鄉間午後緩緩流淌著。

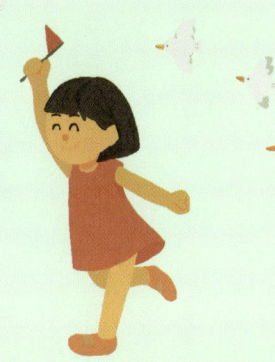

10

Peppermint, Mentha piperita

歐薄荷
（胡椒薄荷）

關鍵字

清新，坦率

心靈之語

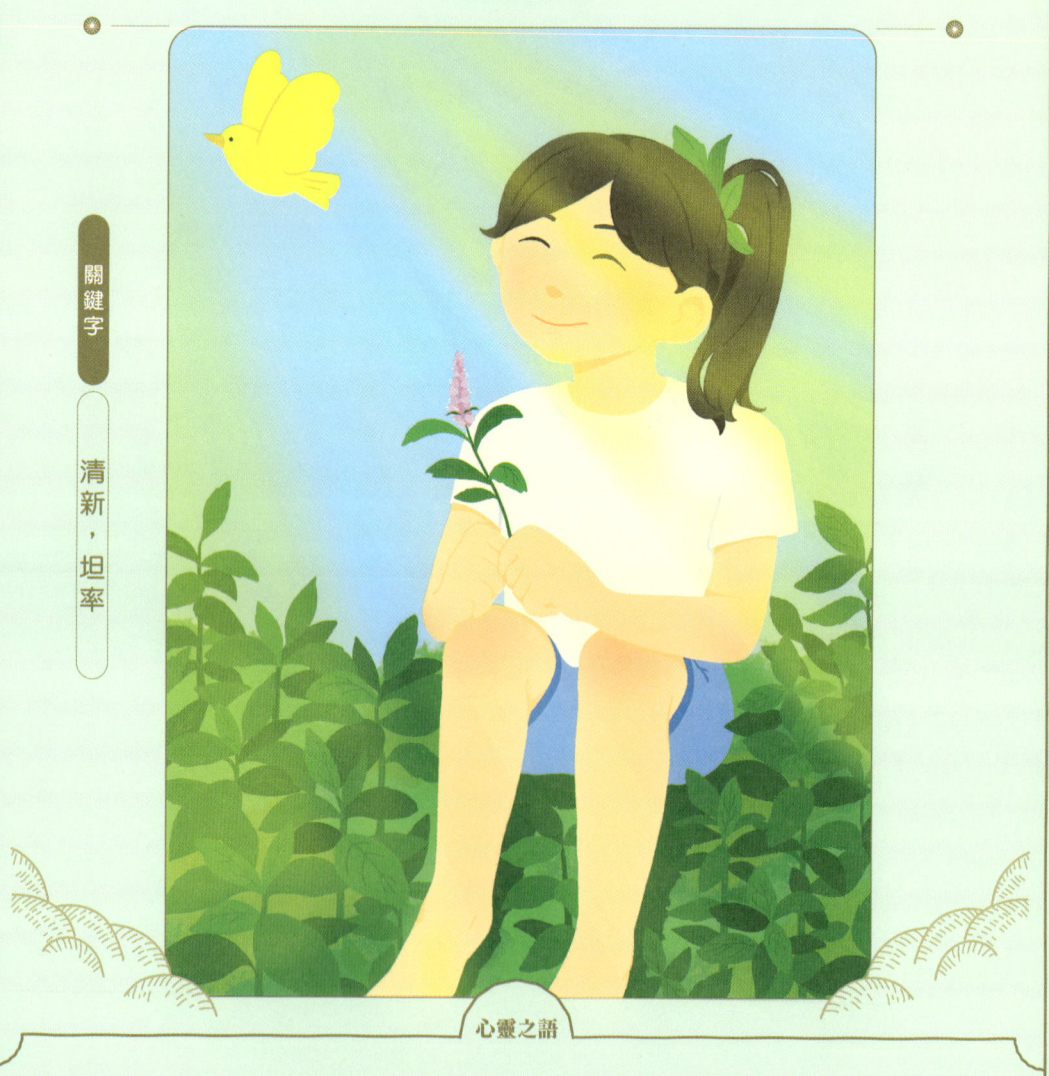

你的思想可以影響很多人，有如蝴蝶效應般。

牌卡解析

目前狀態

你一向隨性，率性灑脫。不喜歡框框條條，繁文縟節。你喜歡直接，不扭捏，率性而為。這也是你的心境保持青春，比實際年齡年輕的原因。

你的想法及話語，在同儕間，是有影響力的。

面對課題

抽到此牌，你最近可能會遇到這樣的課題：你缺乏信心與行動力，來完成被賦予交辦的任務？

有些想法與觀念僵化，它沉澱在腦中，會讓你常常百思不得其解，無法跨出去。這限制了你的感知力、表達力及行動力。你會覺得腦中打結，不知從何開始起步嗎？

你有沒有緊抓著一些成見，忘記了怎麼向前邁步？

心靈解方

你要相信，當一陣微風吹來時，就是洗淨你腦中成見的時候。

敞開心胸，看見聽見智者對你說的話，字句皆將受用無窮。

當你有了留白的思考空間時，就是你吸收資訊，整理轉化，再次傳播出去的時刻。你將成為一個流動的載體，思想及影響力，無遠弗屆。

當你選擇了某個信念，就試著為這信念創造價值，進而把這價值傳遞出去！

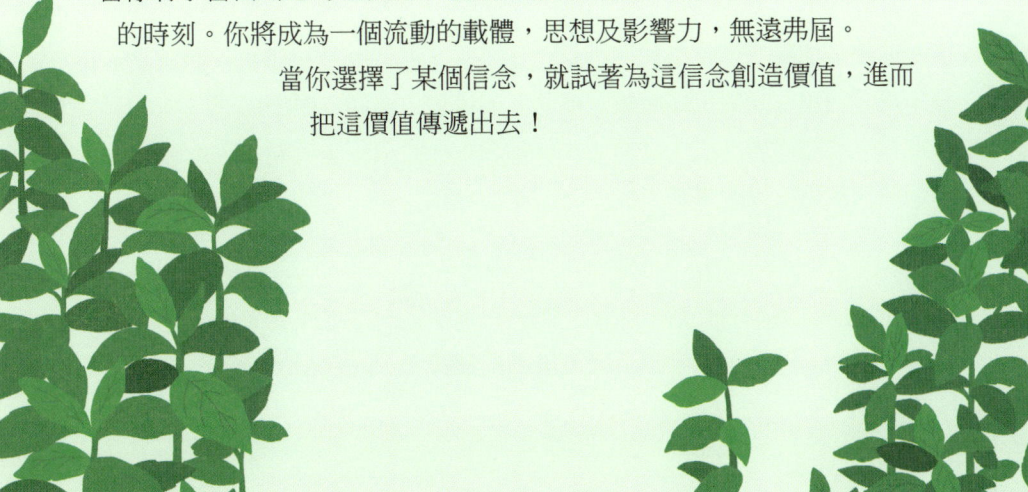

香氣設計

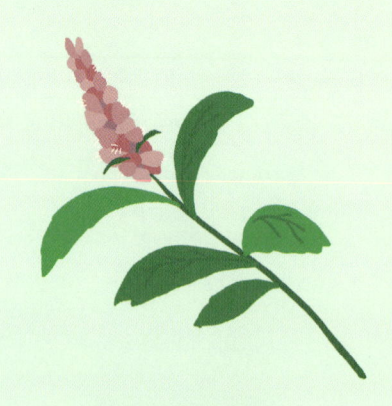

精油 ID

氣味強度 ★★★

氣味音階	T- 前調	植物科屬	唇形科／薄荷屬
萃取部位	全株	化學型態	單萜醇類
植物香調	藥香調	對應脈輪	腸胃輪、喉輪

✦ 生理功效 ✦

歐薄荷能調理腸胃消化系統，緩解消化不良，噁心想吐，脹氣，腸絞痛，腸胃不適等問題。能對抗緩解感冒症狀，如發燒、頭痛、喉嚨痛。解痙攣，解熱鎮痛，消炎止痛。化解黏液，呼吸道症狀緩解。激勵神經系統，提神醒腦。

✦ 心理功效 ✦

歐薄荷能瞬間提振倦怠感，彈指之間，提起注意力及專注度。能帶來靈光一現的洞見，讓百思不解的停頓狀態，找到突破口。

✦ 調香要訣 ✦

歐薄荷精油的氣味，清涼冰鎮，提振上揚，極具穿透力。
其氣味氛圍簡單乾淨，具有陽光感的特質。
香氣設計中，歐薄荷精油能調配戶外感的香氛用品，其也有很好的涼感效果，聞到就有如一泉清泉瀑布，透心涼又心曠神怡。在前調就創造出有強度的辨識度，也能讓花香調及木質調的氣味，變得更輕盈穿透。

✦ 適合搭配精油 ✦

(T) 檸檬、萊姆、山雞椒、甜橙、佛手柑、葡萄柚、羅勒。

(M) 橙花、真正薰衣草、玫瑰草、天竺葵、芳樟、快樂鼠尾草、歐洲赤松。

(B) 安息香、完全伊蘭、維吉尼亞雪松、西印度檀香、黑雲杉。

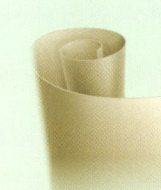

轉運處方箋

歐薄荷＋天竺葵＋芳樟＋歐洲赤松＋黑雲杉

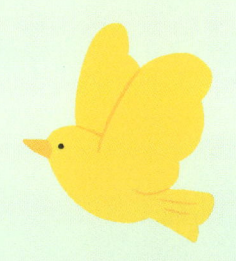

✦ 香氣意境 ✦

草地暖洋洋，女孩隨性坐在草地上。一隻黃鳥忽然從草叢中振翅而起，牠的羽毛閃爍著生命的光。
你瞇起眼，思緒隨之飛翔，心中某個久藏的渴望被喚醒了。
因為你明白，真正的自由，不是等待，而是起身追隨心中的光。
這一刻，你決定，用自己的思想與行動，去點亮更多未知的遠方。

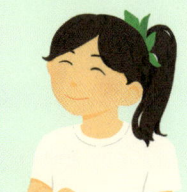

11

Ravintsara, *Cinnamomum camphora*

桉油樟

（羅文莎葉）

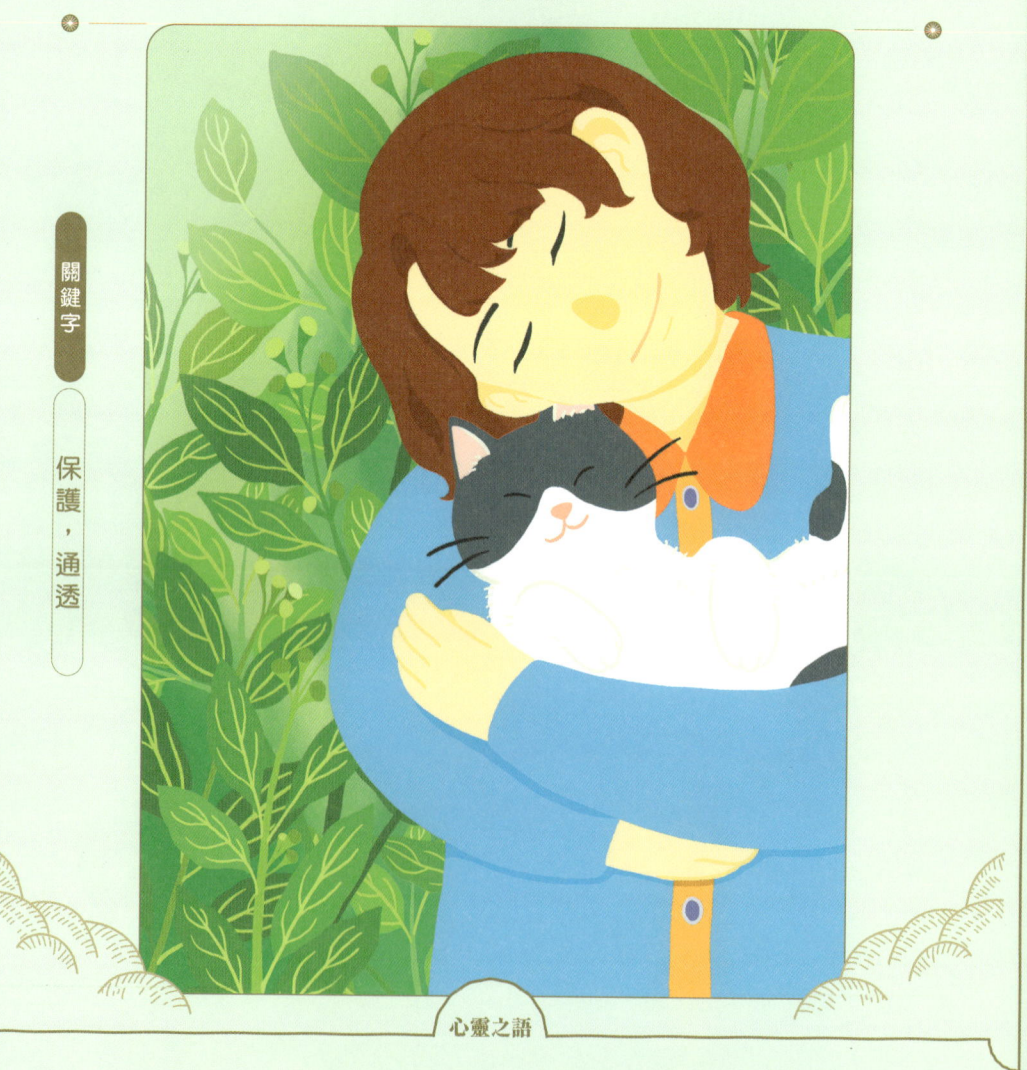

關鍵字

保護，通透

心靈之語

對於值得的人事物，我將盡我所能，保護並珍視。

牌卡解析

✦ 目前狀態 ✦

你善於保護，碰到不利於自己的狀況，會有效地建立防禦機制，將傷害與損害降到最低。

遇見問題，你是能快速擬出解決方案的執行派。

✦ 面對課題 ✦

抽到次牌，你可能會面臨因不夠了解對方，導致溝通不良的狀況。

有時你是出於好意，然而因彼此不夠理解的狀況下，反而導致防備心過強，阻擋了良善溝通的管道，反而屏蔽了雙方的善意。

對於已經造成的刻板印象，你會更容易強化其負面印象，有時會顯得好惡分明，反而阻礙自己前行的路。

✦ 心靈解方 ✦

桉油樟是款非常具有保護力的精油。尤其我們是透過呼吸道與外界空氣溝通交換，它具有淨化與外界溝通管道的能力。

抽到這張牌，在在提醒著你，要用通透的想法，理解外界的雜音，並以開放的心胸，建立良好堅強的溝通橋樑，在適度保護自己與你想保護的人事物前提下，更能放心地敞開心胸，接納其他可能性。

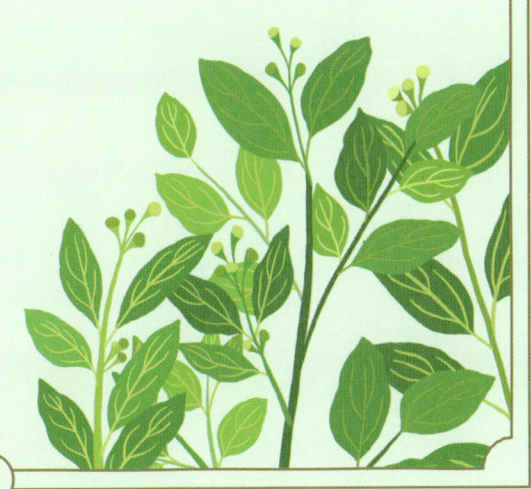

香氣設計

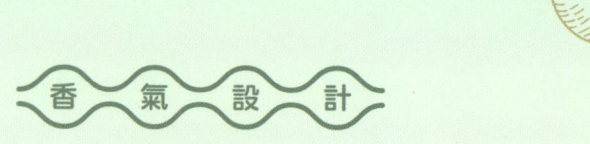

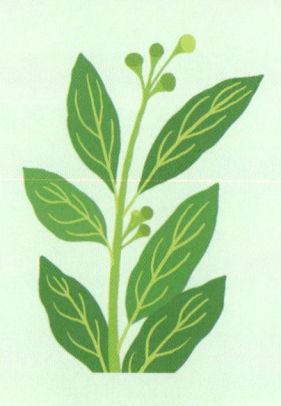

精油 ID

氣味強度 ★★☆

氣味音階	T- 前調	植物科屬	樟科／樟屬
萃取部位	葉	化學型態	氧化物類
植物香調	綠葉調	對應脈輪	喉輪

✦ 生理功效 ✦

桉油樟是照顧保護呼吸道強大的精油。能對抗病毒感染，尤其是透過空氣傳播的病毒。能有效對應呼吸道疾病症狀，如感冒咳嗽、咽喉炎、扁桃腺炎、支氣管炎、耳炎。也能強化免疫系統能力。抗菌抗病毒，緩解帶狀皰疹。

✦ 心理功效 ✦

桉油樟能給予溝通的善意流動，在進退間取得平衡，在保護與爭取中，找到智慧。

精油中的氧化物成分，能調節體內神經傳導物質乙醯膽鹼的運作，提高專注度及有效提升記憶力及學習力。

調香要訣

桉油樟精油有綠色葉片的氣味,在清涼清新中帶有翠綠的香甜。其氣味穿透感強,讓人不禁大口呼吸。特別能解決呼吸道的問題,及防禦由呼吸道進入的病毒細菌。具有消毒淨化的功能。

如同其他氧化物成分高的精油一樣,在香氣設計中,桉油樟精油非常適合調配空間淨化,呼吸道調理這類型的香氛品,效果非常顯著。

適合搭配精油

(T) 檸檬、萊姆、山雞椒、甜橙、月桂、藍膠尤加利。

(M) 玫瑰草、真正薰衣草、歐洲赤松、芳樟、杜松漿果、絲柏。

(B) 膠冷杉、黑雲杉、岩蘭草、乳香、安息香。

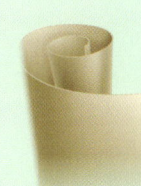

轉運處方箋

桉油樟＋藍膠尤加利＋玫瑰草＋絲柏＋乳香

香氣意境

你緊緊抱著懷裡的愛貓。溫柔中帶著堅定,你知道,這份珍視,來自理性後的選擇。

對於真正值得的人與事,你將毫不保留地守護。

有了邊界感,讓你學會適度捍衛,不再耗損。

懷中小貓安心打著呼嚕,世界安靜而堅實,如同你的溫暖擁抱。

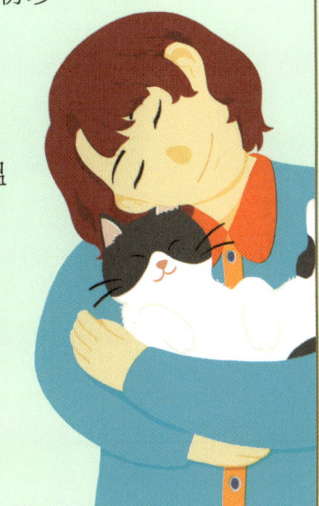

12

Rosemary, *Rosmarinus officinalis* (ct. cineol)

桉油醇迷迭香

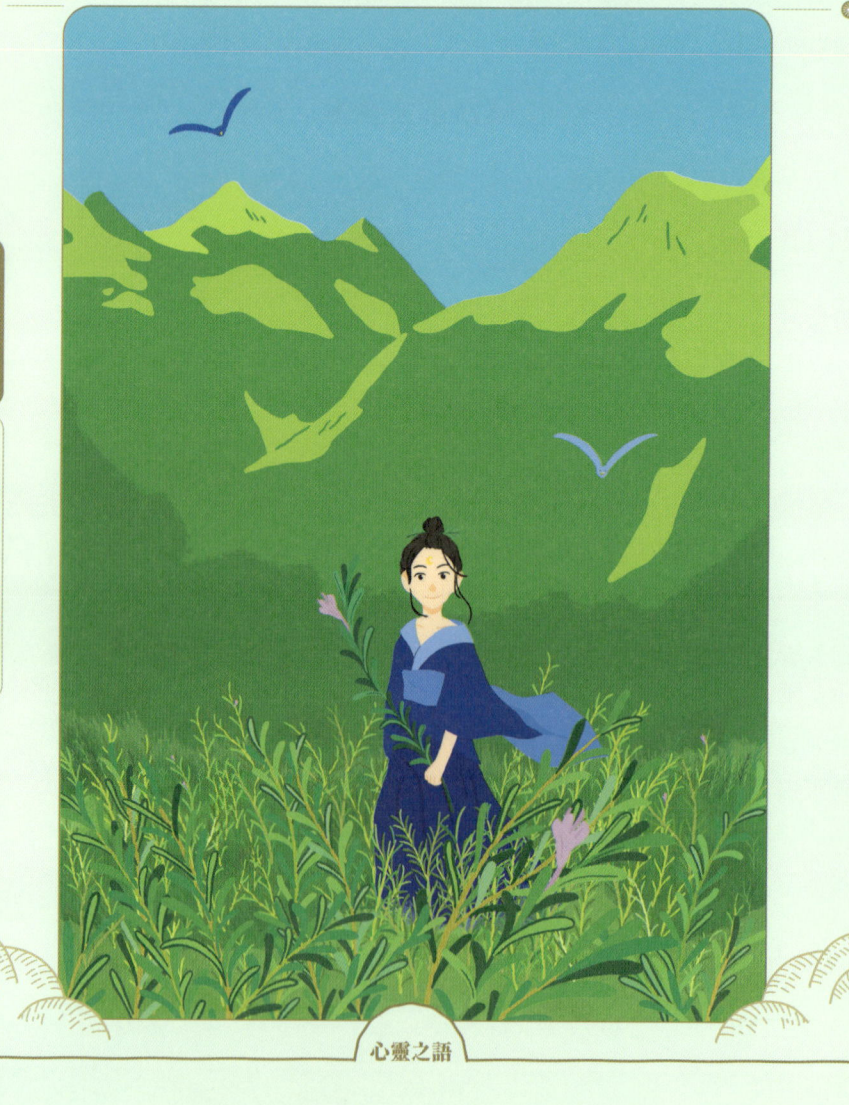

關鍵字

清晰，穿越

心靈之語

人生旅程，不論長短，同行的始終有你自己。

牌卡解析

◆ 目前狀態 ◆

你始終清楚明瞭自己的目標。你可以與人為善。也可以很獨立。

你像風一般的旅人，揮揮衣袖的俠客。對於很多事情，你看的清晰透徹，因此可以自由灑脫。

◆ 面對課題 ◆

有時你會沒有信心，自己可以獨立完成，不論是一項任務，一個課題，或是人生旅程，你不太相信，你可以獨行。

越是需要依附同伴的同時，你可能會失去清晰的判斷力；越是有依賴情節時，你可能會失去明確的方向目標。

◆ 心靈解方 ◆

人生的劇本，是由許多片段所組合起來的，藉由一幕幕的場景，翻篇再翻篇，再繼續下一個章節。你是人生劇本中唯一的主角，腳本中，除了你，其他人都是過客，來來去去，陪你喝杯茶，陪你走一段，幫你一把，考你一關……不論春暖花開，晴時多雲偶陣雨，還是暴風驟雨，微風一吹，就翻到下一篇了。陽光出來，就會雨過天晴。

清晰明朗的看見每一個遇見，獨自穿越，當走到一片看得到遠方的草原，你的心將非常強大！

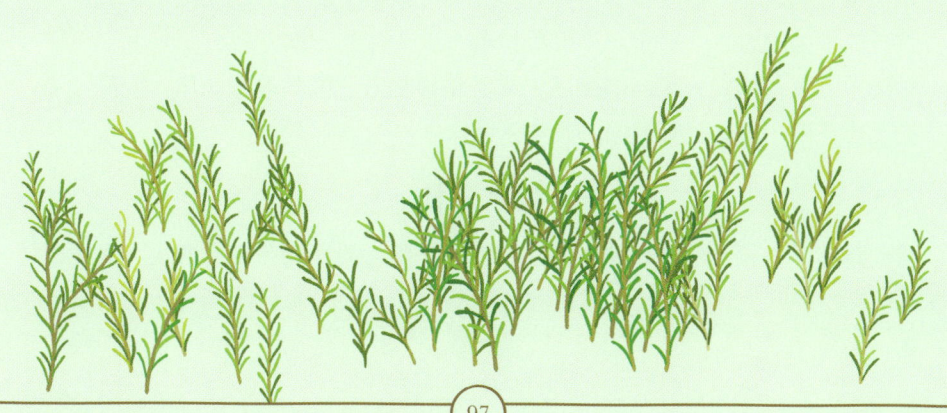

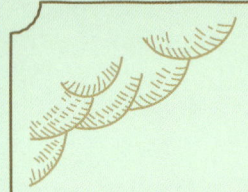

香氣設計

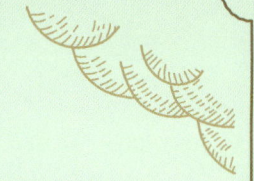

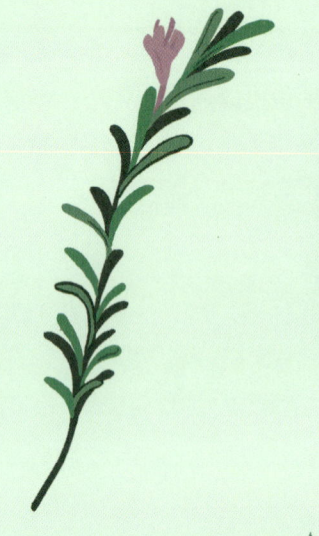

氣味強度 ★★★

氣味音階	T- 前調
萃取部位	全株
植物香調	草本調
植物科屬	唇形科／迷迭香屬
化學型態	氧化物類
對應脈輪	喉輪、眉心輪

精油 ID

✤ 生理功效 ✤

桉油醇迷迭香能夠有效提神醒腦。調解神經系統問題，如神經痛、神經衰弱、精神疲勞。緩解呼吸道症狀，支氣管炎，哮喘。也可緩解肌肉關節痠痛，排除乳酸堆積，調節循環不良，水腫，預防靜脈曲張。可幫助消化，脹氣及腹漲緩解。也能調節肌膚與頭皮皮脂腺，活化頭皮，促進頭髮生長。

✤ 心理功效 ✤

桉油醇迷迭香能夠速效提聚心力，提神醒腦，增強記憶力與學習效率，幫助激發自信與決心。對凡事提不起勁，冷感的狀態，溫暖燃起火苗。桉油醇迷迭香能補強動態感，給予一種鼓勵移動，促成行動的推力。
精油中的氧化物成分，能調節體內神經傳導物質乙醯膽鹼的運作，提高注意力及專注度，有助提升記憶力及思考效率。

✤ 調香要訣 ✤

桉油醇迷迭香精油的清澈草本氣味，像是一陣微風伴隨著草香襲來。氣味呈

現出一種熱愛生活，擁抱大自然的明朗氣息。

微風陣陣吹來，是一種持續動態的氣味。

具有很好的提神醒腦的效果，所以在香氣設計中，很適合作為工作及閱讀空間的擴香，可提升注意力及專注度。

✦ 適合搭配精油 ✦

(T) 檸檬、萊姆、甜橙、佛手柑、葡萄柚、藍膠尤加利、歐薄荷。

(M) 橙花、真正薰衣草、玫瑰草、天竺葵、芳樟、快樂鼠尾草、絲柏、松漿果、丁香。

(B) 安息香、維吉尼亞雪松、膠冷杉、永久花、廣藿香、西印度檀香。

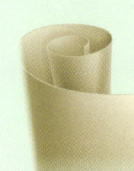

轉運處方箋

桉油醇迷迭香＋萊姆＋杜松漿果＋真正薰衣草＋膠冷杉

✦ 香氣意境 ✦

微風拂過，迷迭香草原無垠，起了細細微風，香氣隨風在空中低語。

風中旅人獨自前行，衣袍輕揚，如同與空氣融為一體。

指尖輕觸過搖曳的草梢。

你不問路途，只憑心中敏銳的直覺，感知世界微妙的脈動。

時間與空間在你腳下緩緩錯位，你步伐從容，如穿過無形之門。

風是引路者，心是指南針，你知道，每一次行走，都是一次無聲的穿越。

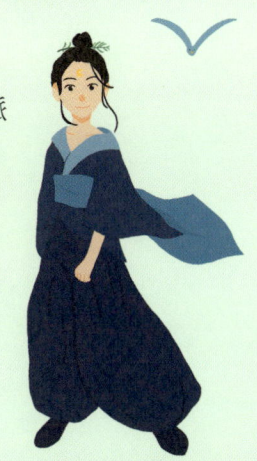

13

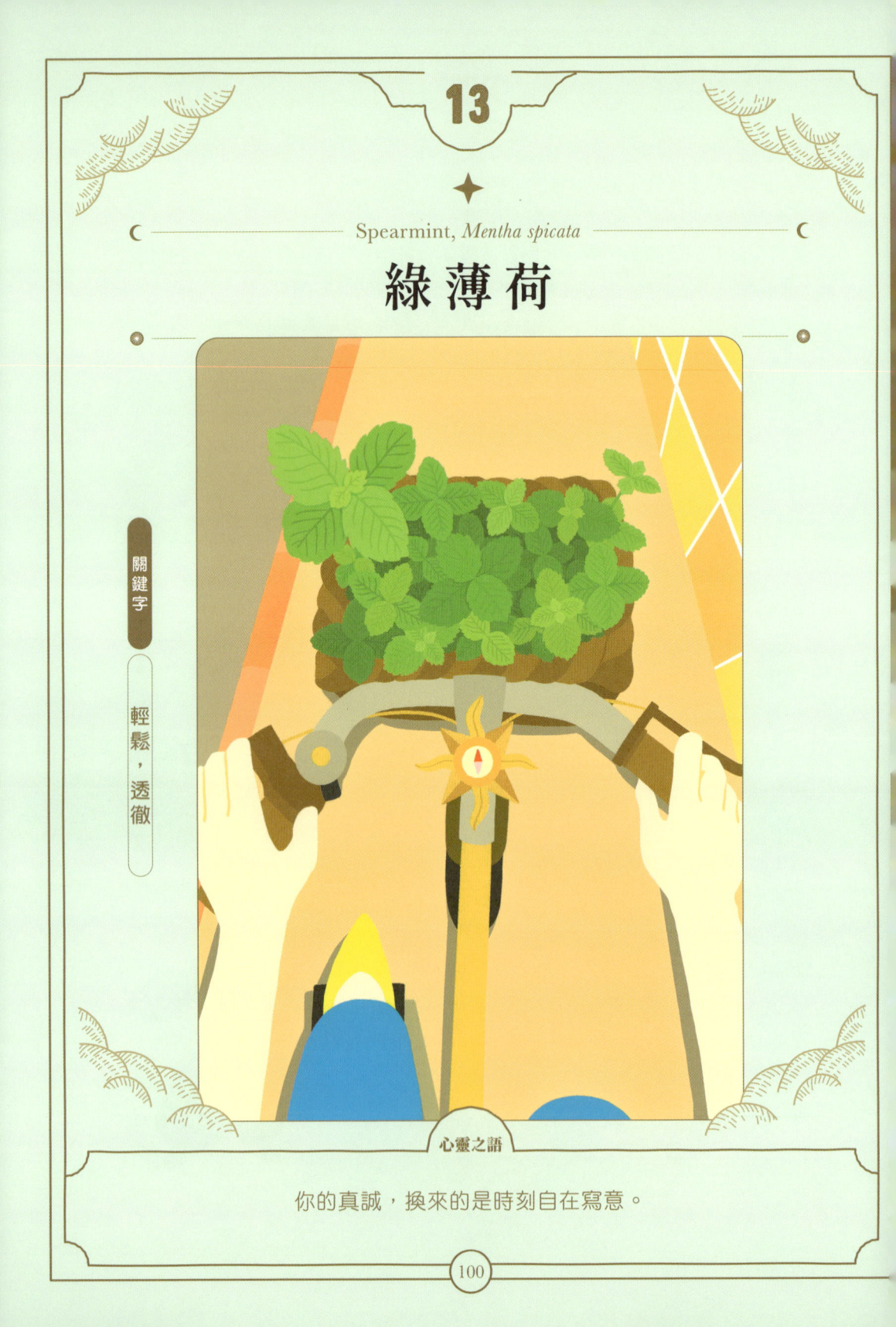

Spearmint, *Mentha spicata*

綠薄荷

關鍵字

輕鬆，透徹

心靈之語

你的真誠，換來的是時刻自在寫意。

牌卡解析

◆ 目前狀態 ◆

你是一位輕盈直爽，溫暖陽光，帶著清晰思考力的領航者！
也是一位率真的人，拐彎抹角不是你的風格，喜歡輕鬆
自在的關係，不喜歡束縛。

◆ 面對課題 ◆

你很渴望能輕鬆片刻，拋開惱人的事物。你疲於處理過於複雜的事項及人際關係，這些容易讓你陷入糾結，像張網把你困住。
抽到此牌，或許你將因為一些煩心事，或燒腦的事。當你面臨一個大計畫時，你可能缺乏信心能完成它，千頭萬緒，無從下手，也感到心神不寧，無法靜下心好好思考。

◆ 心靈解方 ◆

放鬆片刻，你可以起身走動，到戶外走走，也可以來場說走就走的旅行。
試著深呼吸，讓胸腔裝滿充滿閒適的空氣，再大口地吐氣釋放。
大口呼吸，大口吐氣。一吐為快，世上沒有什麼大不了的，看透徹了，快活似神仙！

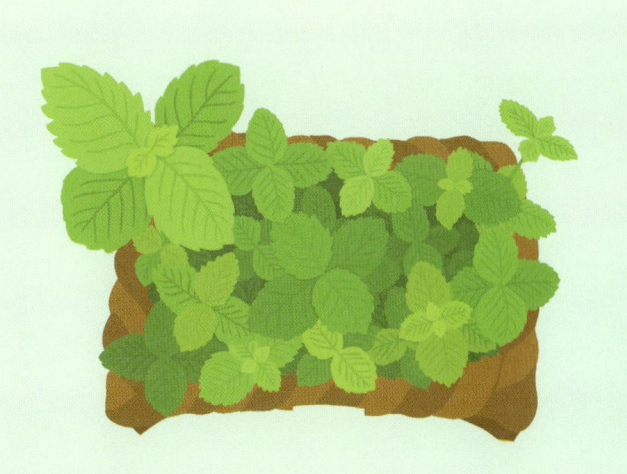

香氣設計

氣味強度 ★★★

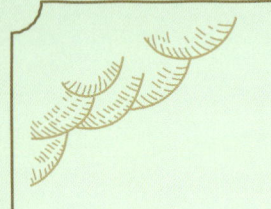

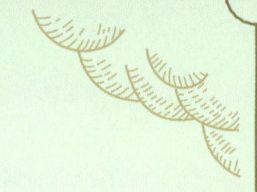

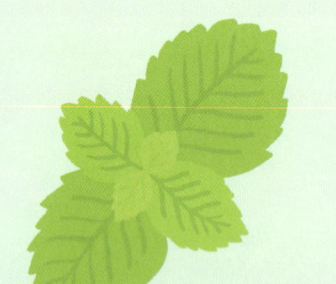

精油 ID

氣味音階	T- 前調
萃取部位	全株
植物香調	藥香調
植物科屬	唇形科／薄荷屬
化學型態	單萜烯類
對應脈輪	腸胃輪

✦ 生理功效 ✦

綠薄荷能幫助消化，緩解脹氣，腸胃痙攣絞痛，保健腸胃與肝膽。可溫和提神醒腦，緩解疲勞，鎮定神經。解熱鎮痛。緩解呼吸道黏膜炎症狀況。

✦ 心理功效 ✦

綠薄荷能釋放沉重的情緒負擔，找回輕鬆自由感。能讓人有種從黑夜中走出來，重新找到活力泉源的感覺。其能鼓舞與激勵人振作，看見希望。在自覺的瞬間，找到自在。

✦ 調香要訣 ✦

綠薄荷精油聞起來清涼通透，和歐薄荷相比，氣味更為香甜溫暖，並帶有一點葉片草本氣息。

氣味中性，適合春夏天的氛圍。

香氣設計中，綠薄荷精油是有存在感的前調精油，可以成為小兵立大功「修

飾劑」。若不想要整體作品太過涼感，剛開始要微量使用。
它的氣味清新穿透，能平衡一些過於滿載的氣味，創造一點空間感。能與花香調達到微妙的平衡。

✦ 適合搭配精油 ✦

(T) 檸檬、萊姆、山雞椒、甜橙、佛手柑、葡萄柚、羅勒。

(M) 橙花、真正薰衣草、玫瑰草、歐洲赤松、芳樟、快樂鼠尾草、欖香脂。

(B) 乳香、安息香、完全伊蘭、永久花、大西洋雪松。

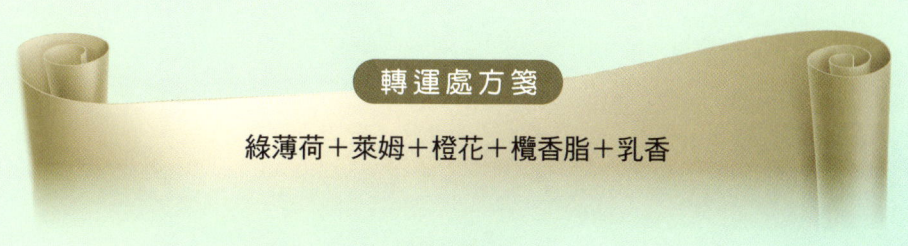

轉運處方箋

綠薄荷＋萊姆＋橙花＋欖香脂＋乳香

✦ 香氣意境 ✦

忙裡偷閒，你套上牛仔褲，輕快地踩上淑女單車。陽光溫柔地拍打在肩頭，微風吹拂著髮梢，你穿梭在遼闊的草原間，你微笑，任時間慢下來。
籃子裡，綠薄荷堆得滿滿，清新的香氣一路蔓延。忙碌與煩憂都被甩在身後，這片草原，是你暫借來的小小自由。
這一刻，沒有目標，沒有急迫，只有自由和草香，陪你盡情放風。

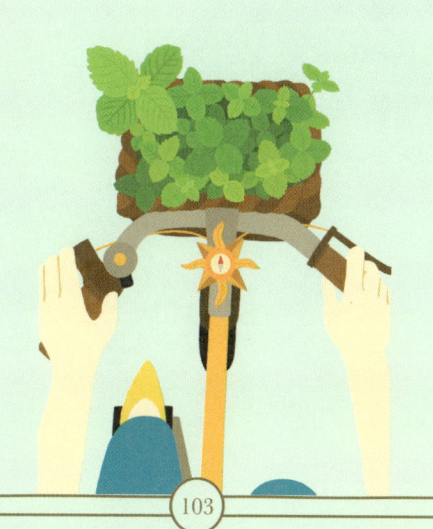

14

Thyme ct. Linalool, *Thymus vulgaris* (*ct. linalool*)

沉香醇百里香

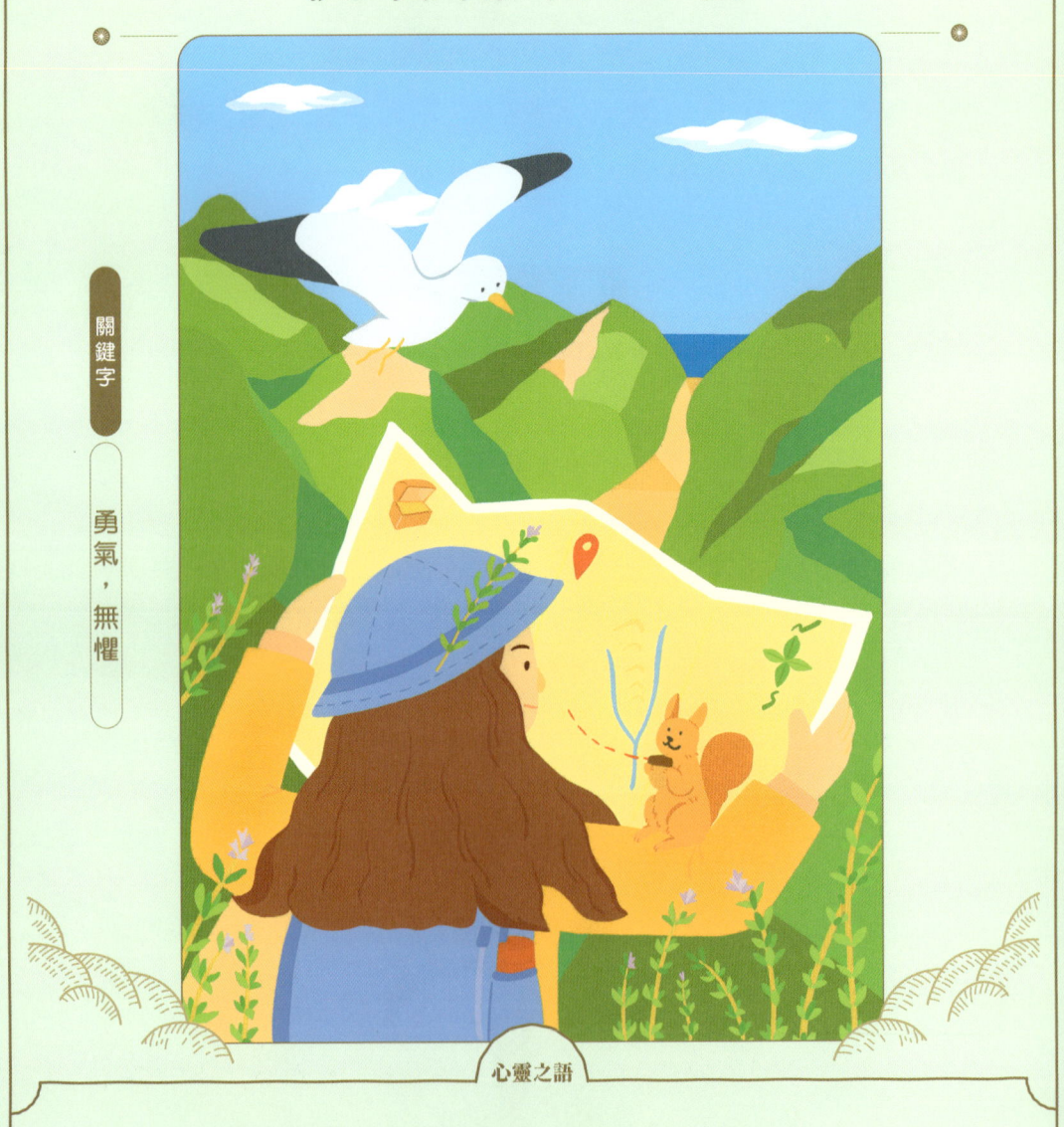

關鍵字

勇氣，無懼

心靈之語

你可以獨行，但若我陪你一程，你必會更有勇氣。

牌卡解析

✦ 目前狀態 ✦

你擁有邏輯理性與溫柔感性並存的特質，做事有條理，思考清晰，但從不失去同理心。

在團體中，你是默默穩定氛圍的支柱，能在需要時給出最剛好的支持與力量。

你懂得適度展現魄力及勇氣，堅定而不強勢。

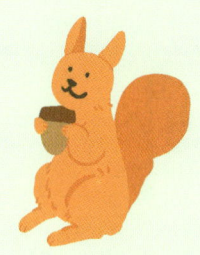

✦ 面對課題 ✦

抽到此牌，你最近可能會遇到這些狀況：

你常覺得虛弱無力，缺少了一股扶持力，以及自信的力量嗎？

你常會感到想要挽起袖子拼搏一番，但又覺得缺少勇氣與底氣嗎？

你常覺得為了夢想而努力，但卻非常孤單嗎？沒有智者前輩指引方向嗎？

在開疆闢土的路途上，前無古人，後無來者，你總是行單影隻，大部分的人，或許看不懂，或不理解你在做什麼？

周遭滿滿都是袖手旁觀的人，用放大檢視的眼光看著你。

你非常渴望能遇見比你更有經驗的成功者，為你開路，讓你跟隨，但總是事與願違。

✦ 心靈解方 ✦

你即將展開一段新體驗新旅程。

你無需畏懼，宇宙會派人在途中遇見你，陪同你，幫助你。

只要你永不放棄，你就是生命劇本中的勇者！永遠的主角！

你只要負責充滿勇氣，努力綻放，就會有人來溫柔相伴，理解你的不容易，幫助你成全你的夢想！

萬事起頭難，夢想啟程的路上，0到1的起步是最刻苦銘心的。這段時間，將恐懼拋諸腦後，勇氣的翅膀，將帶你破繭而出！

香氣設計

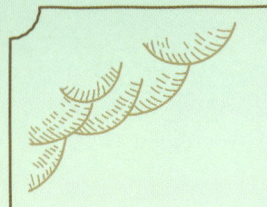

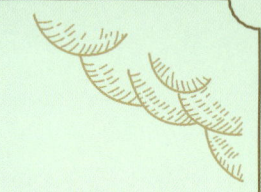

氣味強度 ★★★

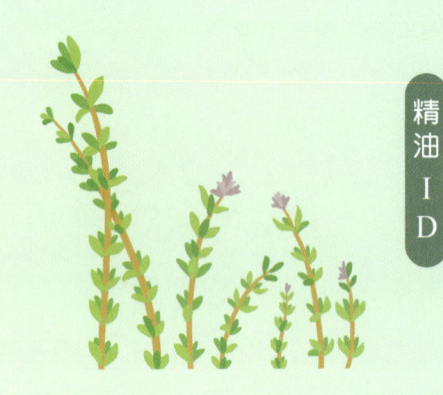

精油 ID

氣味音階	T- 前調
萃取部位	全株
植物香調	草本調
植物科屬	唇形科／百里香屬
化學型態	單萜醇類
對應脈輪	腸胃輪、喉輪

✦ 生理功效 ✦

沉香醇百里香能有效處理呼吸道、腸胃及泌尿道問題。可鎮咳、化痰，處理支氣管炎、扁桃腺發炎、喉炎。調理消化不良、腹瀉。開胃。能預防感染，抗菌、抗病毒，強化免疫力。

✦ 心理功效 ✦

沉香醇百里香能激發活動力，增強自信，帶來勇氣。對於悲觀主義，自我懷疑的狀況，也能消除沮喪，拉起一把。當你對世界感到疏離，社交退縮時，能給予你一種走出去的力量，強韌而溫暖。

✦ 調香要訣 ✦

沉香醇百里香精油的氣味前端有藥草味，聞起來穿透力強，後面隨之而來的回甘，轉變為柔軟支持的草本氣息。
具有優越的抗菌抗病毒，提升免疫力的效果。

沉香醇百里香是百里香家族中最為溫和的一款，所以非常適合居家擴香，淨化空間，以及強健免疫能力與呼吸道的養生保健。

在中古世紀歐洲，百里香被視為勇氣的象徵；而在許多不同文化中，百里香花語代表祝福與勇氣。（香氣設計中，可以柑橘調的香甜，來平衡沉香醇百里香的藥草涼感，呈現多層次變化。在香氛作品中，添加些許沉香醇百里香精油，代表著滿滿的祝福，寓意滿滿！）

✦ 適合搭配精油 ✦

(T) 檸檬、萊姆、山雞椒、甜橙、佛手柑、桉油醇迷迭香。

(M) 歐洲赤松、甜馬鬱蘭、羅馬洋甘菊、真正薰衣草、芳樟。

(B) 安息香、膠冷杉、西印度檀香、零陵香豆、維吉尼亞雪松。

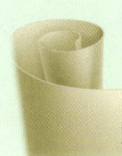

轉運處方箋

沉香醇百里香＋萊姆＋芳樟＋真正薰衣草＋維吉尼亞雪松

✦ 香氣意境 ✦

高山晨霧如絲，陽光從雲隙間灑下溫暖光芒。你行走在起伏山徑上，一隻松鼠跳到你肩上，熱情地對你擠眉弄眼，像在鼓勵你勇敢前行。

一隻巨大的白鳥盤旋低飛，引領著你向未知前行。你輕輕一笑，心中明白，當你真正準備好了，世界會以最溫柔奇幻的方式，指引你前進。

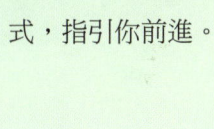

中 調

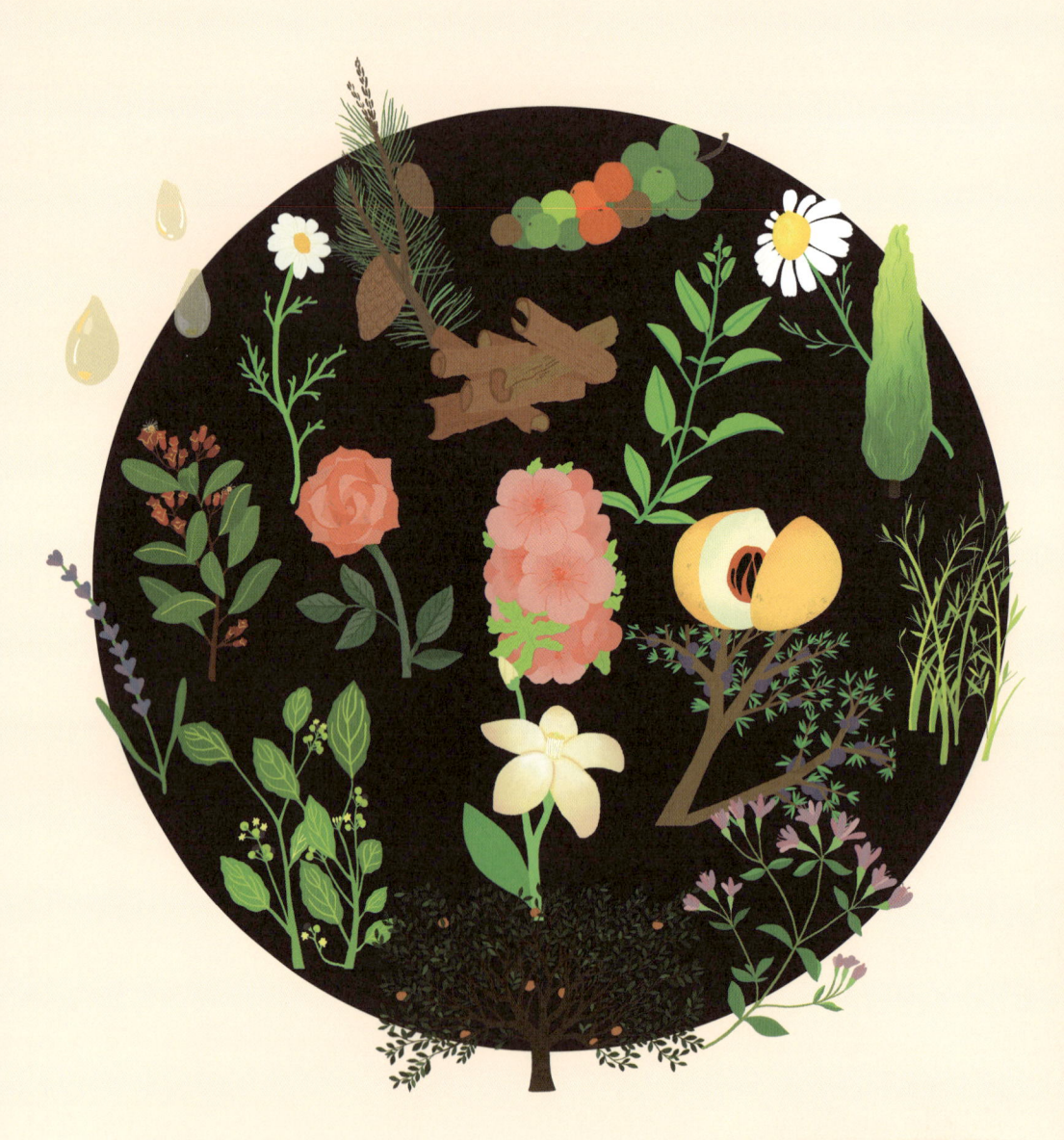

Middle Notes

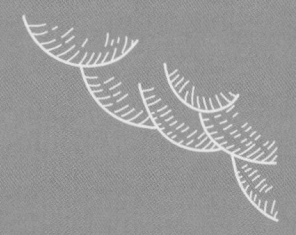

PART 3

中調類精油

—— 表達情感，香氣設計的靈魂與核心 ——

中調類精油是香水噴灑後一段時間才顯現的氣味，也是香氣設計的靈魂核心，
其氣味貫穿全場，包容性與相容性都比較強，像真正薰衣草、玫瑰天竺葵、芳樟等。
同時中調也身負橋樑的角色，把前調的氣味順暢銜接到後調。
若故事中要創造一些轉折與小高潮，辛香調精油就是首選，如黑胡椒、丁香、肉豆蔻等。

15

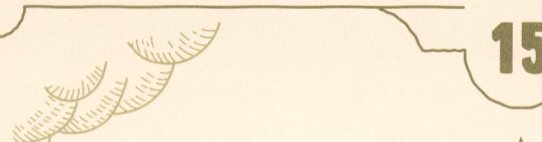

Black Pepper, *Piper nigrum*

黑 胡 椒

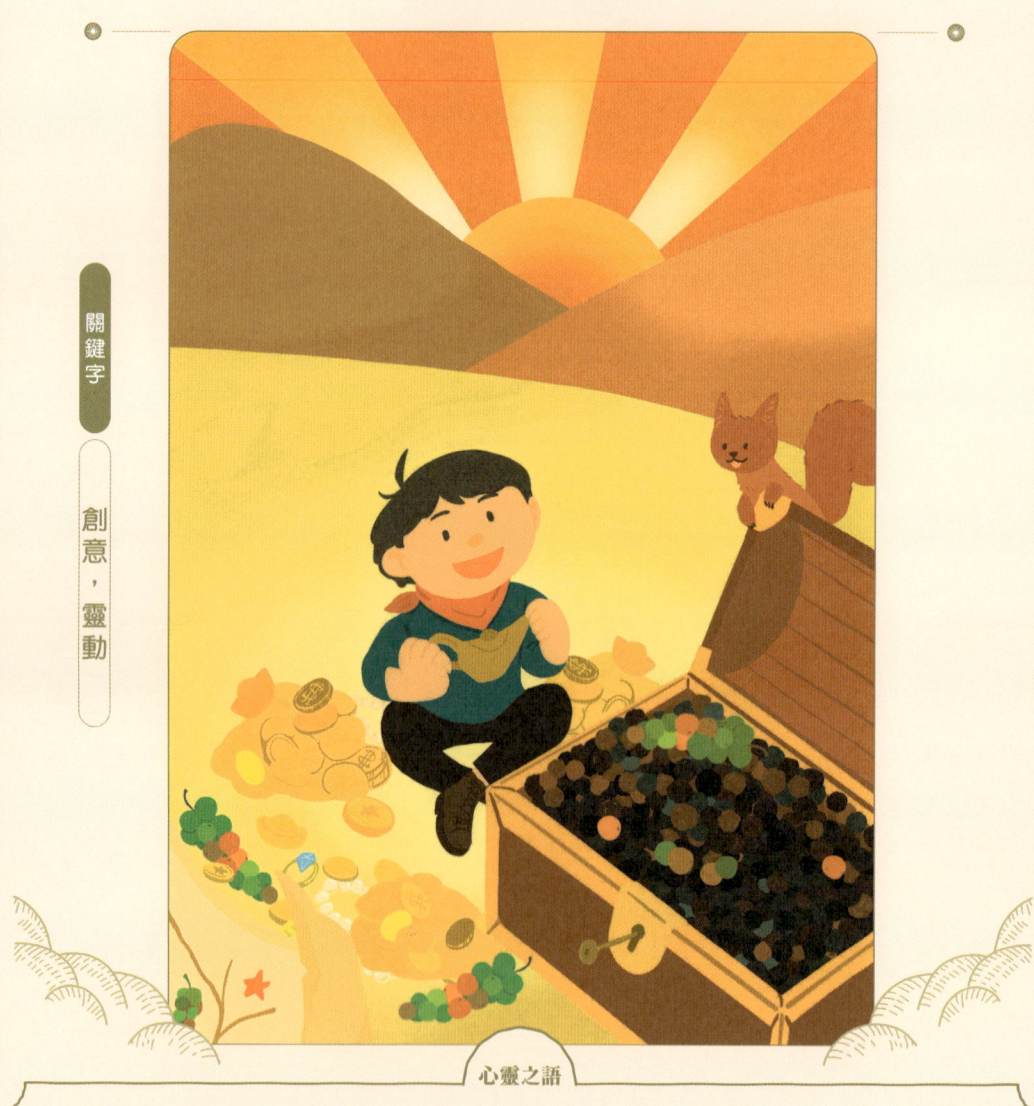

關鍵字

創意，靈動

心靈之語

靈光乍現的瞬間，你會驚喜收穫苦思已久的良方！

牌卡解析

目前狀態

你的創意滿滿，積極靈動，人生寶藏，等著你去發掘。

你一直以來都有很多很棒的想法，是他人眼中的點子王，充滿創意，常會有跳脫框架的驚人看法。

你樂於與他人分享，你靈光乍現的靈感，往往能激勵人心，帶來活力。

面對課題

當你遇見卡關的時候，可能會停滯不前，缺乏動力，導致缺乏朝氣，產生欲振乏力的感覺。

過程中，你可能猶豫不絕，因擔憂失敗，而產生拖延的狀況。

抽到此牌，你可能面臨一個局面，陷於想法枯竭的狀況，苦思著有沒有好方法，能夠過彎超車，或是異軍突起。或許你尚且沒有靈感，也汲汲營營希望能有好點子可以出現。

心靈解方

你需要充分肯定自己，發揮自信。蘊含在太陽神經叢的能量，隱隱地一直在累積蓄積能量，只是被隱藏或深埋起來了。

你需要肯定自己，找到目標，積極動起來。所有的成功，都是從挽起袖子行動開始。

相信自己是最棒的，相信自己能帶來新想法、新局面，你能為大家帶來轉機，你充滿能量，你至關重要！

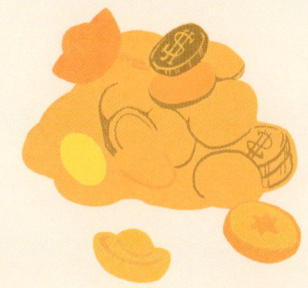

香氣設計

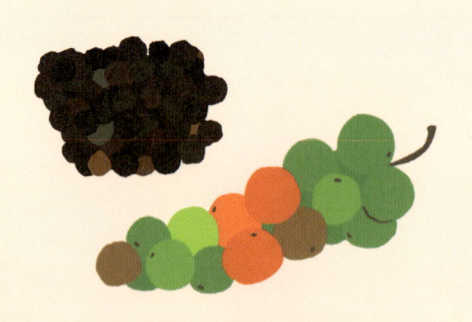

精油 ID

氣味強度 ★★☆

氣味音階	M- 中調	植物科屬	胡椒科／胡椒屬
萃取部位	種子	化學型態	單萜烯類、倍半萜烯類
植物香調	辛香調	對應脈輪	生殖輪、腸胃輪

✦ 生理功效 ✦

黑胡椒能保健腸胃系統，處理消化問題。能調節間歇性發燒的狀況。活絡神經系統。可提升溫度，發汗，循環能力。緩解肌肉酸痛。

✦ 心理功效 ✦

黑胡椒能幫助激發創意，跳脫框架，增加「靈光一現」的機會。也能提升自信心，燃起對目標的動機與動力，增加熱情的力道。

✦ 調香要訣 ✦

黑胡椒精油聞起來帶有辛香感，有提味的效果，能為整體香氛作品帶來層

次，將氣味溫度微微提升，但又不會過於溫暖。

在香氣設計中，是增添溫度的「催化劑」，能帶來溫暖及希望，其氣味能給予人靈光乍現的感覺，積極一把的感受，能帶來一波一波的驚喜。

✦ 適合搭配精油 ✦

T 桉油醇迷迭香、檸檬、萊姆、山雞椒。

M 杜松漿果、天竺葵、橙花、絲柏、丁香。

B 乳香、完全伊蘭、廣藿香、零陵香豆、膠冷杉。

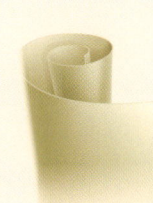

轉運處方箋

萊姆＋月桂＋橙花＋黑胡椒＋膠冷杉

✦ 香氣意境 ✦

在金黃烈日下，歷經翻山越嶺，幻化如小男孩般的你終於找到傳說中的寶藏地！

走過風沙與孤寂，腳步雖沉，腦中有時一片空白，但卻從未放棄。

當你小心翼翼掀開寶盒蓋，一道溫暖的光芒灑在你的臉上，眼前是滿滿一箱繽紛的寶物。

你瞪大眼睛，驚呼連連，連身旁的小松鼠也跳上寶盒蓋，一起歡欣慶祝！

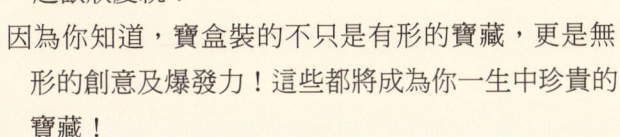

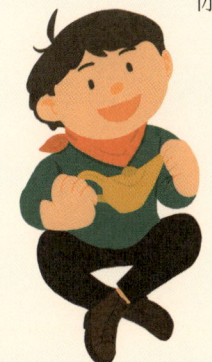

因為你知道，寶盒裝的不只是有形的寶藏，更是無形的創意及爆發力！這些都將成為你一生中珍貴的寶藏！

16

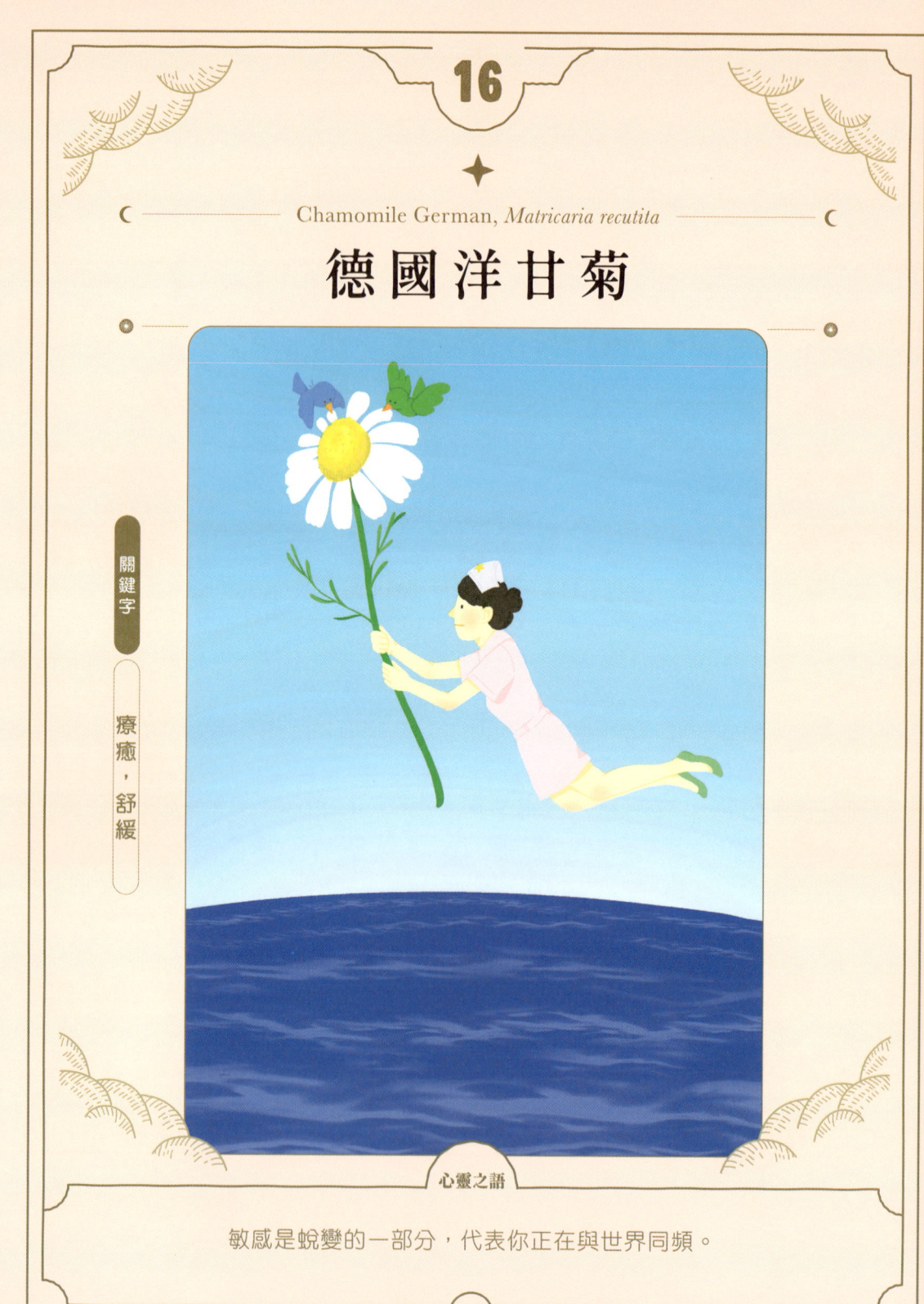

Chamomile German, *Matricaria recutita*

德國洋甘菊

關鍵字

療癒，舒緩

心靈之語

敏感是蛻變的一部分，代表你正在與世界同頻。

牌卡解析

目前狀態

你天生具有療癒能力。在這段療癒的過程中，你是被療癒者，也是施展療癒的靈魂人物。你像是無所不能的白衣天使，施比受有福。

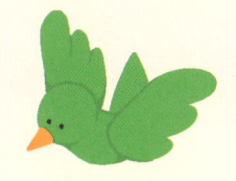

面對課題

抽到此牌，也許你正在從一個敏感或低潮的狀態修復回來。或是你可能即將或正在面臨一些身心敏感的狀況。

你需要好好安頓自己，給自己一些時間空間。

好好休息，好好靜養，好好舒緩恢復，人體的修護機制是因為學習而建立的，當還沒有遭遇過受傷的這種情境時，每個人都是新手，一旦遇過了，修護機制就會自動啟動。

心靈解方

放寬心，感受德國洋甘菊耐心呵護的氣息，啟動你的療癒機制。

如果你抽到這張牌，而你適逢受傷或挫折的狀況，請別慌張，請別著急，人體自有大藥，時間是最好的催化劑，而你自己就是最好的療癒師。

而當你有了幫助自己的念想，你就已經在恢復的路上了。

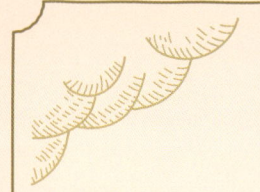

香氣設計

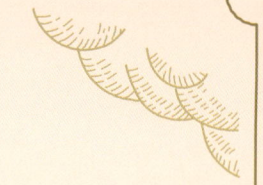

氣味強度 ★★★

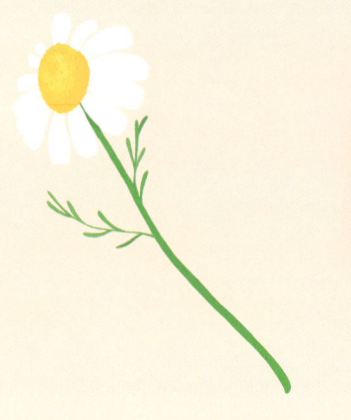

氣味音階	M- 中調
萃取部位	花
植物香調	藥香調
植物科屬	菊科／母菊屬
化學型態	倍半萜烯類
對應脈輪	心輪、喉輪

精油 ID

✦ 生理功效 ✦

德國洋甘菊所含的母菊天藍烴，具有強大抗過敏，及抑制發炎的功效。能修護癒合傷口，處理潰瘍組織，胃潰瘍，皮膚潰瘍。能處理因神經緊張而引起的內臟不適，腸躁症，頭痛，緩解消化不良及失眠的問題。

✦ 心理功效 ✦

德國洋甘菊能安撫因神經緊繃產生的情緒問題，讓人從敏感不舒適的身心狀態，得到被療癒被修復的能量。
精油中的倍半萜烯成分，能調節體內神經傳導物質 GABA 的運作，產生放鬆鎮定的效果。

✦ 調香要訣 ✦

德國洋甘菊精油其濃濃的藥草氣味，一聞就讓人覺得藥到病除。藍綠色的黏稠精油，氣味獨特，具有療癒感。

香氣設計中，德國洋甘菊精油是氣味強大的「修飾劑」，少量即可帶動整體的調性變化。

藥香調的德國洋甘菊精油能夠帶出一種難以言喻的善良本質，在療癒型香氛品中，能讓人產生全然的安心感。

✦ 適合搭配精油 ✦

(T) 佛手柑、甜橙、葡萄柚。

(M) 橙花、大馬士革玫瑰、天竺葵、羅馬洋甘菊、甜馬鬱蘭。

(B) 安息香、完全伊蘭、永久花。

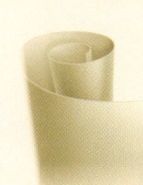

轉運處方箋

甜橙＋德國洋甘菊＋羅馬洋甘菊＋甜馬鬱蘭＋安息香

✦ 香氣意境 ✦

在晨光與海霧之間，你化身為無所不能的白衣天使，乘著一朵巨大的德國洋甘菊，輕柔地飛翔。

藍鳥與綠鳥展翼相伴，為你撐起一條光的航道。空氣中瀰漫著淡淡花香與祝福。

你橫渡海洋，將一盞盞療癒的光，灑落每個需要的人心上。風兒輕輕托起你，你知道，愛與希望，能跨越所有的距離。

每一次降落，都是一場奇蹟的誕生。

17

Chamomile Roman, *Anthemis nobilis* / *Chamaemelum nobile*

羅馬洋甘菊

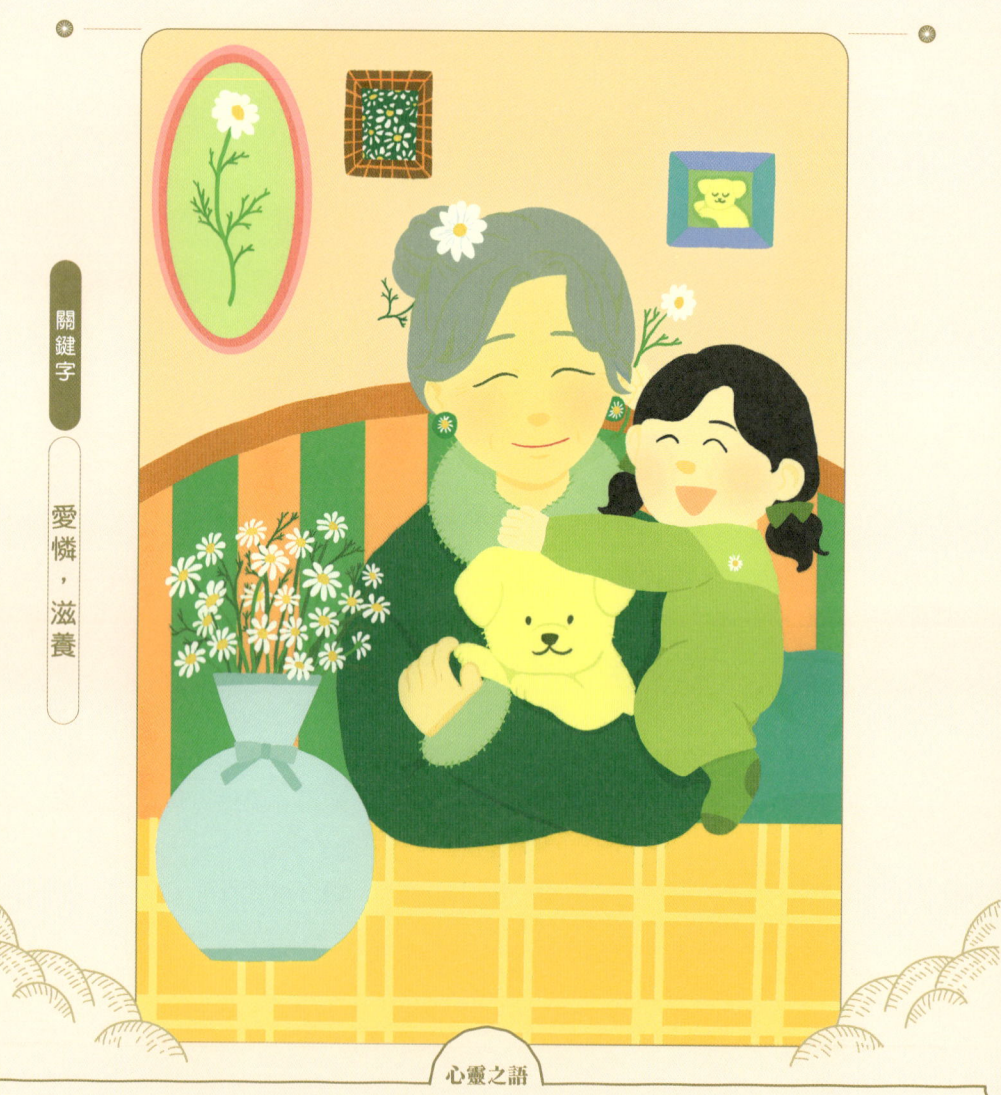

關鍵字

愛憐，滋養

心靈之語

你內心的孩子，眼神發亮，讓他帶給你靈感吧！

牌卡解析

目前狀態

你有如孩子般地純真，有點孩子氣，有時柔弱惹人憐愛；有時嬌俏隨性恣意；有時溫柔善解人意。

你保有天真的好奇心，對生活細節有高度敏感性。

你喜歡照顧人，有媽媽型的人格，同時也高度需要被關注與愛護。

面對課題

有時你的身體裡，住著一個長不大孩子。在別人眼中，你有點任性，孩子氣。你也容易一點事，生悶氣，鑽牛角尖。

因為害怕衝突，長時間退讓與妥協，常常內心造成很大的壓抑，反而會因為一點縫隙缺口，造成大爆發。

對於周遭環境及他人情緒，因感知過於細膩，高敏感的特質，可能會讓自己共感過強，產生混淆：這是我自己的情緒，還是他人影響我的？

心靈解方

傍晚時分，去看看夕陽西下，享受著舒心自在的大地的呼吸。眼前一望無際，放開心胸，與你內心的小孩對話，陪陪他，與他說說悄悄話，聽聽他的心裡話。感受你內心的那份柔軟，待人接物的憐愛之心。

適度地照顧自己，而不是全然照顧他人；適度地感知自己的情緒及需求，而不是全然以他人為主。

試著換位思考，你是位長者，以憐愛的視角看著孩子，慈悲無敵，智慧解千愁。

與微觀的高敏感力和平共存，它是來幫你接住更多美好的靈感，感受世界的愛與大地運行的節奏。你會發現，心胸開闊，世界如此真善美！

香氣設計

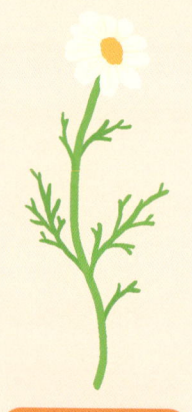

精油 ID

氣味強度 ★★★

氣味音階	M- 中調	植物科屬	菊科／春黃菊屬
萃取部位	花	化學型態	酯類
植物香調	水果調	對應脈輪	心輪

✦ 生理功效 ✦

羅馬洋甘菊能舒緩敏感狀況，包括皮膚敏感，呼吸道敏感。其成分溫和，與真正薰衣草一樣，是男女老少皆適宜，安全溫和的精油。其能有效緩解痙攣疼痛，經痛，腸胃絞痛。保肝利膽，幫助腸胃消化。舒緩鎮定，紓壓安眠。

✦ 心理功效 ✦

羅馬洋甘菊能撫平因瑣事造成的煩躁，情緒的高低起伏，降低不順遂感。能讓心輕輕地放下，像孩子有人拍拍背，平緩不安的感受。

精油中酯類成分能刺激腦內啡分泌，使人在壓力環境下，能維持情緒穩定；維持體內血清素水平，增強幸福開心的感受。

✦ 調香要訣 ✦

羅馬洋甘菊精油，有著其他精油所沒有的水果香氣。它號稱「大地的蘋果」，聞起來有一點蘋果的香甜氣息，以植物油稀釋過的羅馬洋甘菊精油，蘋果香氣更為明顯。

其有時還帶著淡淡的茶香與草香，香氣非常細緻。

香氣設計中，些微的羅馬洋甘菊精油就能帶出整體的甜美香潤感，且有幼童乾乾淨淨的粉嫩氣息，能營造呵護貼心的氛圍。

✦ 適合搭配精油 ✦

(T) 甜橙、萊姆、綠薄荷、歐薄荷。

(M) 甜馬鬱蘭、真正薰衣草、芳樟、絲柏、肉桂。

(B) 安息香、零陵香豆、薑、廣藿香、沒藥、永久花。

轉運處方箋

萊姆＋甜橙＋真正薰衣草＋羅馬洋甘菊＋安息香

✦ 香氣意境 ✦

年幼如小女孩般的你嬌憨地膩在祖母懷裡，像隻撒嬌的小狗。

也像是一朵剛綻放的小花，依戀著溫暖的大地。你的笑聲清脆，可愛淘氣地讓人心融化。祖母滿是慈愛地望著你，彷彿一場無聲的幸福悄悄地守護你，願這份單純與愛，成為支撐你一生的力量。

18

Cinnamon, *Cinnamomum verum*

錫蘭肉桂

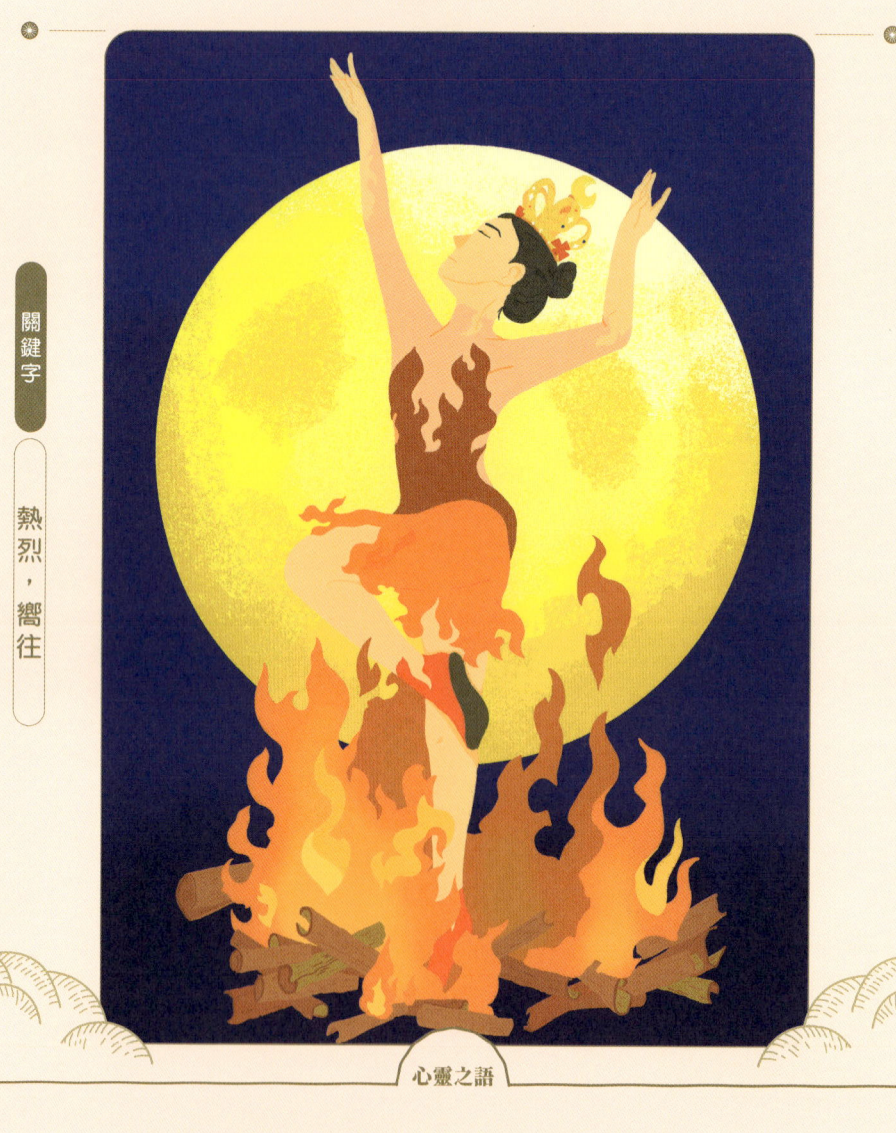

關鍵字

熱烈，嚮往

心靈之語

我將找到熱情的沸點，並帶著它的力量做出貢獻！

牌　卡　解　析

✦ 目前狀態 ✦

你對於情感與感受，絕不會掩藏，轟轟烈烈。你也能感染周圍的人，對生活充滿熱情。
縱使曾有高低起伏，卻是能浴火重生的勇者。

✦ 面對課題 ✦

抽到此牌，呈現你在思考的議題上，會不會有三分鐘熱度的問題？
持續與堅持，將熱度維持在高點，是你的考驗。
你的興趣嗜好，你的熱愛嚮往，總是來得快去得快。
乾柴烈火，也有燃燒殆盡的時候。

✦ 心靈解方 ✦

升溫的時候，不到沸點不放棄！
記得時時添柴火，燃燒之時，能繼續保持，並抓住這種力量及堅持，照亮自己也能照亮他人。
若是不小心火熄了，也不要放棄！因為你曾經轟轟烈烈！只要有信心，你有能力讓火再次燃起！

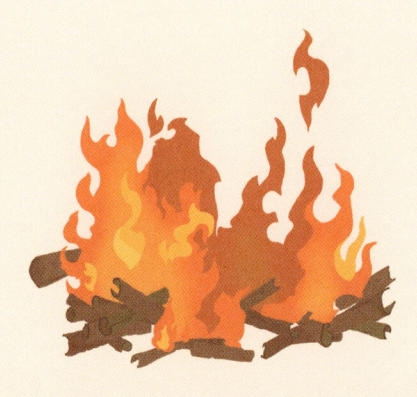

香氣設計

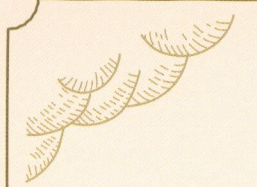

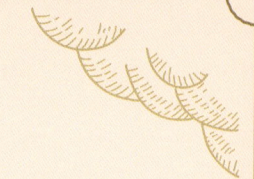

氣味強度 ★★★

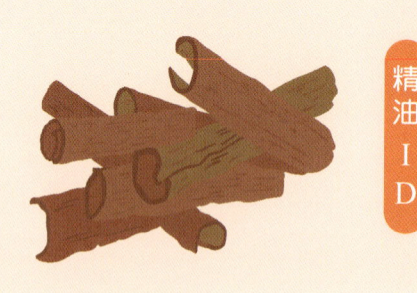

精油 ID

氣味音階	M- 中調
萃取部位	樹皮、葉
植物香調	辛香調
植物科屬	樟科／樟屬
化學型態	芳香醛類
對應脈輪	生殖輪

✦ 生理功效 ✦

錫蘭肉桂能促進循環系統，提升溫度。鞏固滋養生殖泌尿系統，能處理性冷感，經期短，白帶問題。能緩解感冒症狀，舒緩發冷不適。

✦ 心理功效 ✦

錫蘭肉桂能讓人產生溫暖幸福的感受，激發生命活力。對於無精打采，鬱鬱寡歡的人，可以燃起其欲望與熱度。

精油中的芳香醛成分能刺激快樂荷爾蒙「多巴胺」分泌，產生興奮感。強化活力及感受力。

✦ 調香要訣 ✦

錫蘭肉桂精油辛香感十足的氣味，可以溫暖升溫，聞了像喝了一杯熱呼呼的卡布奇諾咖啡，飽滿而具有滋補的感受，能振奮人心。

香氣設計中，錫蘭肉桂精油是能創造大轉彎的修飾劑，些微量就能小兵立大

功，創造冬夜中滿滿的溫度。也能營造美食調的氣味調性，歡樂的節慶感，非常適合節慶的香氛禮物。

✦ 適合搭配精油 ✦

T 檸檬、萊姆、甜橙、月桂。

M 真正薰衣草、大馬士革玫瑰、天竺葵、芳樟、黑胡椒、丁香。

B 完全伊蘭、零陵香豆、永久花、安息香、東印度檀香、西印度檀香、黑雲杉。

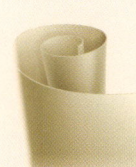

轉運處方箋

甜橙＋錫蘭肉桂＋東印度檀香＋完全伊蘭＋零陵香豆

✦ 香氣意境 ✦

大圓月低垂，銀光如聖泉灑落。
你立於夜色之中，烈火曾經炙燒你的身心，如今只留下熔煉過的堅韌。
你舞動著，像遠古神話中的勇者，在天地間重生。
月光為你加冕，烈火為你奏樂。
經歷一切焚燒與淬鍊後，你成為自己命運的主宰，燃燒著更熾烈而自由的生命。

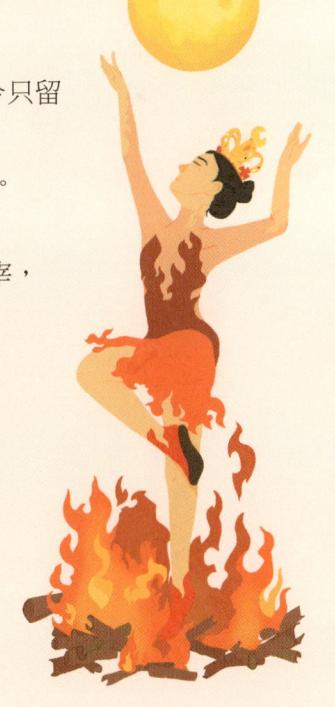

19

Clary Sage, *Salvia sclarea*

快樂鼠尾草

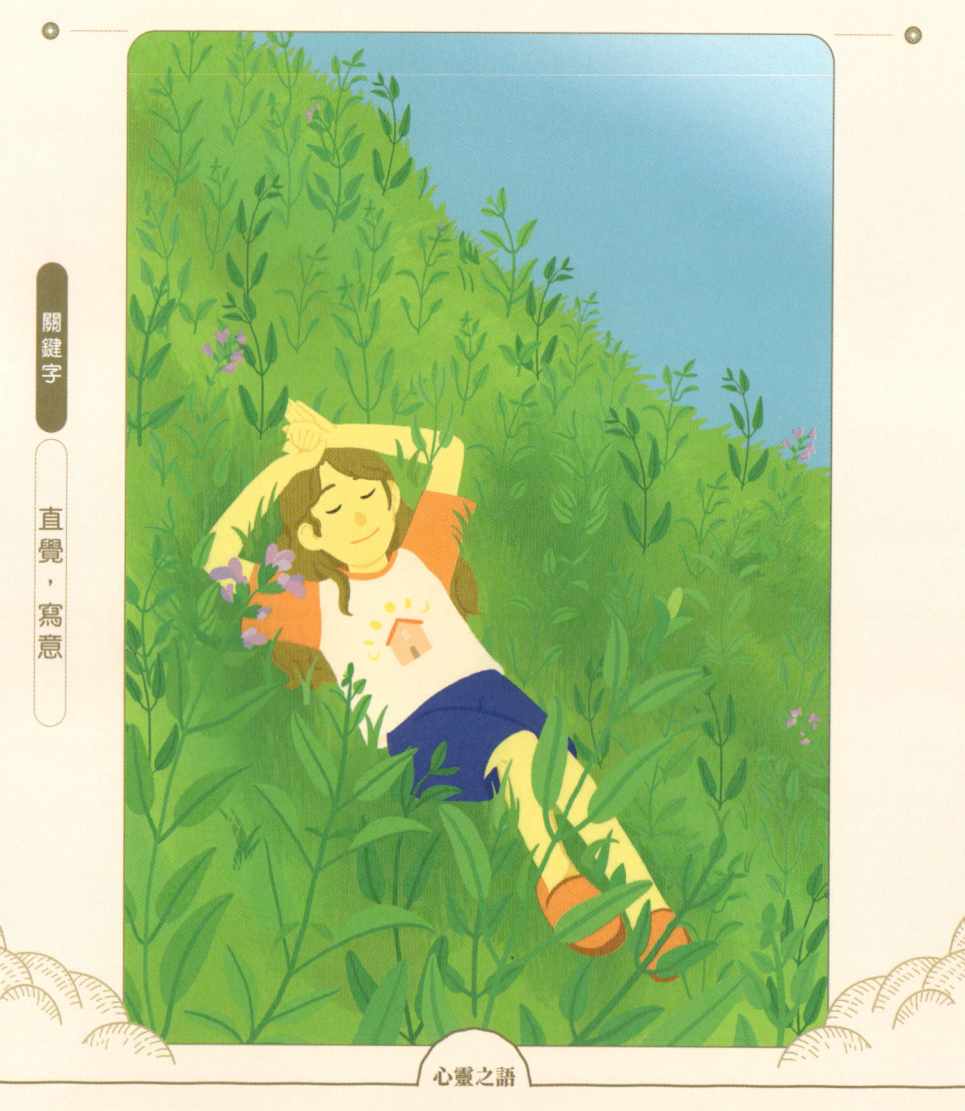

關鍵字

直覺，寫意

心靈之語

張開臂膀，感恩的暖流，隨著陽光灑下。

牌卡解析

✦ 目前狀態 ✦

你有著非凡的直覺力。
善於鼓勵他人看見可能性，說話總帶著啟發性，能在別人迷惘時，輕輕指引對方看到另一條路。
你喜歡走到戶外，輕鬆散步，有種「不疾不徐，卻總能走到想去的地方」的神奇能力。
你喜歡輕鬆寫意的感覺，若是遇到不如意，或是重大壓力，會讓你感到煩躁。

✦ 面對課題 ✦

你可能常會遇到，常常想很多，靈感滿滿，卻難以真正落地實現的狀況。
有時可能太依賴直覺，追求感性，而少了理性分析與執行計畫，想法容易淪為空談。
抽到此牌，如果你正面臨一個計畫，說明了不能只憑感覺，或順其自然，過於美好的假象。還是需要設定可完成的目標，以及擬定作戰計畫，確實執行，才能成功。
你最近要注意荷爾蒙波動帶來的健康及情緒問題。可能會面臨到，情緒高低起伏，陰晴不定的狀況，時而莫名地煩躁，讓人摸不著頭緒。甚至有時候會很想掀開一堆惱人的事，發洩一場。

✦ 心靈解方 ✦

穿透你的表意識，聽見你的潛意識。相信你的直覺，抓住你的靈光一現。
打造一個自在愜意的氛圍，營造輕鬆愉快的心情。
想像你走在一大片快樂鼠尾草地裡，溫暖的陽光，把草地曬的暖暖的，走著走著，你輕鬆地感受著溫暖的草地，躺了下來，感受著自在的時刻，無限靈感隨著草地的香氣，傳達到你的面前。
感受著你與天地同頻，與時俱進，一切順風又順水。

香 氣 設 計

氣味強度 ★★☆

精油 ID

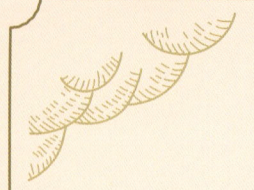

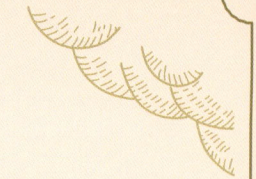

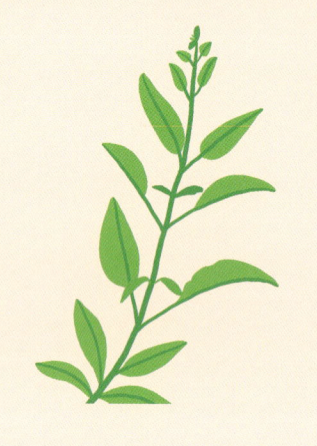

氣味音階	M- 中調
萃取部位	全株
植物香調	草本調
植物科屬	唇形科／鼠尾草屬
化學型態	酯類
對應脈輪	生殖輪、眉心輪

✦ 生理功效 ✦

快樂鼠尾草能處理婦科，子宮、月經不調的問題。可平衡荷爾蒙，調節經前症候群，更年期障礙等問題。可抗痙攣，殺菌消炎。安神鎮定。

✦ 心理功效 ✦

快樂鼠尾草能調節因荷爾蒙波動帶來的情緒震盪。紓緩煩躁、焦躁、患得患失的不舒適感。

可讓人心頭的大石頭放下，享受進入大地之母的懷抱中，直覺臨在。

精油中的酯類成分能刺激腦內啡分泌，保持情緒穩定；並能調節體內血清素水平，產生幸福愉悅的感受。

✦ 調香要訣 ✦

快樂鼠尾草精油聞起來給人一大片草原的感覺，厚厚的草香味，有時帶點茶香味。

氣味芳香而溫暖，時而聞起來如濕潤草地味，時而如太陽下的乾草氣息。

香氣設計中，要加點綠意，加點濕潤感，少量使用快樂鼠尾草精油，可以達到這種效果。

✦ 適合搭配精油 ✦

(T) 羅勒、月桂、萊姆、檸檬、桉油醇迷迭香、山雞椒、綠薄荷。

(M) 羅馬洋甘菊、真正薰衣草、橙花、絲柏、玫瑰草、天竺葵、肉豆蔻、杜松漿果。

(B) 東印度檀香、西印度檀香、乳香、維吉尼亞雪松、大西洋雪松。

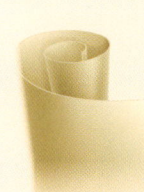

轉運處方箋

檸檬＋杜松漿果＋快樂鼠尾草＋天竺葵＋乳香

✦ 香氣意境 ✦

你在快樂鼠尾草地上奔跑著！陽光暖暖灑落，你索性躺下，青草輕撫肌膚，清新草香融化心房。

閉上眼睛，無限靈感如風般悄悄降臨，幸福愜意的瞬間，就在此刻悄然綻放。

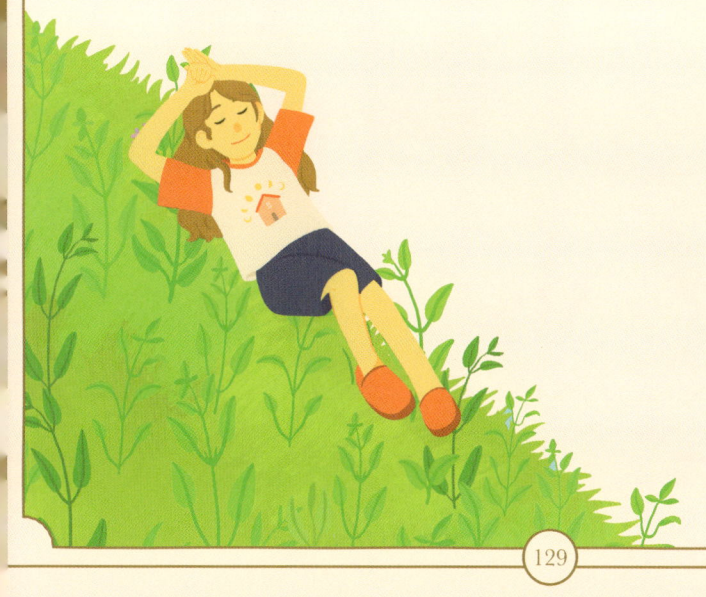

20

Clove, *Eugenia caryophyllata*

丁香

關鍵字

果敢，決心

心靈之語

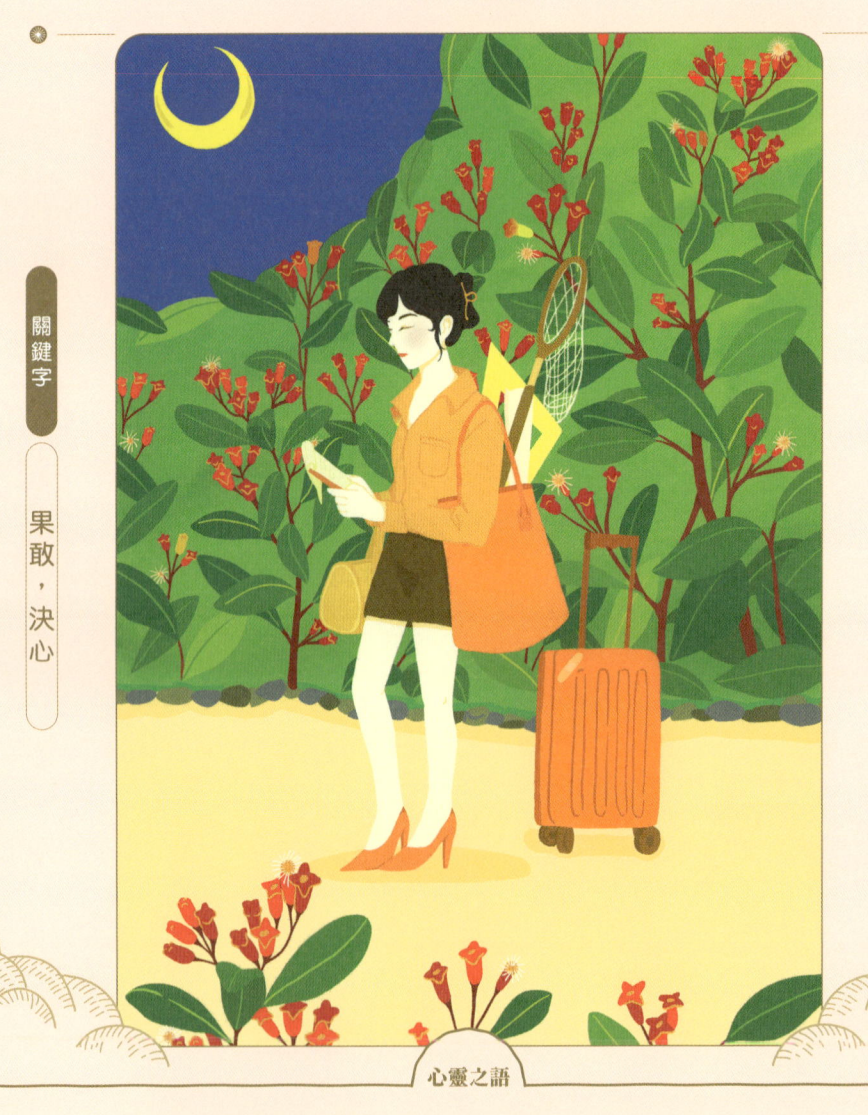

我有下決定的魄力，我深信，命運之輪將會轉動。

牌卡解析

◆ 目前狀態 ◆

雖然你外表可能看起來冷靜甚至嚴肅，但內在燃燒著深沉、強烈的愛與熱情，只是不輕易展露。

你有一種天然不容侵犯的氣場，讓人感到安全又敬畏。

你的保護意識強，但溫柔善良的部分，是屬於值得的人才會見得到。

你有堅強的心，可處理危機，並握有解決問題的魄力與效率。

◆ 面對課題 ◆

你的生命中，常面臨要做決定，做取捨的轉折。

你敢說敢做，說到做到。你也敢愛敢恨。

抽到此牌，你面臨需要「斷捨離」的時候了！

或許你會覺得有些重大事件，讓你生活經歷了不堪與低潮，而你似乎無力去抗爭或扭轉。

而生活中，總會面臨風風雨雨，起起伏伏。這些不好的過程，一幕幕常干擾著你。

◆ 心靈解方 ◆

果斷下決定吧！

以直覺斷捨離的方式，把內心覺得應該要摒棄的，要放下的，都在這一刻起，變成與你無關的事。減法原則更適合你面臨的處境。

一直有的念頭與嚮往，說走就走，說做就做，不要猶豫！你是你生命的主人，只要相信，做了就是你的。

只要做好風險評估，願意承擔後果，就不要猶豫遲疑。

在每一個當下，選擇接受事實，快速轉念，以正面積極的態度，就能柳暗花明。你將會享受勇敢轉身後帶來的甜美果實！

香氣設計

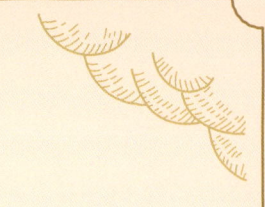

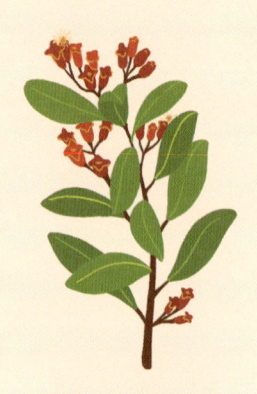

精油 ID

氣味強度 ★★★

氣味音階	M- 中調	植物科屬	樟科／樟屬
萃取部位	花苞、葉	化學型態	酚類
植物香調	辛香調	對應脈輪	生殖輪

✦ 生理功效 ✦

丁香能強力抗菌，消炎止痛，有效處理神經痛問題，牙痛，關節疼痛。緩解消化不良，噁心想吐。對呼吸系統，能緩解氣喘、支氣管炎。

✦ 心理功效 ✦

丁香能快速激勵人振作，是萎靡迷失時的強心劑。當遇到極度重大挫折時，能給予斷然的勇氣，不假思索的行動力。

精油中的酚類成分能刺激腎上腺素分泌，產生興奮激勵感，讓人保持清醒與專注。

✦ 調香要訣 ✦

初聞丁香精油時瀰漫著消炎止痛的酊劑氣味，漸漸後面會有溫暖回甘的氣息。香氣設計中，辛香調的丁香精油是卓越的「修飾劑」，少量添加，能為整體氣味帶來明顯的變化，並有畫龍點睛的效果。就像是故事劇本中，起承轉合的「轉」，微量即能產生點狀爆破，創造大轉彎的高潮。

極少量的丁香精油，與花瓣類精油如完全伊蘭精油搭配，能帶出多層次的甜美氣息。

✦ 適合搭配精油 ✦

T 檸檬、萊姆、甜橙、佛手柑、月桂。

M 真正薰衣草、玫瑰、天竺葵、快樂鼠尾草、芳樟、黑胡椒。

B 完全伊蘭、零陵香豆、永久花、安息香、東印度檀香、廣藿香。

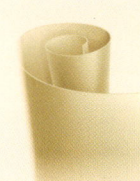

轉運處方箋

佛手柑＋丁香＋真正薰衣草＋完全伊蘭＋廣藿香

✦ 香氣意境 ✦

月光如瀉，你腳下的影子拉得長長的。拖著一只磨損卻堅實的行李箱，輪子在花間泥土路上輕輕咯吱作響。

這只箱子，陪你走過世界的角落，如今只裝著寥寥幾件必需品。

你穿著高跟鞋，步履穩健。你低頭看著行程表，「這一次，只為自己啟程。」

月光照著你的背影，一路向前，無所畏懼。

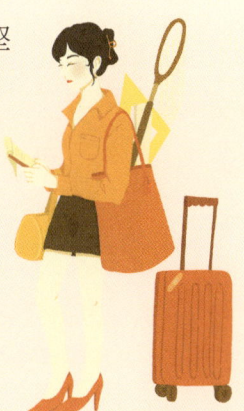

21

Cypress, *Cupressus sempervirens*

絲 柏

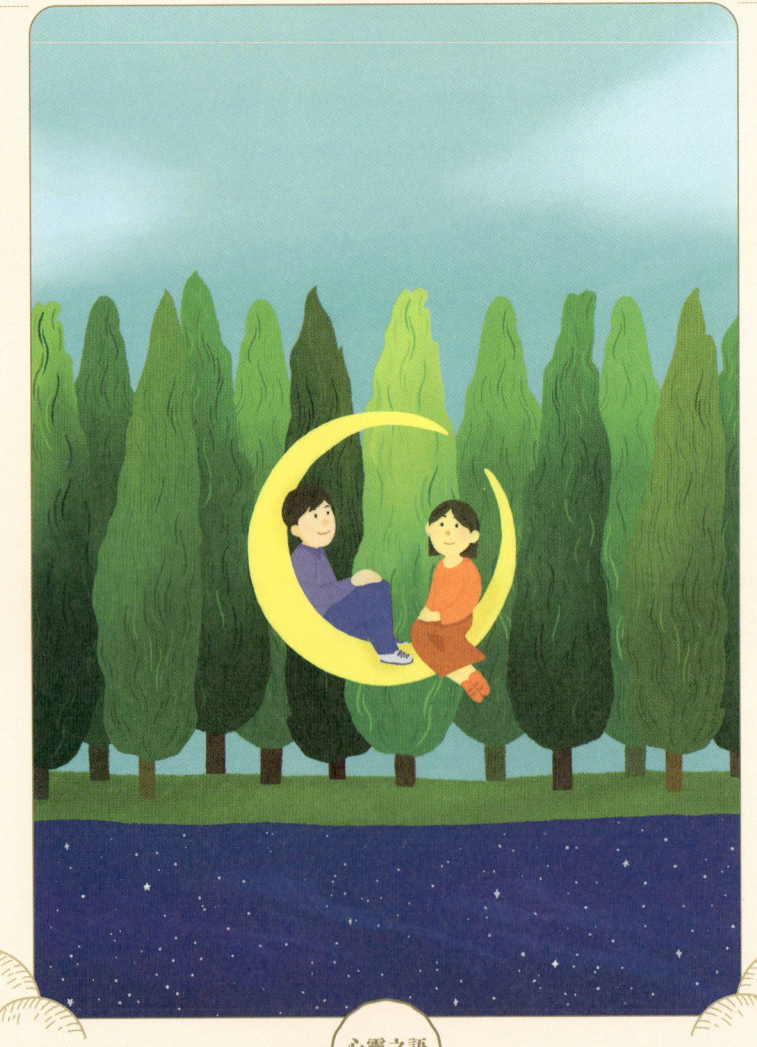

關鍵字

流動，轉化

心靈之語

心隨意轉，保持彈性，嶄新的生活面貌就會降臨！

牌卡解析

目前狀態

你遇事沉著、堅毅內斂，懂得控制情緒與行動，擁有非常強的目標感，能夠穩穩地守住自己的方向。你總知道什麼階段該完成什麼事。善於計畫，並落實自己的想法，不流於空談。

你明白自己的底線與界限，不容易被外界能量拉扯。在情感或工作中，懂得保護自己的能量場，不輕易讓自己耗損。

面對課題

抽到此牌，你可能會面臨以下這些狀況：

你在處理的事項，出現了卡關？你會覺得有時生活如一灘死水，停滯不前？生活有種原地踏步，窒礙難行的感覺嗎？

你的周遭出現讓你卡住動彈不得的人事物嗎？

你遇到錯誤的人事物，會逃避推延，害怕改變，遲遲無法放下。你無法決斷地改變方向，從舊有模式中解脫出來。

這些狀況，都讓你感覺很無助，孤立無援。

心靈解方

你正處於需要汰舊換新的狀態。

將底層淤滯的陳舊想法拋棄。將一些阻礙你，讓你卡關的障礙，適度地排除。不要害怕失去舊的，你要明白，新的一定會更好！

到了該認清自我價值的時刻，與你的使命相遇。

試著想像自己是一條潺潺流水，清澈流動不止，你的心境保持彈性，你的思想清明，你將變得無比輕盈！

香氣設計

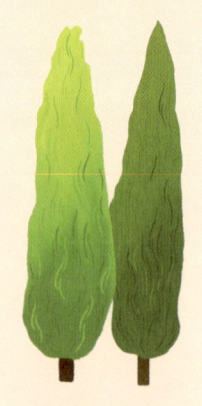

精油 ID

氣味強度 ★★☆

氣味音階	M- 中調	植物科屬	柏科／柏屬
萃取部位	葉	化學型態	單萜烯類
植物香調	綠葉調	對應脈輪	生殖輪、頂輪

✦ 生理功效 ✦

絲柏可促進循環，淋巴液順暢流動，減少瘀堵，預防靜脈曲張、水腫。
含類雌激素成分，能調理荷爾蒙系統，舒緩更年期症候群、經前症候群，月經不調的狀況。

✦ 心理功效 ✦

絲柏能促進心靈瘀堵順暢流動，將卡關打通，思想暢通，心裡垃圾排掉。得到一種順流自在，自然而然想通的境界。
可幫助情緒汰舊換新，鬆動僵化固執的想法及作法，彈性自得。

調香要訣

絲柏精油呈現有水感的木質氣味，像是下過雨後的森林。能給予人一種海洋風的爽朗氣息。

具有促進水分流動與收斂的效果，所以聞起來的氣味也會讓人覺得收斂，甚至是「瘦瘦」的形象喔！

香氣設計中，是較為彈性中性的氣味，不會過於陽剛的木質調，也能自然而然地與花香調精油融合，緊密不違和，中間不會有斷層落差。

適合搭配精油

- T 葡萄柚、檸檬、萊姆、佛手柑、沉香醇百里香、羅勒、綠薄荷。
- M 歐洲赤松、天竺葵、玫瑰草、真正薰衣草、芳樟、快樂鼠尾草、甜馬鬱蘭。
- B 維吉尼亞雪松、西印度檀香、膠冷杉、安息香、大西洋雪松。

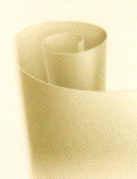

轉運處方箋

佛手柑＋絲柏＋快樂鼠尾草＋玫瑰草＋安息香

香氣意境

你和他坐在月亮之舟上，緩緩漂流於河面。水波輕盪，映著星辰。

你們心念隨風輕轉，不強求也不執著，願意接受未知的美好。

保持柔軟與彈性，一場嶄新的旅程，正靜靜地展開。

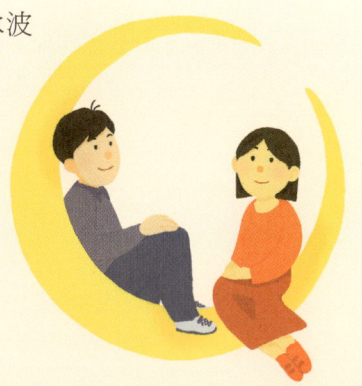

22

Elemi, Canarium luzonicum

欖香脂

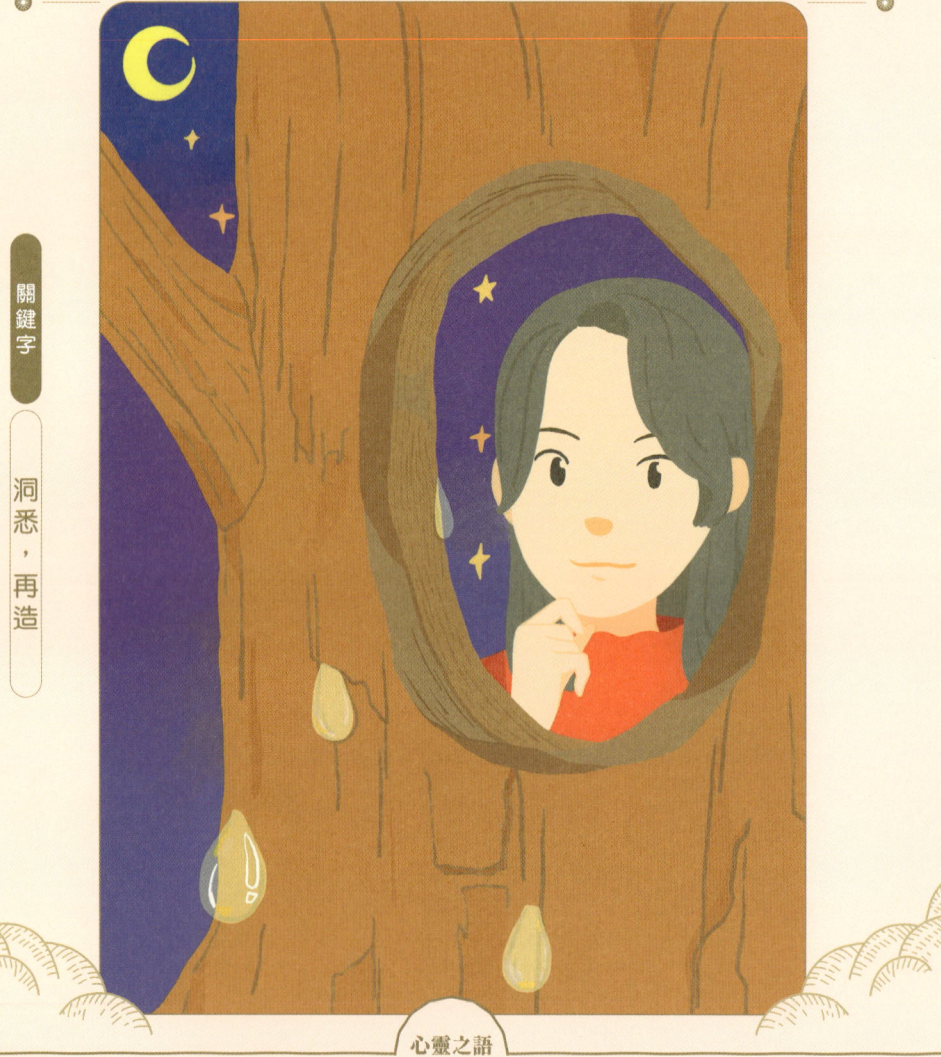

關鍵字

洞悉，再造

心靈之語

放下執念，安靜直視著本質。

牌 卡 解 析

◆ 目前狀態 ◆

你的本性沉著,能夠冷靜思考,精闢分析。內心靜定,不易被外界擾動。

當你在十字路口上,總能撥雲見日,漸入佳境,對自己有信心,做出正確的決定。

你內斂不張揚,願意保持彈性。

◆ 面對課題 ◆

你有時會看不透問題,陷入原地踏步,或鑽牛角尖的困境。這會讓你常常處在內耗,或不知所措。

念頭這件事,有時是思維的瞬間,過去的經驗,導致你自導自演出一個你認為的劇本,有時,這並非劇情本來的走向,也並非事件發生的本意。

面對課題,需要跨出原本的思維框架,看見本質。只要用非原本慣用固有的視角,將會看見不一樣的風景。

◆ 心靈解方 ◆

將思維放到核心本質,而非情緒或感覺。

試著去聽見內在聲音,開啟直覺與靈性覺察。包容過去創傷經驗,轉化情緒,沉澱靜思。

本質是一以貫穿的,只端看你能不能直視本質,而非在情緒感受中,載浮載沉。

請安靜地自我對話,回歸本心,正視這些選項的的本質,靜靜地釐清這個課題要達到的目標。

你要去哪裡?你要怎麼去?將會是你主要考慮的重點。

香氣設計

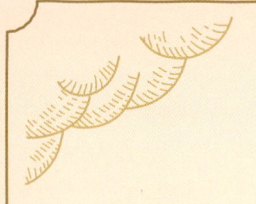

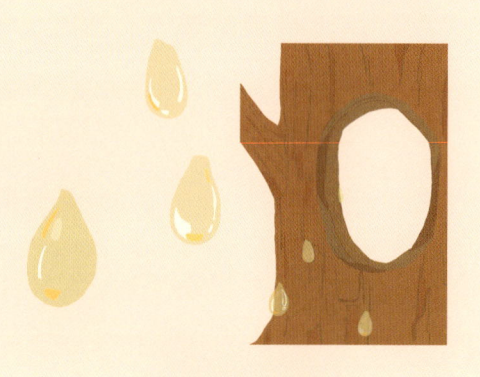

精油 ID

氣味強度 ★★★

氣味音階	M- 中調	植物科屬	橄欖科／橄欖屬
萃取部位	樹脂	化學型態	單萜烯類
植物香調	香脂調	對應脈輪	海底輪、眉心輪、頂輪

✦ 生理功效 ✦

欖香脂可緩解呼吸道不適，化解黏液，舒緩支氣管炎。調節神經衰弱問題。皮膚保養，抗皺，抗氧化，感染護理。

✦ 心理功效 ✦

欖香脂能幫助調節紛亂的思緒，疏通念頭的卡點，將問題拉回當下，幫助視判力的清晰。洞悉本質，提升「事實」的存在狀態，調整不合現實的期待。

✦ 調香要訣 ✦

欖香脂嗅吸起來，有種快速救急的效率感，雖然其為分泌樹脂樹膠萃取而來，其流露出的青草藥草的氣味，更為強烈。

香氣設計中，能夠創造一些變化，讓平淡的整體氣味，營造出個性並帶有透明的效率感。

✦ 適合搭配精油 ✦

T 桉油醇迷迭香、沉香醇百里香、月桂、檸檬、葡萄柚。

M 橙花、天竺葵、真正薰衣草、杜松漿果、絲柏。

B 乳香、肉桂、沒藥、永久花、西印度檀香。

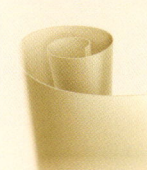

轉運處方箋

檸檬＋欖香脂＋真正薰衣草＋絲柏＋完全依蘭

✦ 香氣意境 ✦

你緩緩閉上眼睛，將心中無數的焦慮，與外界過多的比較，一點一滴釋放，任思緒像風吹過枝葉一樣，輕輕搖曳，又悄然歸於平靜。

當你再度睜開雙眼，只感受到自己內心深處，像這棵樹一樣，沉穩、安然，與生命的本質緊緊連結。

此刻，你有信心成為更好的自己！

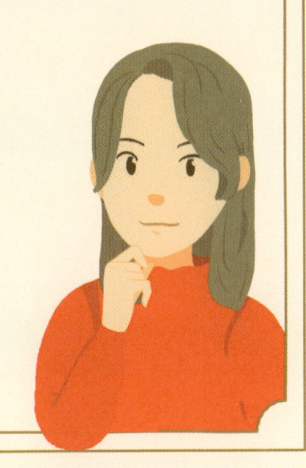

23

Geranium, Pelargonium graveolens

天竺葵

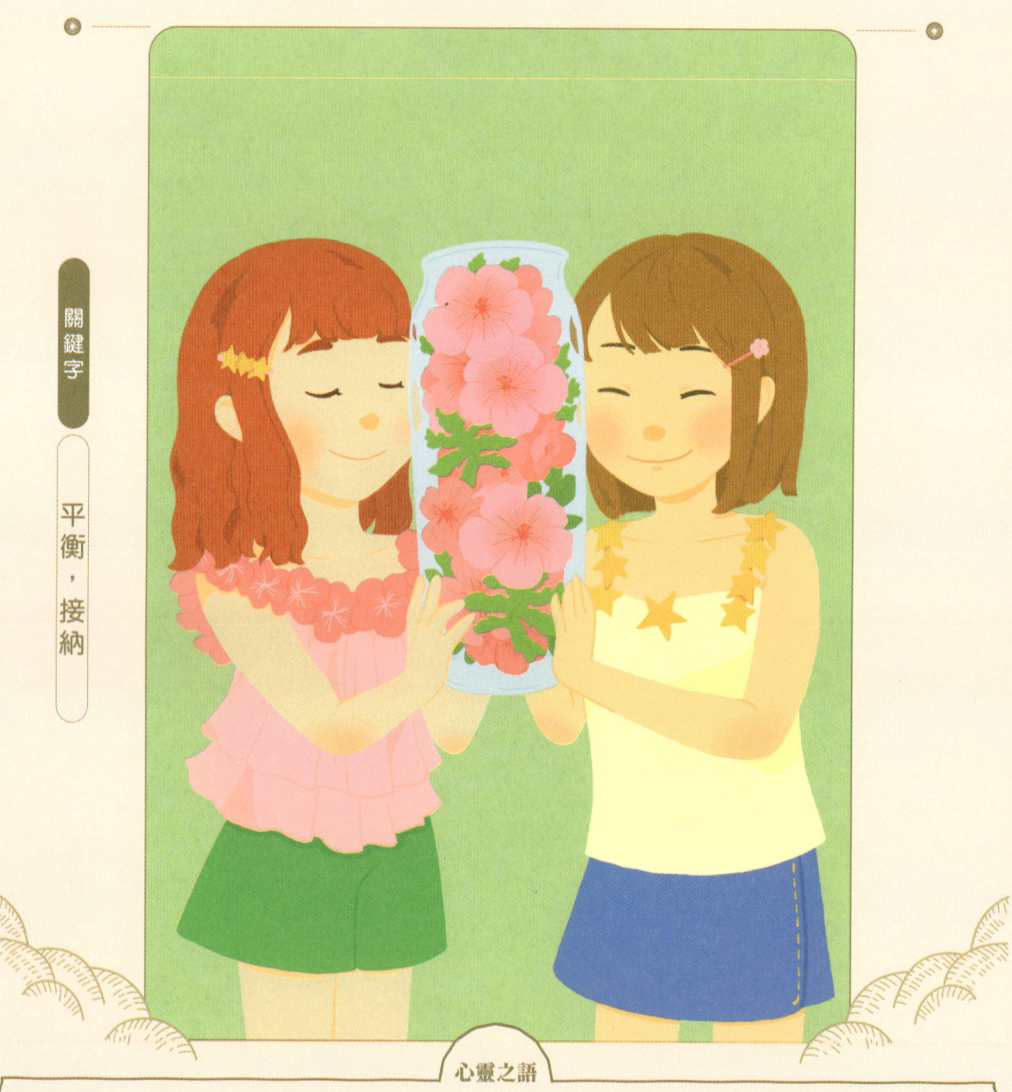

關鍵字

平衡，接納

心靈之語

萬物貴在平衡，心貴在波瀾不驚。

牌卡解析

◆ 目前狀態 ◆

你是位懂得在生活中找到平衡的人。遇到事情總能波瀾不驚，膽大心細，找到平衡的最佳解方。

你傾向內外世界協調，找到平衡，言行合一。

你擁有關照與慈愛的力量，是非常好的閨蜜與另一半。

你重視生活中的排序與平衡感，若是失序，容易讓你焦慮。

◆ 面對課題 ◆

抽到此牌，在你的生活中可能已經出現失衡的狀況。工作、事業、家庭、人際關係……需要重新審視，加以排序，輕重緩急，以及所佔的比例。

另外，你的生活作息，也可能面臨需要好好審視一番，日夜顛倒，熬夜過多，導致身心容易失衡。

現在的你，或許正處於某件重大事件，或忙碌的生活中，讓你壓力很大，情緒緊繃。你需要調整一下，讓生活步調步上正軌，身心壓力得以平緩。

◆ 心靈解方 ◆

請多多關注自己的身心健康。好好放鬆一下，充足睡眠，做些讓自己開心，能舒緩壓力的事。

可以出去走走，和朋友吃吃喝喝；享受按摩；走進戲院看場電影……讓自己暫時跳脫緊繃的情緒與忙碌的步調。

休息是為了走更長遠的路。

重新審視目前的行程表，重新排序重要性與優先順序，將生活作息拉回正軌。

多關注自律神經的平衡，生理影響心理，情緒影響健康。

香 氣 設 計

精油 ID

氣味強度 ★★★

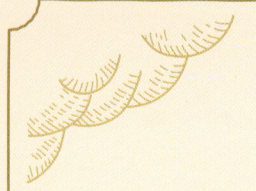

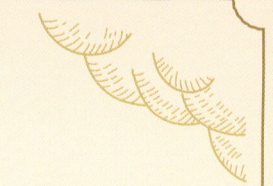

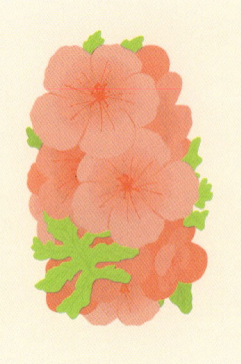

氣味音階	M- 中調
萃取部位	花
植物香調	花香調
植物科屬	牻牛兒科／天竺葵屬
化學型態	單萜醇、酯類
對應脈輪	心輪

✦ 生理功效 ✦

天竺葵是著名的「平衡用油」，能平衡神經系統，平衡內分泌系統，平衡荷爾蒙，平衡血壓，平衡血糖，平衡免疫力，平衡情緒。

對於產後荷爾蒙劇烈震盪，經前或更年期前荷爾蒙不平衡，可協助調節回到穩定狀態。也能夠緩解因壓力緊繃的失衡狀態。

✦ 心理功效 ✦

天竺葵能提供心靈及情緒的平衡感。除了鬆綁焦慮，把過於擔心未來的不安，拉回現況；也能疏通抑鬱，把卡在過去的膠著，漸漸釋放。調節身心的合一時序，找回舒服的平衡點。

精油中單萜醇成分能刺激腦內啡分泌，使人更能面對壓力，保有情緒穩定；酯類成分可維持體內血清素水平，產生幸福愉悅的感受。

✦ 調香要訣 ✦

天竺葵精油帶有玫瑰的香氣，是玫瑰的貼身閨蜜，也是玫瑰的最佳替代品，

具有厚度的花香粉嫩氣味，散發溫柔的玫瑰花香。

香氣設計中，以面狀的延伸，是營造花香調的「強化劑」。天竺葵精油氣味有些微的涼感，與玫瑰精油相比，多了一點木質葉片的新鮮綠意，少了柔弱嬌氣，能讓整體香氛作品更加豐富與多元。

✦ 適合搭配精油 ✦

- (T) 甜橙、佛手柑、歐薄荷、綠薄荷、藍膠尤加利。
- (M) 大馬士革玫瑰、真正薰衣草、芳樟、杜松漿果、絲柏。
- (B) 黑雲杉、膠冷杉、岩蘭草、廣藿香、完全伊蘭。

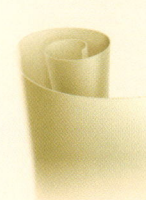

轉運處方箋

綠薄荷＋天竺葵＋真正薰衣草＋芳樟＋廣藿香

✦ 香氣意境 ✦

你們一靜一動，一剛一柔，像春風與秋月，各自有光，日月交輝，相伴多年。遇風浪時，一人穩如磐石，一人輕舞破浪；在彼此眼中，缺口成了圓滿，喧囂成了寧靜。

萬物貴在平衡，你們懂得，真正的陪伴，不是形影不離，而是安心安靜，溫馨守望。

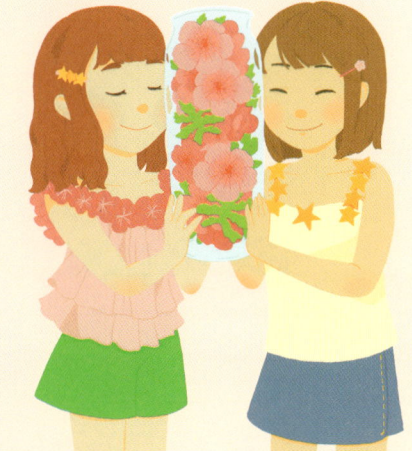

24

Ho Wood, Cinnamomum camphora

芳樟

關鍵字

同理，聆聽

心靈之語

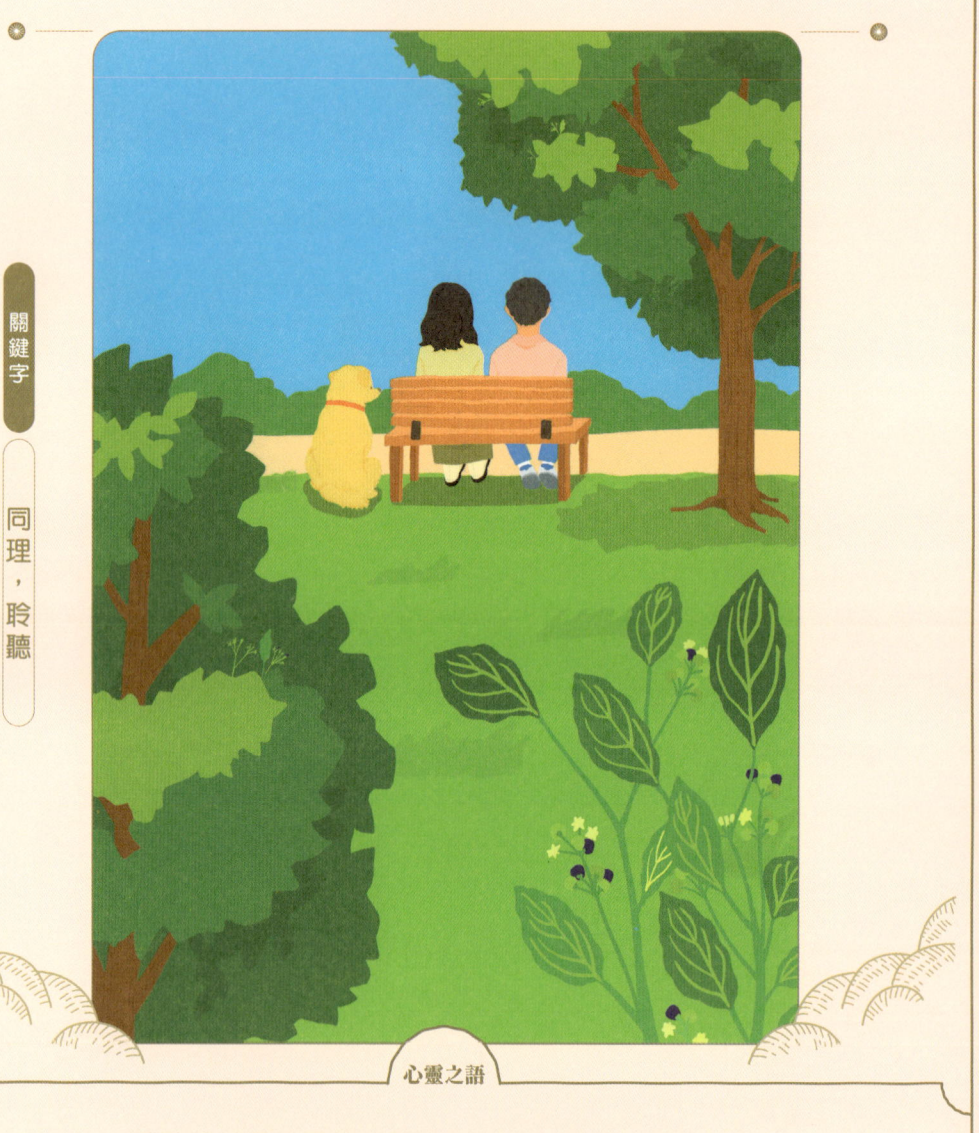

聆聽陪伴是最長情的相守。心留在想駐足的地方。

牌卡解析

◆ 目前狀態 ◆

你對待他人深具同理心，能夠傾聽他人，理解他人的處境。
你和善待人，謙和有禮。以和為貴是你的處事哲學。
你心思細膩，能讓人感到安全，放下防備。
你不喜歡過於急躁，而你更願意耐心傾聽，溫柔以對。

◆ 面對課題 ◆

你有時會陷入本位主義，用自己的價值觀，去評斷質疑他人。
然而，世間每個人都是獨一無二的個體，有著截然不同的原生家庭，迥異的人生的經歷，而造就了現在的他。
我們無法參透他們的原始動機，也沒有參與他們過去的人生，所以很難用自我的價值觀去判斷，甚至質疑。這樣只會讓意見鴻溝越來越加大，溝通無法達成共識。
抽到此牌，代表你需要有同理心，去理解聆聽周遭的人，以及你所愛的人。而這個人，也可能是你自己。

◆ 心靈解方 ◆

你可以練習打開眼睛去觀察，看看周遭發生的一些瑣事，有時瑣事堆疊出來，會累積一些感動，出乎你的意料；你可以練習打開耳朵，聽聽不同的聲音，不同的論述，你會發現事出必有因。
最後你需要練習打開心，同理他人的立場，聆聽他們的需求及處境。你眼中的問題，可能是他人眼中的解決方案。評判的同時，愛就消失了。
「過程就並非結果」。試著與你想要溝通的對象，坐下來，好好聊聊，聽聽他的聲音。
不論是對待他人，或是關照自身，都請多一點耐心，多一點欣賞，多一點感恩，每個小小的一部分，累積起來，都會有可觀的結果。帶著感恩的心，當你在聆聽及同理的路上，代表你在經歷一段珍貴的過程。

香氣設計

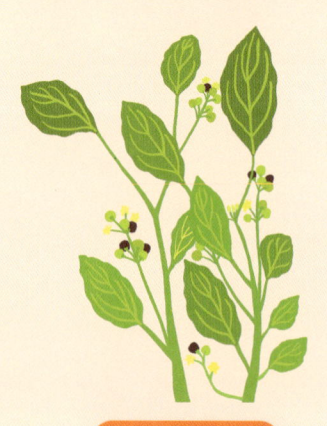

精油 ID

氣味強度 ★☆☆

氣味音階	M- 中調	植物科屬	樟科／樟屬
萃取部位	葉片	化學型態	單萜醇類
植物香調	木質調	對應脈輪	心輪

✦ 生理功效 ✦

芳樟能抗菌抗感染，溫和抗發炎。支持強化免疫力。協助循環系統，緩解肌肉與關節因發炎造成的疼痛。

✦ 心理功效 ✦

芳樟能打開同理心，柔軟僵化的質疑與批判，看見並聽見更多可能性。也能讓人打開心胸，放寬界限與標準，傾聽包容，並成全。

芳樟能緩解抑鬱，與神經緊張而造成的失眠。精油中單萜醇成分能刺激腦內啡分泌，使人情緒穩定；酯類成分維持體內血清素水平，幸福快樂的感覺油然而生。

調香要訣

芳樟精油的氣味像是走進糖果店的氣味，有時聞起來還有點沙士汽水的香甜味。也聞得到葉片香香甜甜的氣味。

香氣設計中，芳樟氣味非常隨和親切，與花梨木非常相近，性情溫和，是「和事佬型的精油」，能順勢補位，並與各種精油香調都能相容搭配，是非常好用的中調精油。

適合搭配精油

(T) 羅勒、山雞椒、萊姆、佛手柑。

(M) 羅馬洋甘菊、甜馬鬱蘭、苦橙葉、天竺葵。

(B) 乳香、肉桂、薑、完全伊蘭、大西洋雪松、維吉尼亞雪松。

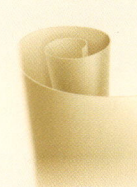

轉運處方箋

萊姆＋芳樟＋甜馬鬱蘭＋完全伊蘭＋維吉尼亞雪松

香氣意境

微風繾綣，樹影搖曳，風攜著草木氣息輕拂而過。
你和他並肩坐在長椅上，貼心的大狗安靜地陪伴。
眼前彷彿湖面波光粼粼，似內心平靜如明鏡。
四周無聲如詩，安靜中流動著理解與珍惜。
歲月不語，卻深深懂得，彼此的陪伴，會讓心
更加安定。

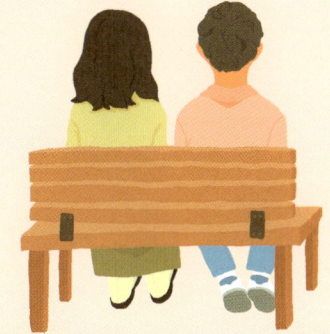

25

Juniper Berry, Juniperus communis

杜松漿果

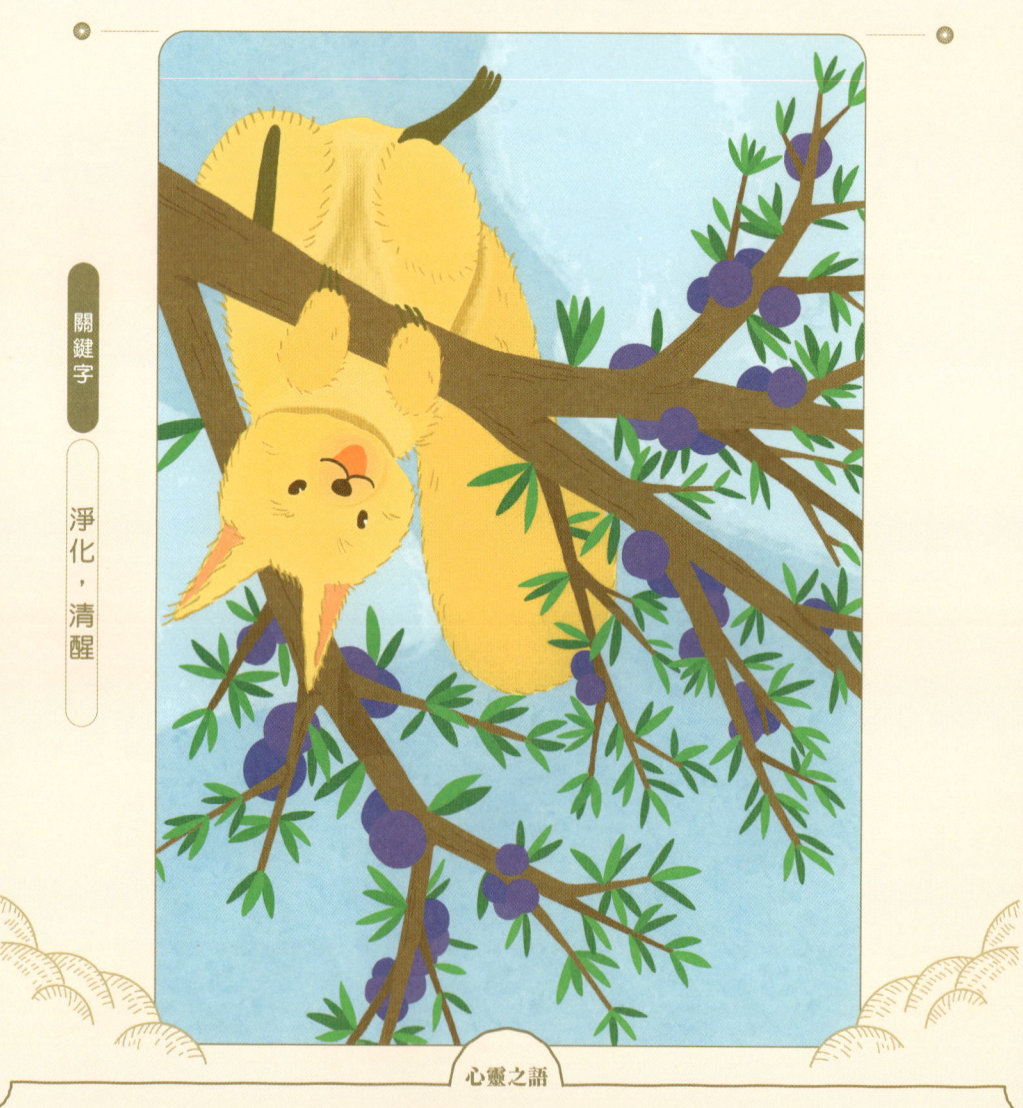

關鍵字

淨化，清醒

心靈之語

虛實之間，你只需要保持清醒，感受當下就好。

牌卡解析

目前狀態

你是精神敏銳，直覺力強的人。不容易被表象迷惑，有很好的洞察力。

你是正能量的化身，有你在的地方，就有正能量！在群體中常扮演「清醒者」或「能量守護者」的角色。

你懂得設立邊界感，不討好、不盲從，能在保持堅定中拿捏適當距離。

面對課題

有時你會欠缺獨立思考的判斷力，導致會想要討好他人，依賴他人。沒有中心思想的狀況下，你容易隨波逐流，像是牆頭草一般，立場猶豫擺盪。

抽到此牌，注意近期容易招攬小人，有時並非你的本意，但聽者有意，小人或許在你身邊。審視一下自己的言行，是否跟有人利益衝突，導致不滿的狀況會環伺你周圍。

心靈解方

這世界真真假假，假假真真，不必過於較真，表面有點糊塗，日子較為輕鬆，與人為善，四海皆兄弟。

以吸引力法則練習，以「我要」的意念，取代「我不要」的意念。例如：「我要遇見懂我，欣賞我，愛護我的知已」，取代「不要再讓我遇見渣男」。

雖然表面充滿彈性鬆弛，但內心保持清醒，擁有主見與邊界感，擁有獨立的心，不受外界雜音與紛擾影響。

訓練自己洞察力，及清晰的視判力，試著以不同的視角，看待周遭萬物，或許你會發現嶄新的風景。頭過身就過了！

香氣設計

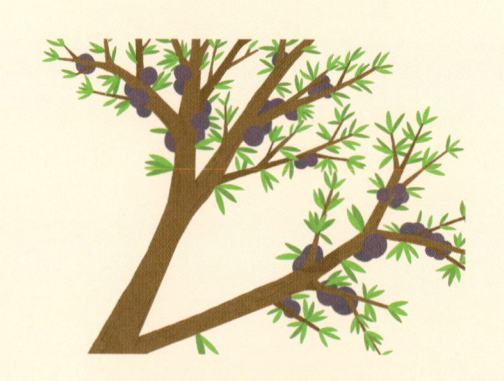

精油 ID

氣味強度 ★★☆

氣味音階	M- 中調	植物科屬	柏科／刺柏屬
萃取部位	果實	化學型態	單萜烯類
植物香調	綠葉調	對應脈輪	腸胃輪

✦ 生理功效 ✦

杜松漿果具有抗泌尿道感染，膀胱炎，尿道炎感染的療效。能夠調節循環系統，具收斂、利尿、排汗等功能。有助於調理風濕，關節炎的症狀。呼吸道護理，緩解支氣管炎，咳嗽等問題。

✦ 心理功效 ✦

杜松漿果具有磁場淨化的能力，能降低負能量及負面思維的暗示。打開一雙正看、反看，都能清楚「看見」的眼睛，不捲入其中，中立地觀察，只要靜靜地看見。杜松漿果能協助感官進入全息視角。

調香要訣

杜松漿果精油帶有木質與松脂的氣味，呈現爽朗俐落的感覺。

杜松漿果也是琴酒的香料成分之一，參雜了果實香甜水潤的氣息。

香氣設計中，若是要有木質調的氣味調性，但又不想要太沉重太僵硬，杜松漿果精油能營造出明亮有趣的木質調氣息。

具有淨化的能力，包括身體循環代謝的淨化，也能淨化能量磁場。很適合調配在空間噴霧及精油能量噴霧中。

適合搭配精油

T 檸檬、葡萄柚、甜橙、月桂、沉香醇百里香、桉油醇迷迭香。

M 真正薰衣草、天竺葵、黑胡椒、丁香、甜馬鬱蘭、苦橙葉、芳樟。

B 廣藿香、乳香、零陵香豆、黑雲杉、膠冷杉、完全伊蘭。

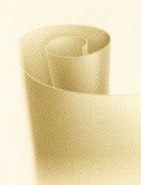

轉運處方箋

葡萄柚＋黑胡椒＋杜松漿果＋完全伊蘭＋零陵香豆

香氣意境

小松鼠輕巧地倒掛在樹枝上，像是可愛親切的樹之守護神。牠眨著亮晶晶的眼睛，靜靜觀察著人群，風在牠耳邊唱歌，光在牠毛尖跳舞。

牠呢喃地說著：「別怕虛幻，也別迷失真實。你只要保持清醒，感受當下，就能綻放光芒。」

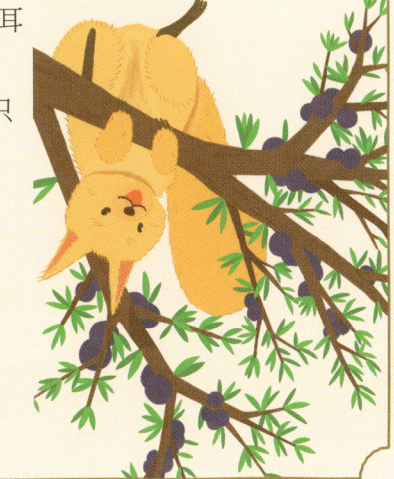

26

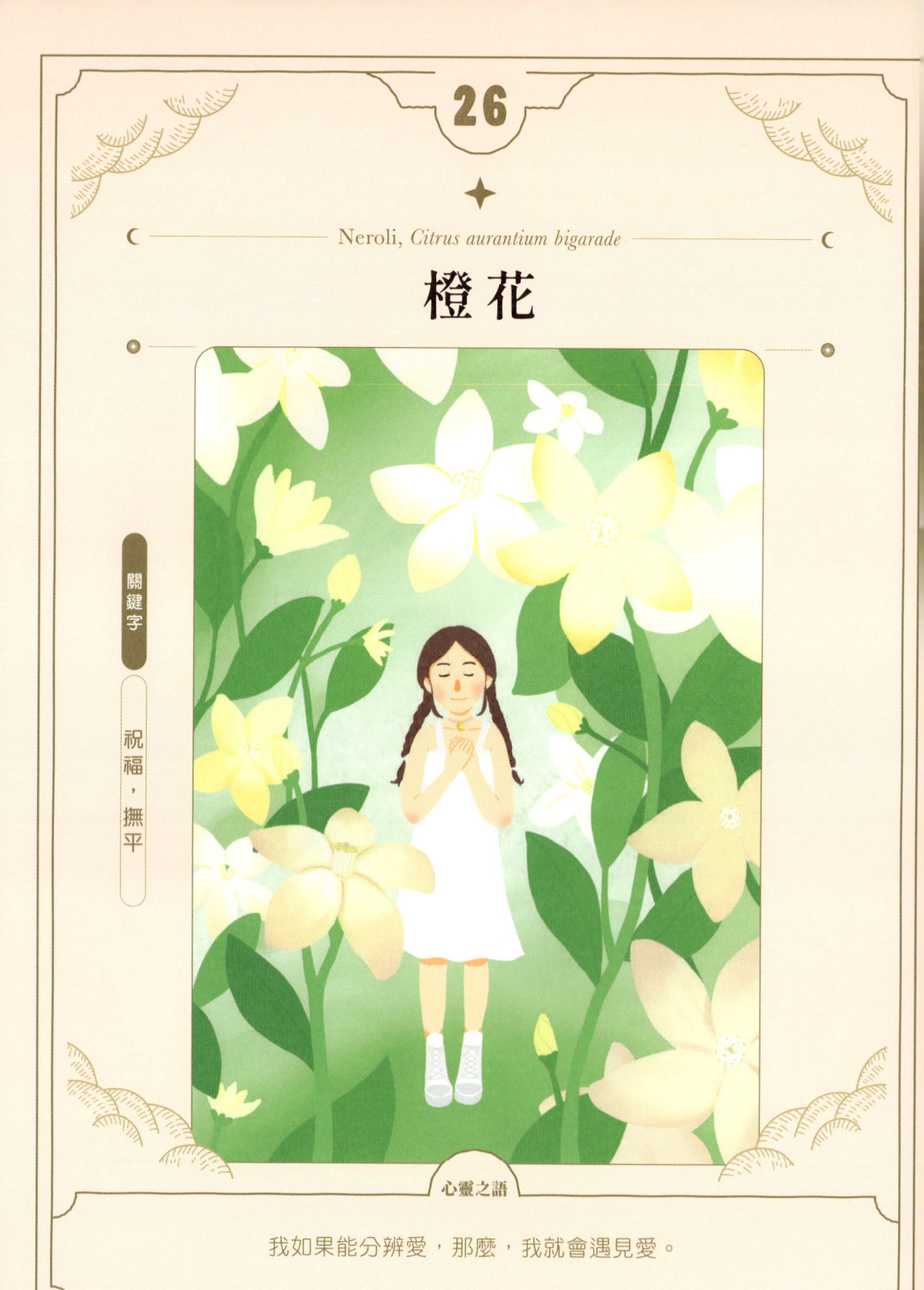

Neroli, Citrus aurantium bigarade

橙花

關鍵字

祝福，撫平

心靈之語

我如果能分辨愛，那麼，我就會遇見愛。

牌卡解析

目前狀態

你是個直接而單純的人，情感細膩，能感受他人情緒變化。對美好的事物，有著欣賞及感知的能力。

你的內心純潔，渴望簡單忠誠的關係。複雜的人際關係，會讓你侷促不安。若是處在能讓你以自在真實的樣貌呈現的環境，你將會將才華發揮地淋漓盡致。

在充滿祝福的關係中，你將光彩奪目，並樂於奉獻。

面對課題

你懷抱純潔感情的夢想。對現實當下的狀況，常會有種理想與現實，難以取得平衡的失落。

有時，你會習慣性以負面思考，不由地產生不滿與嫉妒的心態，或許你也不喜歡這樣的自己，但無法控制，之後又會後悔自己怎麼總會這樣。

可能由於過往的一些經歷，讓你對情感產生不信任感，無法打開心，也會有自卑的情節產生。

世上忠誠，難得可貴。這種恐懼的感覺，有時會常困擾著你。

心靈解方

以祝福的心態，看待每一段關係的開始與結束。優雅是你最好的保護傘。

允許自己在各種階段中，慢慢調整，慢慢恢復。不需分析，不需反覆去思量，只要順其自然，相信自己，值得一切的美好。

找到你熱愛並值得投注心力的人事物，真誠以待，無私奉獻，你將充滿光芒，你的愛終將得到美麗的回收。

香氣設計

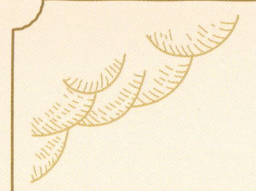

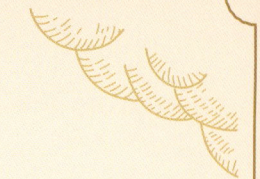

氣味強度 ★★★

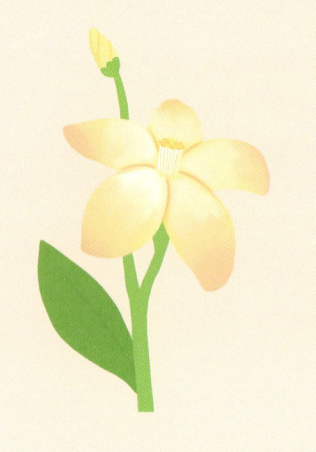

精油 ID

氣味音階	M- 中調
萃取部位	花
植物香調	花香調
植物科屬	芸香科／柑橘屬
化學型態	單萜醇類、單萜烯類
對應脈輪	生殖輪、心輪

✦ 生理功效 ✦

橙花能處理因緊張造成的腸胃問題，慢性腹瀉，腸胃絞痛，神經性消化不良。緩解痙攣、頭痛、胃痛、經痛等。荷爾蒙平衡調理，催情。幫助睡眠。強化心臟及循環系統。

✦ 心理功效 ✦

橙花能夠解決情緒問題，撫平憂鬱，舒緩焦慮。調整過高的期待及標準。橙花能讓人更自在地做自己，放下精雕細琢的細節，回歸到更真實自由的自己。接納成全生命中的不完美。

精油中單萜醇成分能刺激腦內啡分泌，能夠穩定情緒；酯類成分維持體內血清素水平，提高愉悅快樂的感受程度。

✦ 調香要訣 ✦

橙花精油，帶有純潔高貴的花香氣味，優雅中展現貴族氣息。

初聞會讓人眼前出現一片白色，有一道光，像是仙女下凡，通常聞過的人，都會難以忘懷。

如同大多數萃取自花瓣的精油，都含有微量的吲哚，吲哚是出現在動物糞便中的動物性費洛蒙，吸引動物幫助授粉，具有性吸引力。

香氣設計中，橙花精油能作為高雅花香調性的「強化劑」。展現典雅知性的風範，讓整體香氛作品充滿高貴氣質。

✦ 適合搭配精油 ✦

(T) 甜橙、佛手柑、歐薄荷。

(M) 苦橙葉、玫瑰草、天竺葵、真正薰衣草、絲柏、欖香脂。

(B) 完全伊蘭、永久花、沒藥、膠冷杉、維吉尼亞雪松、乳香。

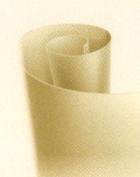

轉運處方箋

佛手柑＋甜橙＋欖香脂＋橙花＋乳香

✦ 香氣意境 ✦

在晨光輕灑的花園裡，你穿著白洋裝翩然而來，如同銀河中墜落人間的精靈，純潔而高貴，眉眼間盛著優雅，步步皆生光。你心中藏著一份純潔的渴望，忠誠守候著屬於自己的真愛，像靜靜盛開的純白橙花，只待有緣人溫柔拾起。

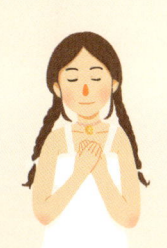

27

Nutmeg, *Myristica fragrans*

肉豆蔻

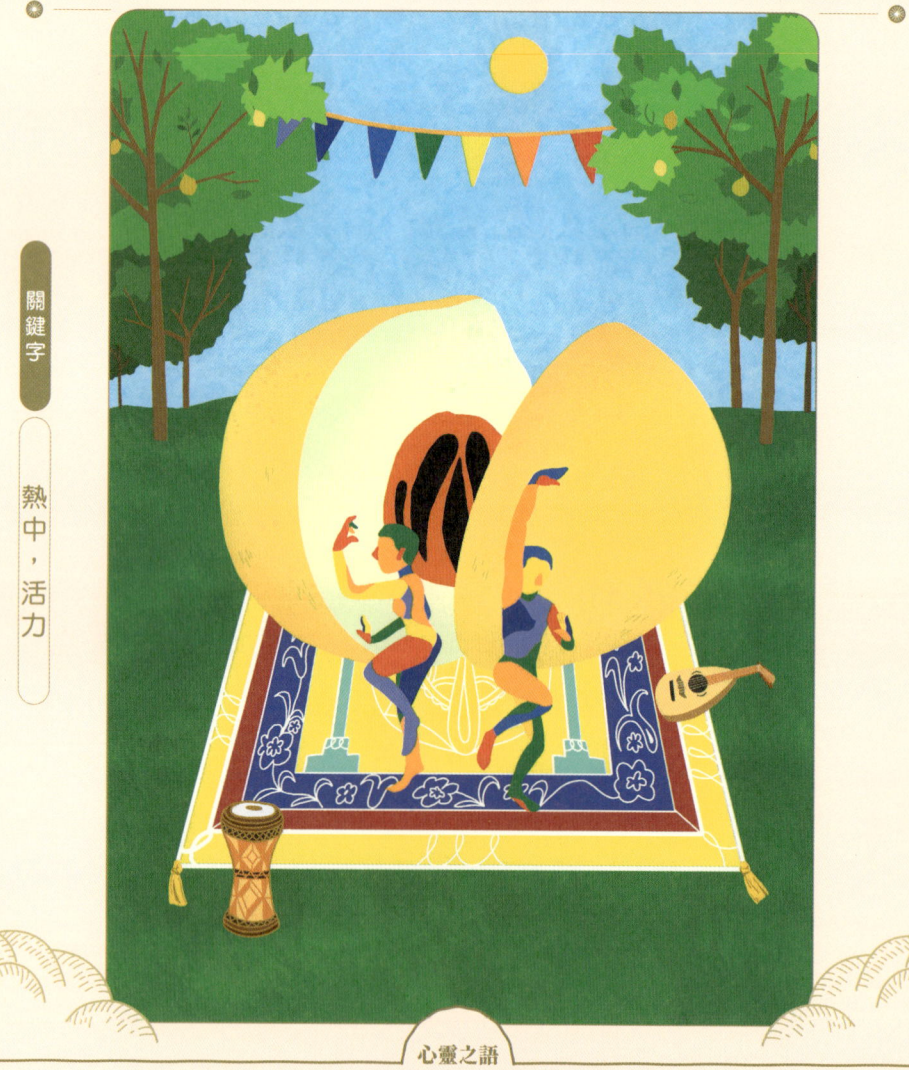

關鍵字

熱中，活力

心靈之語

你的醉心所在，就是快樂發芽的所在。

牌卡解析

✦ 目前狀態 ✦

你一直以來，或曾經是有熱情熱中的所在，真的無比幸福！
你願意為了你的愛好，燃燒熱情。像是跟著旋律翩然起舞的舞者，陶醉其中！
你熱情充滿能量，你能感染周遭的人！

✦ 面對課題 ✦

你一直苦於找不到讓你燃燒生命的熱情所在……
你渴望逃出舒適圈，對於一路上順遂安穩的生活，感覺是被安排好的，被保護著，有如一杯水，不冷不熱，缺少驚喜。
但你一直渴望找到讓你發揮，且真正屬於你的沸點。
你缺乏信心你可以走出這個安全模式。

✦ 心靈解方 ✦

盤點一下，回憶一下，生命中有沒有什麼是你曾經熱血沸騰，引領企盼的事物？
或許是童年時刻，與同學一起在工藝課完成的一艘木船，你們一起做骨架，釘木片，最後一起讓木船成功在水上漂流。或許是與舞蹈同好們，一同練習一首舞曲，最後在舞台上盡情揮灑，享受豐碩的果實。
任何能讓你感受到躍躍欲試的，都將成為你生活中有溫度的養分！
如果你抽到這張牌，你可以正視你正在評估的事物，若是能讓你帶來熱血沸騰的感覺，就姑且對自己有信心，放手一博能為你帶來意想不到的收穫！

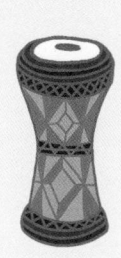

香氣設計

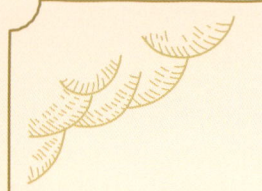

精油ID

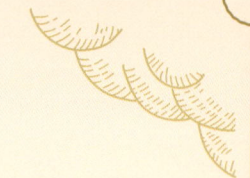

氣味強度 ★★★

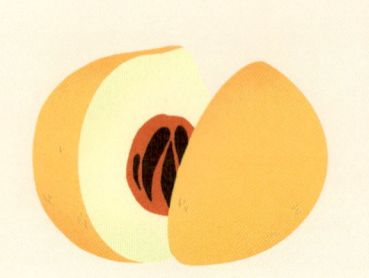

氣味音階	M- 中調
萃取部位	果實
植物香調	辛香調
植物科屬	肉豆蔻科／肉豆蔻屬
化學型態	單萜烯類
對應脈輪	腸胃輪

✦ 生理功效 ✦

肉豆蔻能幫助消化，緩解脹氣與消化不良，止吐。促進食慾。滋補振奮。提振低迷神經系統，神經疲勞，緩解神經痛。促進血液循環。

✦ 心理功效 ✦

肉豆蔻能喚起內在渴望與活力，重振對生命的熱情。在平淡無奇，缺乏欲望的狀態中，點燃烈火，燃燒加溫。

✦ 調香要訣 ✦

肉豆蔻精油飽滿厚實的香料氣味，蘊藏源源不絕的活力，辛香調的力量感與迷幻感並存。

它流露出民族風情，充滿中東異國風，聞起來有種特殊的神秘感。

香氣設計中，肉豆蔻精油氣味濃厚強勁，展現一種火紅熱力，色彩飽和的氛圍，一點點就能帶出不可忽視的高潮！

適合搭配精油

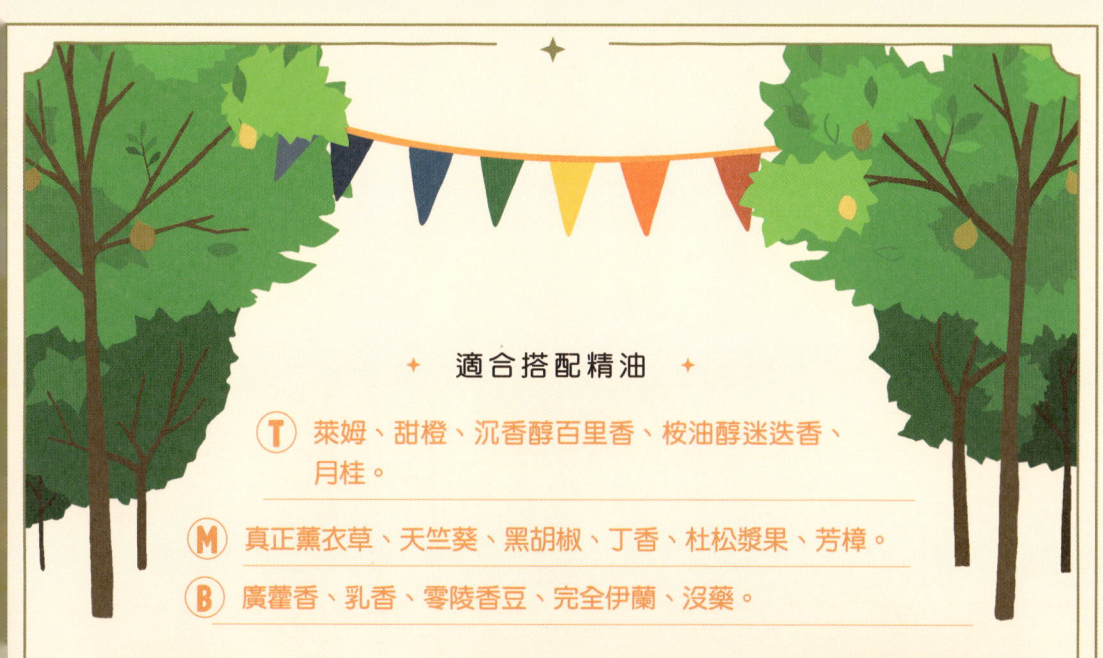

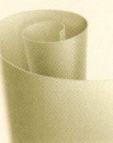

T 萊姆、甜橙、沉香醇百里香、桉油醇迷迭香、月桂。

M 真正薰衣草、天竺葵、黑胡椒、丁香、杜松漿果、芳樟。

B 廣藿香、乳香、零陵香豆、完全伊蘭、沒藥。

轉運處方箋

甜橙＋真正薰衣草＋肉豆蔻＋沒藥＋完全伊蘭

香氣意境

濃郁神秘的香氣在空氣中流動，帶著神秘異國的氣息。
舞台中央，你們兩人如同身著七彩衣的舞者，隨著鼓聲與風熱烈律動。
你們旋轉、躍動，如果實般豐盛綻放，光影交織成一場祈福的儀式。
每一個步伐，每一個迴旋，都是對生命深深的祝願與禮讚。

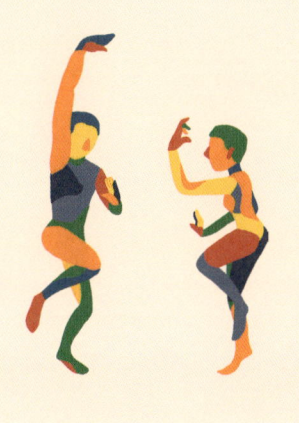

28

Palmarosa, Cymbopogon martini

玫瑰草

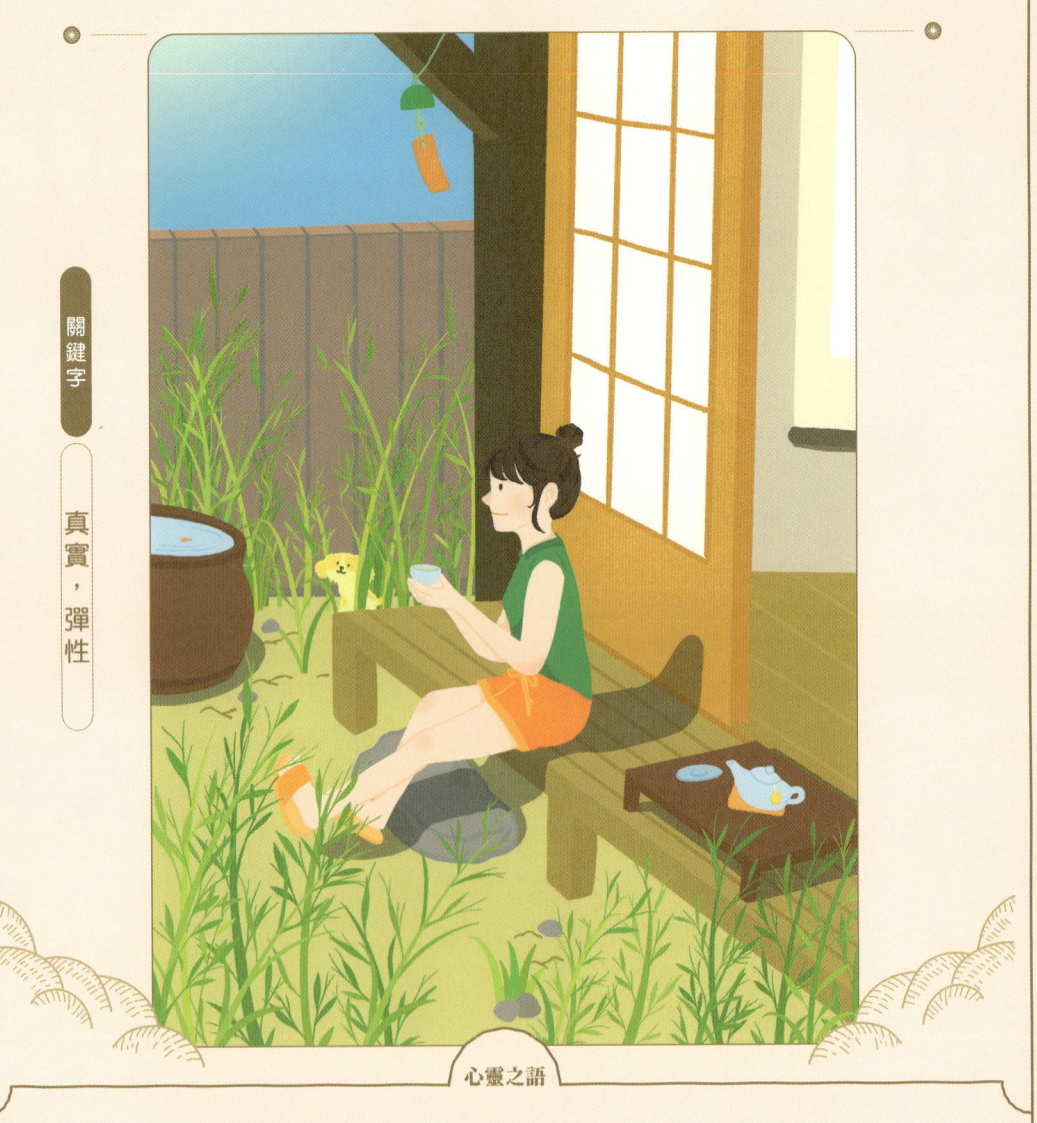

關鍵字

真實，彈性

心靈之語

保持健康，保持善良。是對自己與他人最大的祝福。

牌卡解析

目前狀態

你是樸質而典雅，不譁眾取寵的知性派。
你溫柔堅韌，能在困境中，找到彈性生存的方法。
你不渴望目光聚焦，但始終默默付出，低調而守成。
你的心境坦然，放空片刻，都是值得的救贖。

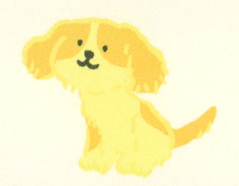

面對課題

問問你自己，你愛自己嗎？
你有時會覺得，被愛是需要條件的。你可能會覺得，你完成了什麼，才能犒賞自己；而你要先愛人，你才值得被愛。其實並不然……
抽到此牌，是時候關照一下自己了，是適度地身心放鬆的時候了。不要把自己當成鋼鐵人。
同時，最近請注意你的免疫力與抗壓性。

心靈解方

這是一條不必用力拚搏，而是溫柔修煉的成長之路。玫瑰草的強韌，不是硬撐，而是像草木一樣自然彈回來。在疲累時允許自己休息，不責怪自己；在困境時，給自己一點點行動，哪怕只有一點點。
該是返樸歸真，化繁為簡的時候了。
週末的午後，砌一壺茶，光著腳，享受著溫暖的陽光及徐徐的晚風。空氣中有點塌塌米的香氣，乾乾的，甜甜的。你值得每一刻美好，沒有任何條件及目標。
請告訴自己：「我信任我的生命節奏，我正在自然地成長。」

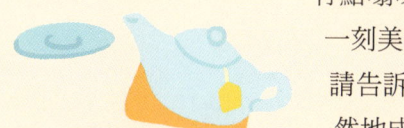

香氣設計

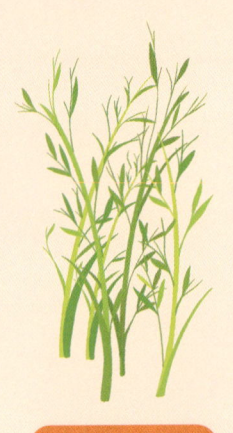

精油 ID

氣味強度 ★☆☆

氣味音階	M- 中調	植物科屬	禾本科／香茅屬
萃取部位	莖	化學型態	單萜醇類
植物香調	花香調	對應脈輪	生殖輪、心輪

✦ 生理功效 ✦

玫瑰草能調節神經痛、坐骨神經痛、風濕性疼痛。抗菌、抗病毒、抗真菌，能處理皮膚感染問題、帶狀疱疹、皮膚黴菌感染等。可消除生殖泌尿道感染。調節心血管及循環系統。

✦ 心理功效 ✦

玫瑰草幫助人如臨閒適之境，消除心中的壓迫窒礙感，給予怡然自得的彈性。能安撫神經緊繃，提供安全感。

精油中的單萜醇成分能刺激腦內啡分泌，使人更能面對壓力，保有情緒穩定；酯類成分可維持體內血清素水平，產生幸福愉悅的感受。

調香要訣

玫瑰草精油聞起來有淡淡的玫瑰香氣,由於其萃取自玫瑰草植株的莖與葉,比起花香氣味,更多了點草本及新鮮植物的層次感。

其花香氣息,會讓人聯想到玫瑰或玫瑰天竺葵,但又多了質樸與綠意。

香氣設計中,若是想要有花香的優雅,如玫瑰香氣的質感,又不想要太柔媚,玫瑰草是很好的中性選澤。它能營造出一種質樸的禪意,一種剛剛好的閒適情懷。

適合搭配精油

T 甜橙、佛手柑、檸檬、萊姆、羅勒、綠薄荷。

M 玫瑰、芳樟、天竺葵、甜馬鬱蘭、快樂鼠尾草、絲柏。

B 廣藿香、黑雲杉、膠冷杉、維吉尼亞雪松、西印度檀香、東印度檀香、永久花。

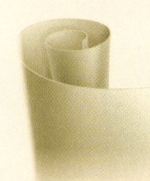

轉運處方箋

萊姆+絲柏+玫瑰草+膠冷杉+永久花

香氣意境

週末午後,陽光靜靜流淌在老屋前的木廊上,映出你怡然自得的影子。

你輕鬆穿著拖鞋,放鬆而從容。微風交錯流轉,泡一壺茶,塌塌米與老木混合的氣息,乾爽而甜美。

世界安靜到只剩下茶湯微微氤氳的聲音。

在這樣樸素的片刻裡,你懂得:真正的優雅,是靜靜與時光相守。

29

Petitgrain, Citrus aurantium

苦橙葉

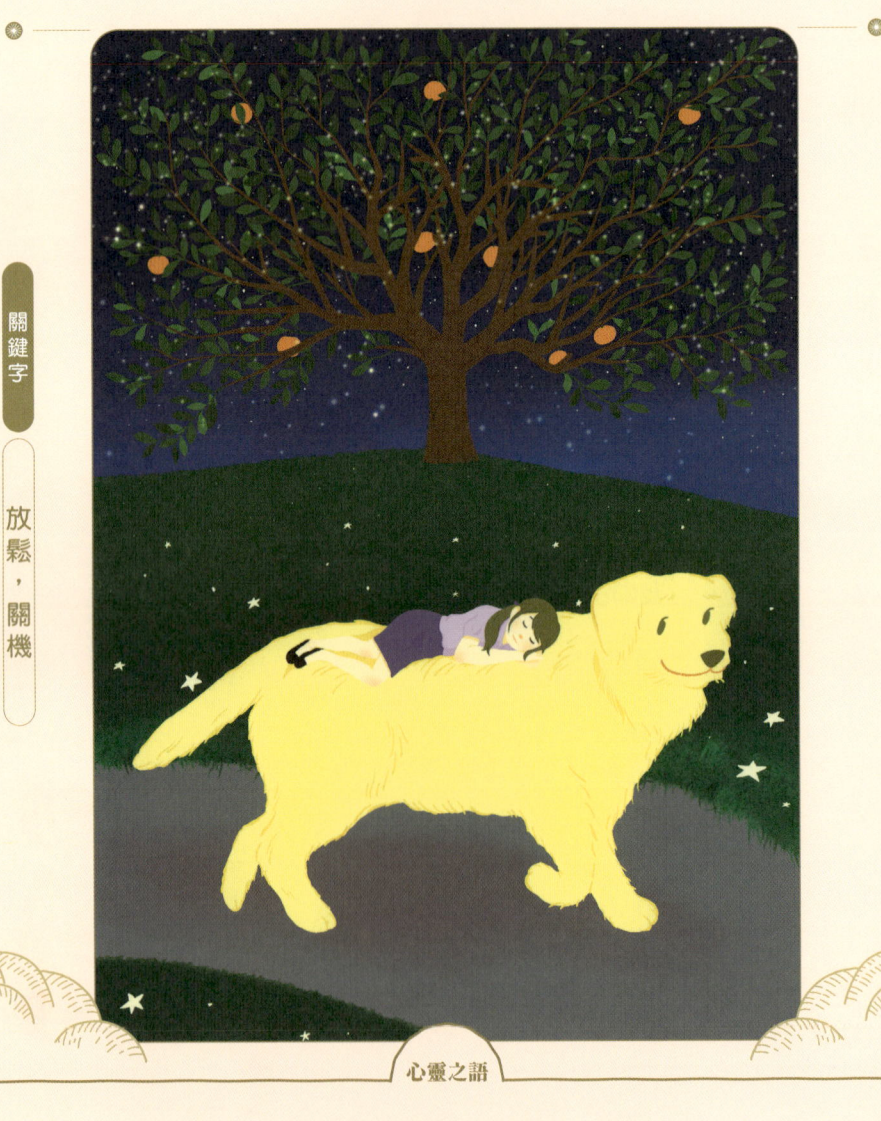

關鍵字

放鬆，關機

心靈之語

你完全可以放下忙亂，放空放鬆，好好休息。

牌卡解析

◆ 目前狀態 ◆

你的心胸開闊，對人寬容隨和，是團體中的超級好人緣。

你同時擁有溫暖的心與清晰的頭腦，能理性處理問題，但又不失人情味。在人際溝通中，能以柔軟的態度傳遞明確立場，令人感到親近又尊重。

善於在團體中扮演「橋樑」角色，善於協調，促進和諧。也重視人際間的平衡感，不喜歡不必要的對立。

◆ 面對課題 ◆

抽到這張牌，此時你可能正經歷一段身心俱疲、心力交瘁的過程。這樣的疲累不堪，已經超出你的限度了。

你正遭遇著無比疲累的掙扎嗎？你常面臨一些推不掉的瑣事嗎？你常披星戴月，不知為誰辛苦為誰忙嗎？

長期面對壓力，若是缺乏內建的「快速修復力」，容易感到異常疲憊倦怠，而且與日俱增。累積下來，對身心都是警訊。

◆ 心靈解方 ◆

關機休息吧！善待你的身體、心靈與靈魂吧！

現在的你，最需要的就是，關機好好睡一覺。

過度的耗損，並不能證明什麼，相反的，只是在透支自己的健康，拿未來與現在做交換，這並不是一筆好交易。

試著給自己一種「小而快」的休息機制，隨時小憩片刻，找到放鬆的出口，快速提升體力及活力。

香氣設計

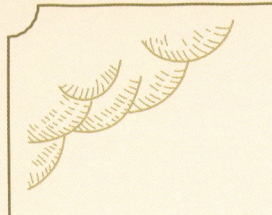

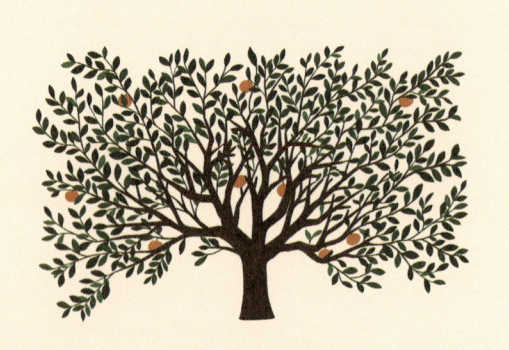

精油ID

氣味強度 ★★☆

氣味音階	M- 中調	植物科屬	芸香科／柑橘屬
萃取部位	葉	化學型態	酯類、單萜醇類
植物香調	綠葉調	對應脈輪	心輪、頂輪

✦ 生理功效 ✦

苦橙葉能舒緩放鬆疲憊的身體，調節神經系統，幫助睡眠。能緩解消化不適的狀況。可護理油性肌膚，淨化保養頭皮。

✦ 心理功效 ✦

苦橙葉能舒緩身心俱疲的狀態，幫助關機，好好休息。可舒展持續的疲倦感、倦怠感，讓身心休息充電，神采奕奕地再出發。

精油中的酯類成分，能適當保持人體血清素水準，有效穩定情緒；單萜醇成分能刺激腦內啡分泌，讓人更能面對高壓繁忙，消弭焦慮感。

✦ 調香要訣 ✦

苦橙葉精油介於花與葉之間的氣味，融合了橙花的溫柔與葉片的清新翠綠。它帶點煙燻的枝葉氣味，流露出淡淡柑橘氣息。而帶有苦澀的氣味，顯得耐聞紓壓，也耐人尋味。

香氣設計中，苦橙葉精油非常適合搭配柑橘調精油，可讓柑橘果皮的香氣，延伸到有枝葉的多層次氣味，彼此相輔相成。

✦ 適合搭配精油 ✦

(T) 甜橙、葡萄柚、佛手柑、檸檬、山雞椒。

(M) 甜馬鬱蘭、真正薰衣草、天竺葵、橙花、玫瑰草、芳樟、杜松漿果。

(B) 安息香、薑、永久花、岩蘭草、維吉尼亞雪松。

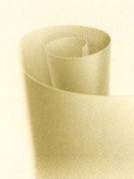

轉運處方箋

佛手柑＋甜橙＋真正薰衣草＋苦橙葉＋安息香

✦ 香氣意境 ✦

你累得睡著了，大狗溫柔地讓你趴在背上，背你回家。
星辰閃耀如守護的明燈照亮回家的路。
大狗腳步平穩，細心地穿越靜謐的樹林，偶爾回頭確認你是否睡得安穩，伴你一路安心回到溫暖的家。

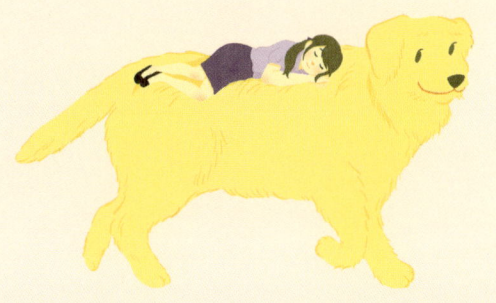

30

Pine Needle, *Pinus sylvestris*

歐洲赤松

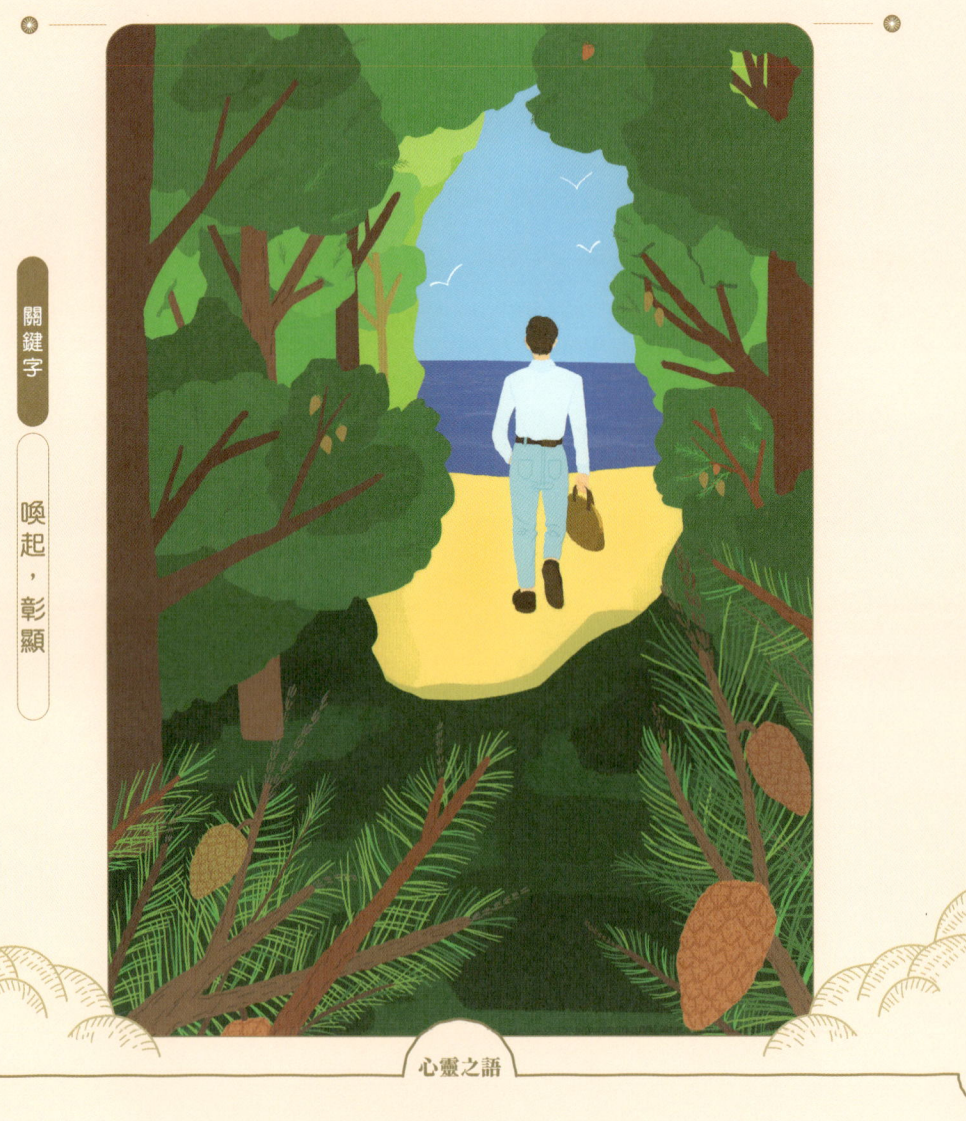

關鍵字

喚起，彰顯

心靈之語

勇氣是你華麗的裝扮，穿上它人間帥一波！

牌卡解析

目前狀態

你很有一套自己的想法,也不吝於表達讓他人知道。就像是獨行在青青山林中的菁英派,俐落敏捷,說做就做,隨時挽起衣袖,就等著完成一番事業。

面對課題

你一直渴望走出去闖蕩一番,越是期待,越害怕受傷害。擔心自己沒有說服力、影響力,或是執行力不足,擔心付出與回收不成正比。

抽到此牌,你在完成一個重大事項前,可能會在溝通與傳達層面上有點卡關,你需要找回初衷,喚起本心,表達誠意,取得認同與支持。而「誠懇」就是你溝通最好的鑰匙。

心靈解方

永遠不要丟失你的初衷。初衷的核心價值,將能支持你有底氣,承載勇氣,讓你能夠邁開大步,勇往直前。

完成目標的過程中,總是會遇到監督派與反對派,他們都是來考驗你的堅定與勇氣。良好而誠懇的溝通,能幫助你順利向前走,走上康莊大道的坦途!

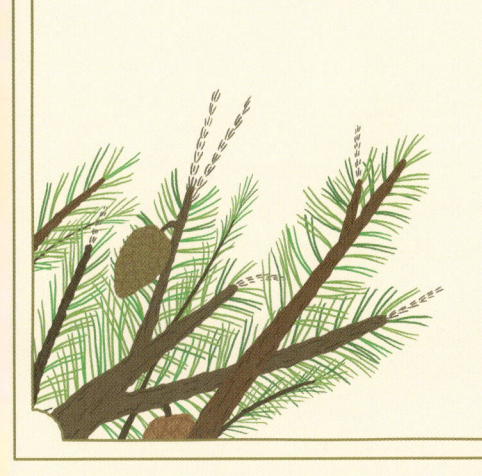

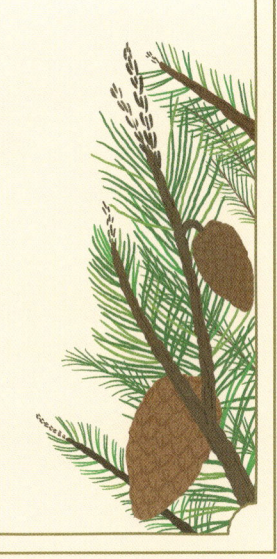

香氣設計

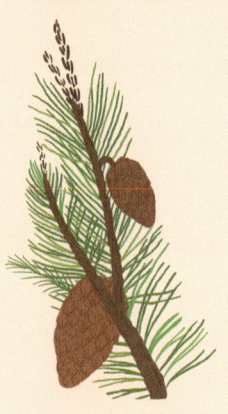

精油 ID

氣味強度 ★★☆

氣味音階	M- 中調	植物科屬	松科／松屬
萃取部位	松針	化學型態	單萜烯類
植物香調	松杉調	對應脈輪	喉輪

✦ 生理功效 ✦

歐洲赤松能處理呼吸道問題，如咳嗽、支氣管炎、鼻竇炎、咽喉炎。緩解泌尿生殖系統感染狀況。處理肌肉關節問題如肌肉酸痛、關節炎，風濕與循環不良問題。

✦ 心理功效 ✦

歐洲赤松能喚起溝通的動機。當懶得解釋，懶得表達，覺得多說無益時，歐洲赤松能幫助你傳達內心的想法，給予一種言之有物，訴諸有理的篤實感，提升自信。

✦ 調香要訣 ✦

歐洲赤松精油聞起來像是置身滿滿針葉樹林的氣味，清新蒼鬱，洋溢著芬多精，讓人想要伸懶腰大口呼吸，喚醒身心舒暢。

它的氣味也呈現一大片翠綠的氣息氛圍，新鮮清新。

香氣設計中，歐洲赤松精油是桃金孃科與各種松柏科精油的「均勻劑」，能將過於清涼或僵硬的氣味，增添煙霧水氣，像是樹林的出口有海洋，創造層次與靈氣。

✦ 適合搭配精油 ✦

(T) 檸檬、萊姆、山雞椒、桉油樟、歐薄荷、綠薄荷、沉香醇百里香。

(M) 真正薰衣草、天竺葵、玫瑰草、橙花、欖香脂、絲柏。

(B) 西印度檀香、乳香、沒藥、安息香、完全伊蘭、膠冷杉。

轉運處方箋

沉香醇百里香＋歐洲赤松＋真正薰衣草＋乳香＋西印度檀香

✦ 香氣意境 ✦

你獨自走在歐洲赤松林間，空氣清涼，步伐穩健。

一路上，回望自己走過的路，學會了誠實表達，懂得與世界溝通，不再壓抑。

你拋下過往的包袱，只攜帶信念與自由。

當走到最後一哩路，林間忽然敞開，寬闊無比的蔚藍海洋呈現眼前。你的心無比自由，迫不及待地朝光亮奔去。

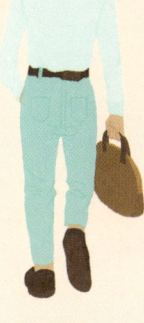

大馬士革玫瑰

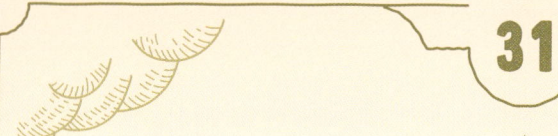

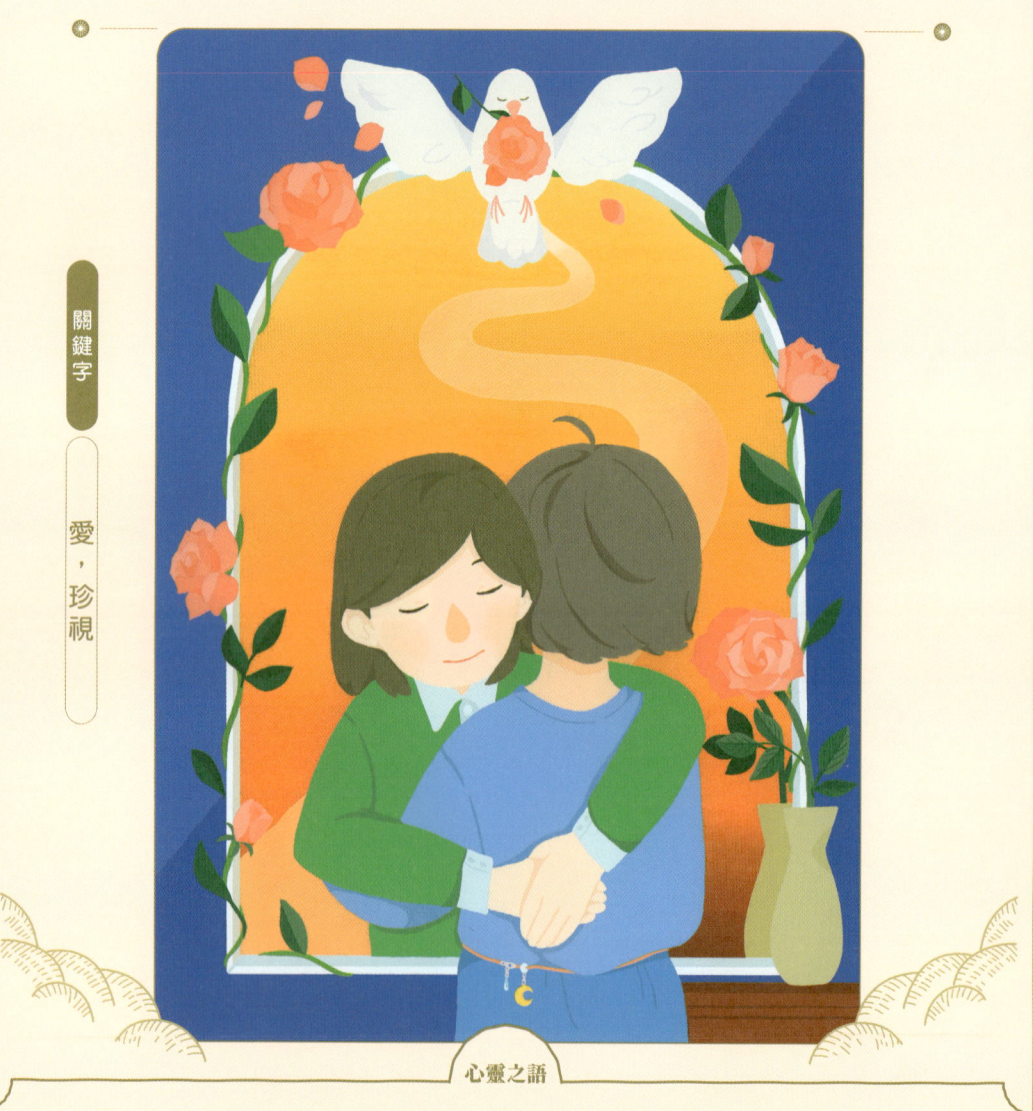

Rose, *Rosa damascene*

關鍵字：愛，珍視

心靈之語

我的美，只綻放給懂我愛我的那顆心。

牌卡解析

目前狀態

你是位溫柔的愛人者,也是懂得陪伴的知己。
由內而外散發美麗與平靜,帶著自然的吸引力,讓人感到溫柔及親近。
感受愛的感覺,在你的成長過程中,佔有非常重要的份量。
你願意愛人,也願意被愛,有能力創造愛的連結。並期望在忠誠的關係中,穩定持久發展。

面對課題

你渴望愛與被愛;你渴望欣賞與被欣賞;你一直在尋尋覓覓,有時有意識尋找,有時在潛意識,只是自己沒有發覺。
在愛與欣賞不被滿足時,你會感到挫折,甚至憤怒。你會越想用力去證明你值得被愛與被欣賞,導致有點鑽牛角尖。
在建立愛及關係的過程中,若不是朝著你的預期發展,容易顯得冥頑不靈,以及自負自大,最後會轉而冷漠。
人生在練習愛的場景中,你或許有不好的記憶或不好的經驗,導致你常把心門關上。

心靈解方

愛的感覺,與處在被愛的環境,對你非常重要。
若能讓你在感覺被愛,或是有發揮愛的機會,你會加倍給予愛。
若是你的付出,能被珍視;你的才華,能被欣賞,你會彷彿置身天堂,覺得神采奕奕。
找到讓你有愛的感覺的人事物,人生中,不是只有戀愛的感覺才是愛,被欣賞,被敬佩,更是一種高級的愛。愛不是只有獲得,付出更是種長遠的愛。
練習觀想著心輪打開,一股暖流湧入,你被愛著,同時你也愛著。

香氣設計

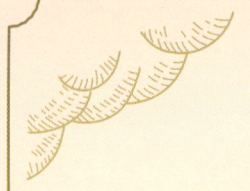

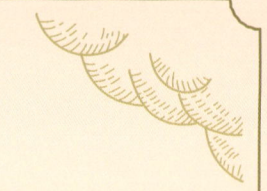

氣味強度 ★★★

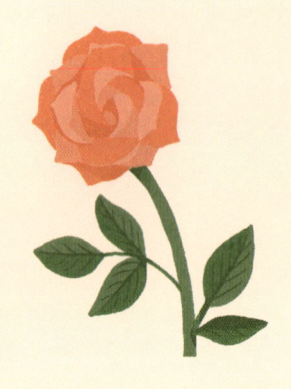

精油 I D	氣味音階	M- 中調
	萃取部位	花
	植物香調	花香調
	植物科屬	薔薇科／薔薇屬
	化學型態	單萜醇類
	對應脈輪	生殖輪、心輪

✦ 生理功效 ✦

玫瑰能調整內分泌，調理荷爾蒙、經前症候群、更年期障礙，滋養子宮。可催情，緩解性冷感。可保養肌膚，疏肝理氣，滋補心臟。

✦ 心理功效 ✦

玫瑰可以給予心靈滋潤，給予愛的感覺，增加幸福感。緩解悲傷與抑鬱的狀況，舒緩鎮定。

玫瑰提供堅不可摧的狀況，被環抱被鬆動。它告訴我們：「你是另一個我，而我是另一個你」。有溫度的「愛」靜靜流淌，從表層灌溉到心底。

精油中單萜醇成分能刺激腦內啡分泌，使人更能面對壓力，保有情緒穩定；酯類成分維持體內血清素水平，產生幸福愉悅的感受。

✦ 調香要訣 ✦

大馬士革玫瑰精油氣味細膩美好，花瓣香氣中帶有點蜂蜜的甜香。

粉嫩知性的香氣，聞起來讓人傾心，不知不覺深深被吸引。
香氣設計中，玫瑰花精油香氣，以面狀的延伸，可提升整體豐富花香層次，是溫婉柔美的花香調重要角色。

✦ 適合搭配精油 ✦

- **T** 甜橙、葡萄柚、佛手柑、綠薄荷、歐薄荷。
- **M** 真正薰衣草、橙花、羅馬洋甘菊、芳樟、絲柏。
- **B** 廣藿香、安息香、東印度檀香、沒藥、乳香。

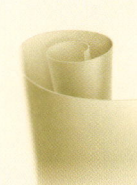

轉運處方箋

佛手柑＋大馬士革玫瑰＋天竺葵＋絲柏＋廣藿香

✦ 香氣意境 ✦

盛開的玫瑰花靜靜圍繞著鏡子，香氣溫柔而悠遠。
鏡中映出兩個身影，緊緊擁抱著，像是久別重逢，又像心靈早已交織。
你們無聲地感受彼此，心貼著心，呼吸緩緩同步。
愛是一種能力，心貼心就是愛的起點。鏡中溫柔陪伴的知己，映照著彼此。

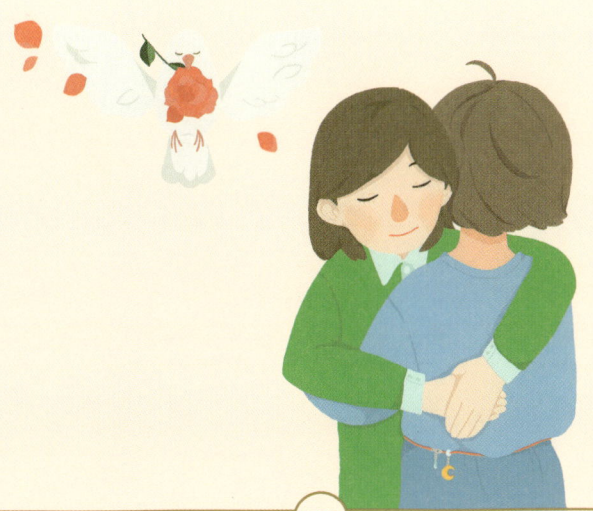

32

Sweet Marjoram, Origanum majorana

甜馬鬱蘭

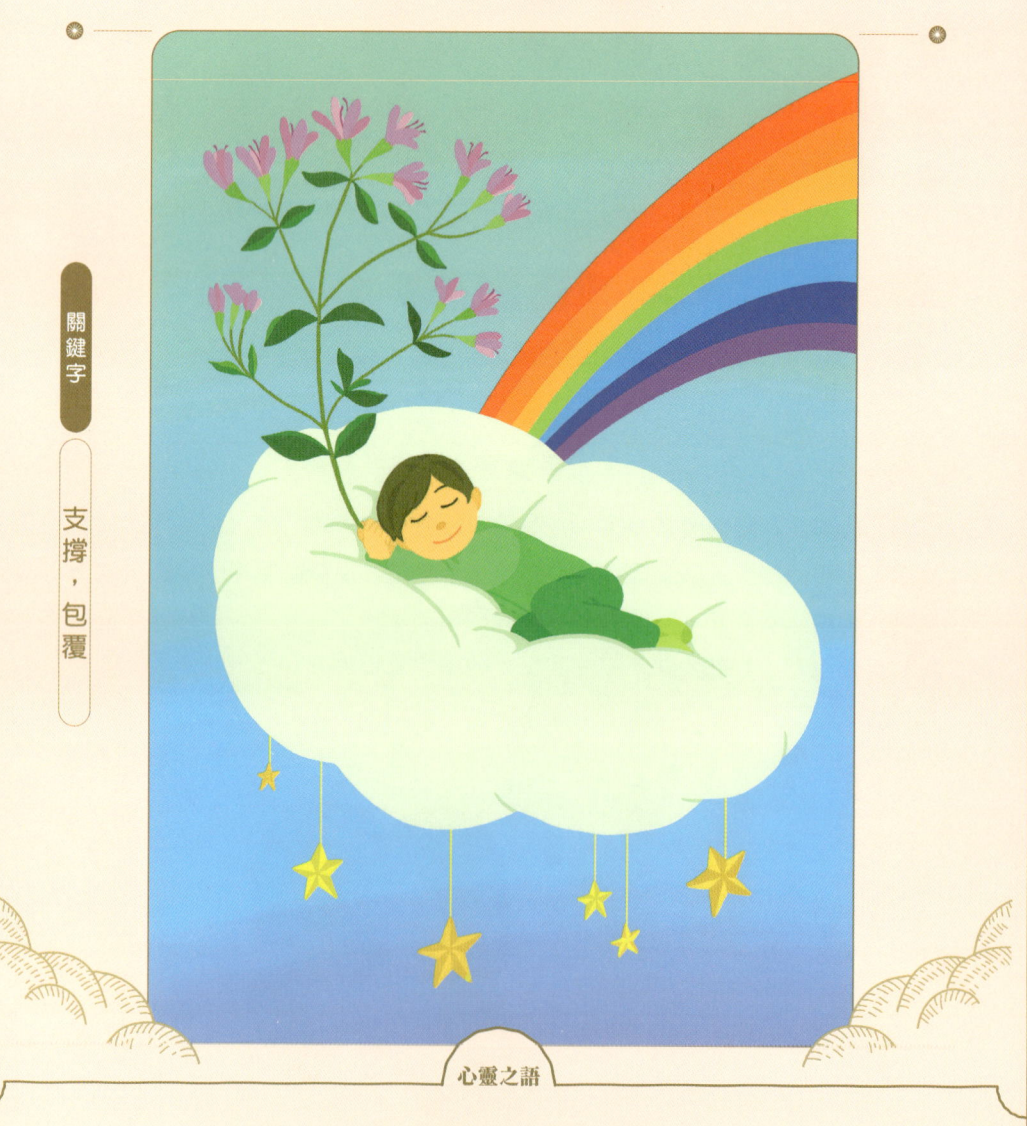

關鍵字

支撐，包覆

心靈之語

請相信，你值得背後有雙臂膀，溫柔地扶你一把。

牌卡解析

目前狀態

你內斂安靜，低調不善張揚喧嘩，是內在有穩定感的人，也會給人安心及安全的感覺。

你重視深層的真誠交流，不流於表面，一旦信任感建立，會對人忠誠且願意付出。雖然不擅於表達情緒，但總是付諸實際的貼心行動。

面對課題

你有時會過度勉強自己，忽略了自己身心的底線。一昧地往前衝，有時顯得莽撞，缺乏經驗及計畫，常要到精疲力竭，才驚覺自己已經透支了。

你不服輸地拼命往前奔跑，想要證明些什麼。外表堅強，內心孤單。

當你累了，想躺下來休息時，也很希望身後有雙厚實的臂膀，輕輕地接住你。

心靈解方

想想你的目標是什麼？怎麼做會比較有效率？

細細了解自己的長處與短處，評估好計畫，將精力放在最有效率與值得的地方。當你拼搏累了，盡情享受身後無怨無悔的支持與依靠。你的信任，
會讓這份支持更義無反顧。

與人分享生活感受，擺脫「只有我可以撐」的執念，擺脫
「報喜不報憂」的習慣。

放心地去想著，不管你多拼多累，身後都會有人
理解我，信任我，並提供安心的依靠。

香氣設計

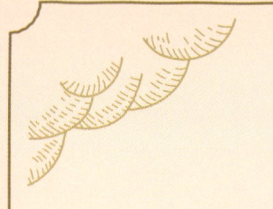

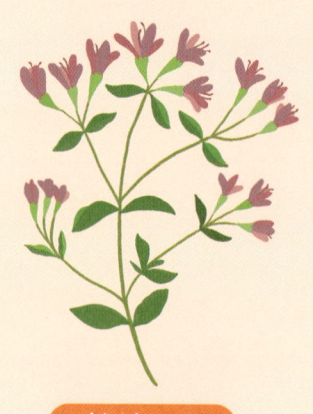

精油 ID

氣味強度 ★★★

氣味音階	M- 中調	植物科屬	唇形科／牛至屬
萃取部位	全株	化學型態	單萜醇類
植物香調	草本調	對應脈輪	心輪

✦ 生理功效 ✦

甜馬鬱蘭能緩解因壓力與神經緊繃造成的肌肉僵硬、肌肉酸痛、關節炎、腰痛與背痛。對跌打損傷有幫助。可舒緩放鬆，幫助睡眠。能殺菌抗菌、抗病毒、防腐、抗感染。也可幫助血管擴張，降血壓。

✦ 心理功效 ✦

甜馬鬱蘭能提供心靈支持的包覆感，讓人覺得安心，消弭從雲端跌落的驚嚇感。能夠放心休息，即使起身前行，也會有種輕輕被扶一把，幫助前行的感覺。

精油中單萜醇成分能刺激腦內啡分泌，使人更能面對壓力，保有情緒穩定；酯類成分維持體內血清素水平，產生幸福愉悅的感受。

調香要訣

甜馬鬱蘭精油前面聞起來是具有獨特感的草本味，少量即可帶來藥草療癒的氛圍。

香氣設計中，兼具震盪感與包覆感，這種草本氣味，帶有不可忽視的穿透力，又能溫和安撫人心。

適合搭配精油

(T) 桉油醇迷迭香、葡萄柚、佛手柑、甜橙、月桂。

(M) 真正薰衣草、芳樟、苦橙葉、快樂鼠尾草、歐洲赤松。

(B) 東印度檀香、乳香、欖香脂、岩蘭草、薑。

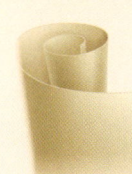

轉運處方箋

甜橙＋甜馬鬱蘭＋真正薰衣草＋苦橙葉＋岩蘭草

香氣意境

你像小男孩般安穩地睡在一片厚厚的雲海上。雲朵像孩提時夢境中，輕輕接住你的那雙厚實的背膀，靜靜擁抱著你。
彩虹織成的吊床，搖曳在星光之間，星星們輪流講故事，微風捎來夢的種子，一顆顆在你心田悄悄綻放。

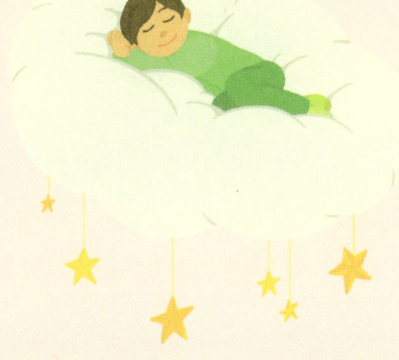

33

True Lavender, *Lavandula officinalis*

真正薰衣草

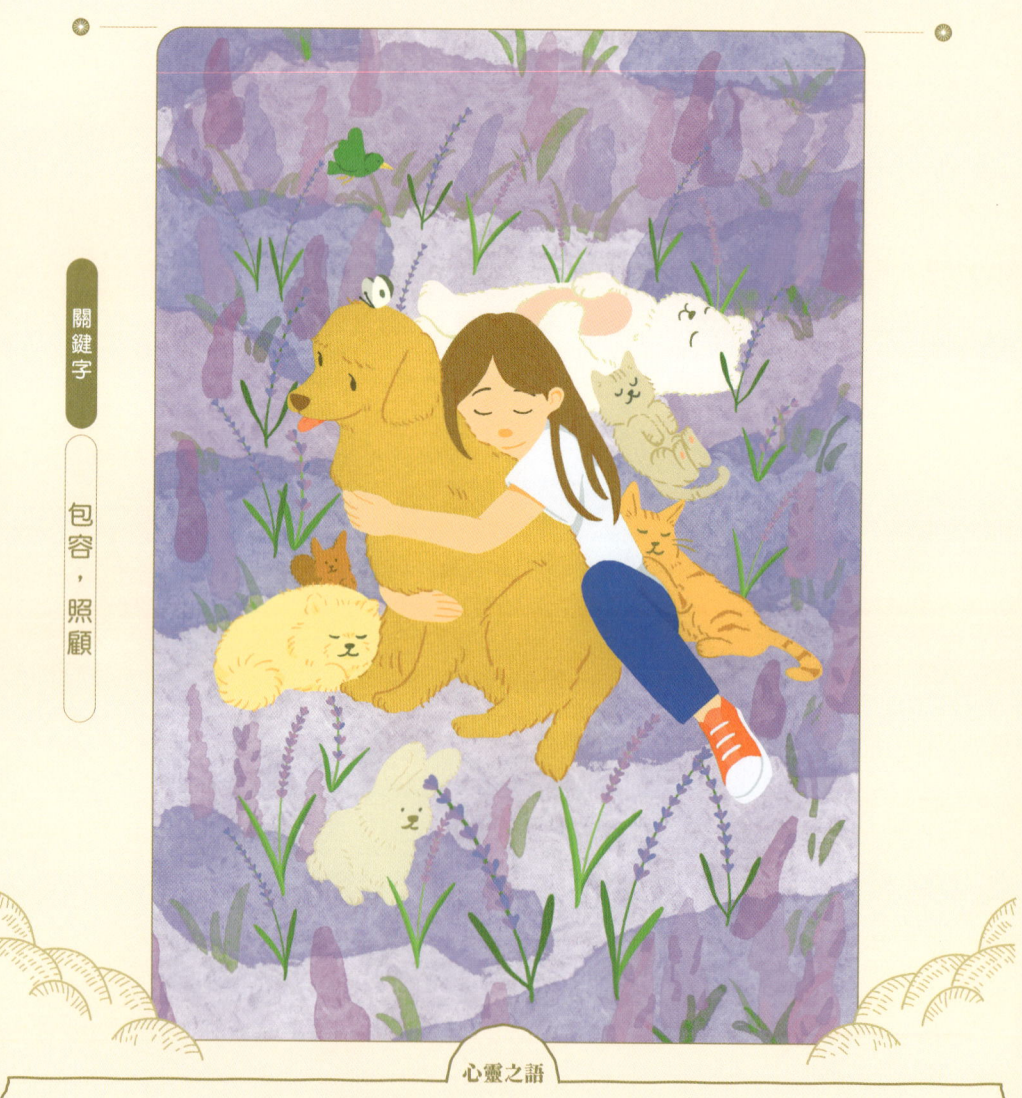

關鍵字

包容，照顧

心靈之語

你可以愛任何人，但必須最愛自己。

牌　卡　解　析

◆ 目前狀態 ◆

你很能照顧人，你的包容性強大，在他人眼中，你和煦溫暖。

薰衣草稱為大地之母，你擁有如同母親的特質，總能關照周遭的人，無微不至，無怨無悔。也像水一樣，溫柔充滿力量。

情緒穩定，擁有高情商，兼具理性與感性。

◆ 面對課題 ◆

你有時會面臨過度付出，犧牲自己的狀況。若當付出與回收不成正比，你會陷入更加挫折沮喪。

有時你的包容與退讓，不一定會受到對方的認同，反而會有窒息與干擾的錯覺。

如果你非常不喜歡真正薰衣草的氣味，可以觀察省思與母親或至親的關係課題。母親或至親的角色，之於你，有什麼樣的感受？過多關注、窒息、常常相互摩擦？或成長過程中，期望不一致，常常失望……？

這些關係議題，可能會在你的潛意識底層成為陰影並造成影響。或許，你越是不願意，越是一再複製同樣的劇情。

◆ 心靈解方 ◆

好好愛自己吧！

在愛別人、愛家人、愛伴侶、愛孩子的前提，你最需要好好愛的，其實是你自己。

當你在照顧每個人時，首先應該先好好照顧好自己。富養自己，給自己最多的關注，滿滿的欣賞，理解自己的不容易，成全自己的嚮往。

如果你是位母親，你最該愛的，是住在你身體裡的那位孩子。

接納生命中的各種可能性，溫柔以待，放慢腳步，不躁進不抑鬱，適度地讓情緒找到出口。

香氣設計

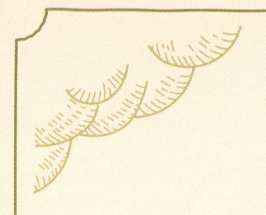

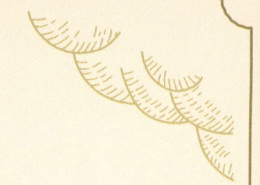

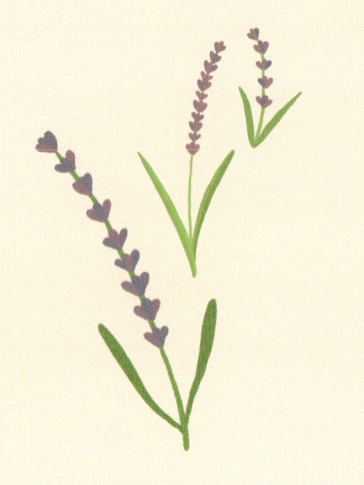

精油 ID

氣味強度 ★☆☆

氣味音階	M- 中調
萃取部位	花
植物香調	花香調
植物科屬	唇形科／薰衣草屬
化學型態	酯類、單萜醇
對應脈輪	心輪、頂輪

✦ 生理功效 ✦

真正薰衣草是全方位調理精油，不論在保養或急性處理，效果都出色，而且溫和安全。男女老少皆宜，是居家必備保健精油。抗菌抗感染、抗微生物，蚊蟲叮咬、燒燙傷都能處理。

也能平衡荷爾蒙系統，調理婦科，經前症候群，更年期障礙。舒緩鎮定解痙攣，緩解疼痛，安定神經，幫助睡眠。抗菌抗感染，降低發炎狀況。

✦ 心理功效 ✦

真正薰衣草能給予一種媽媽般的包容感，感受到自己是被照顧被呵護的。同時，也能創造一種投射的氛圍，讓人感受到，自己的內在小孩也渴望被關注及被愛護。

它能撫平煩躁，感受自己被一層溫暖光輝籠罩。並提醒著人們，「愛萬物，從愛自己開始。」

精油中的酯類成分能刺激腦內啡分泌，在各方壓力來襲下，情緒穩定平衡；並維持體內血清素水平，創造幸福的愉悅感。

✦ **調香要訣** ✦

真正薰衣草精油具有和煦的花香氣息，溫柔而包容，讓人如沐春風。其氣味甜美溫和，不費吹灰之力，就能讓人放下心防。

在香氣設計中，真正薰衣草精油是不可或缺的中調氣味，它能讓整體的香氛作品，更加融合及和諧，成為完整的一體，並且填補氣味中的間隙缺口與斷層，能夠作為塊狀打底的「均勻劑」。

它性情溫和，是「和事佬型精油」，善於調和融合，與各種精油香調都能相容搭配。

✦ **適合搭配精油** ✦

(T) 甜橙、佛手柑、葡萄柚、沉香醇百里香。

(M) 苦橙葉、甜馬鬱蘭、羅馬洋甘菊、天竺葵、芳樟、絲柏。

(B) 完全伊蘭、安息香、西印度檀香、岩蘭草、大西洋雪松、維吉尼亞雪松。

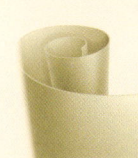

轉運處方箋

甜橙＋羅馬洋甘菊＋真正薰衣草＋絲柏＋維吉尼亞雪松

✦ **香氣意境** ✦

你總是靜靜地愛護著每一個小生命。最愛的大狗緊緊依偎著你；小貓伶俐輕巧；松鼠活潑嬉戲；大熊溫厚守護；鳥兒自在飛翔。你的溫柔無私，如同和煦陽光，吸引著這群摯愛的夥伴們圍繞身旁。愛與被愛，在這片柔軟的薰衣草地上，靜靜流動，無聲而深遠。

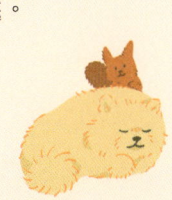

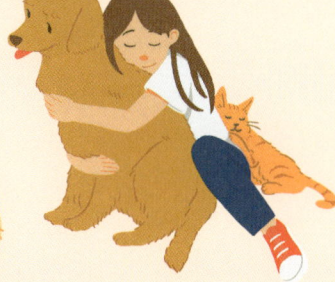

後 調

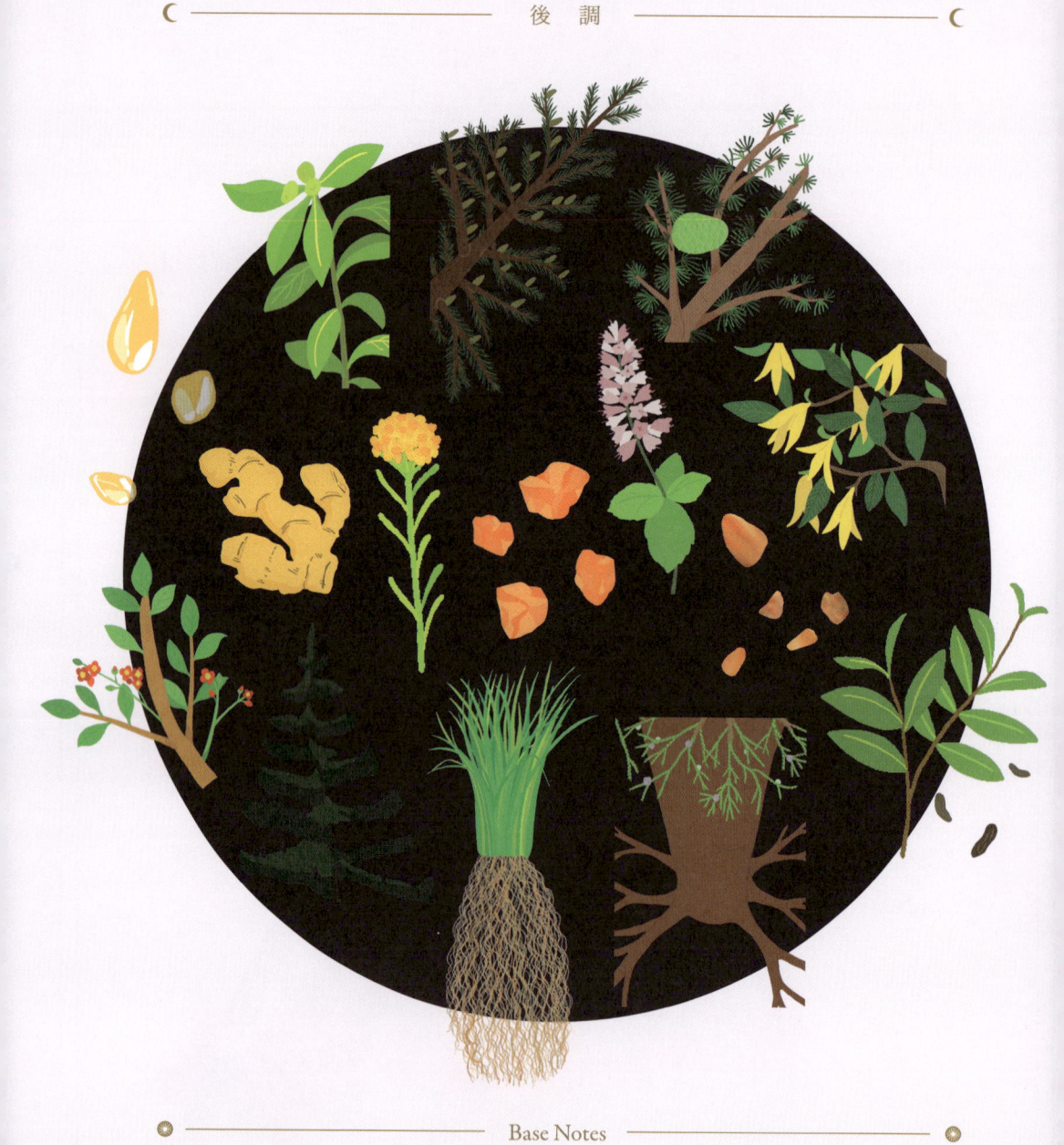

Base Notes

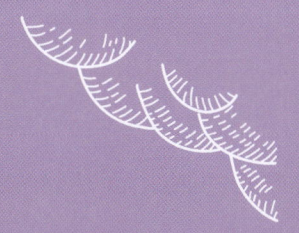

PART 4

後調類精油

香氣尾韻,讓調香更有層次且持續

後調類精油是香氣最持久的部分,通常可以持續數小時至一整天,
是香氣的基調,也是給人印象最深刻的部分。
由於分子大,所以揮發速度最慢,可以讓氣味維持更久,大多數有定香的效果。
而木質調、香脂調、鄉野調的精油都有這樣的強項,
包括大西洋雪松、安息香、廣藿香等。

34

Amyris, *Amyris balsamifera*

西印度檀香
（阿米香樹）

關鍵字

成全，融合

心靈之語

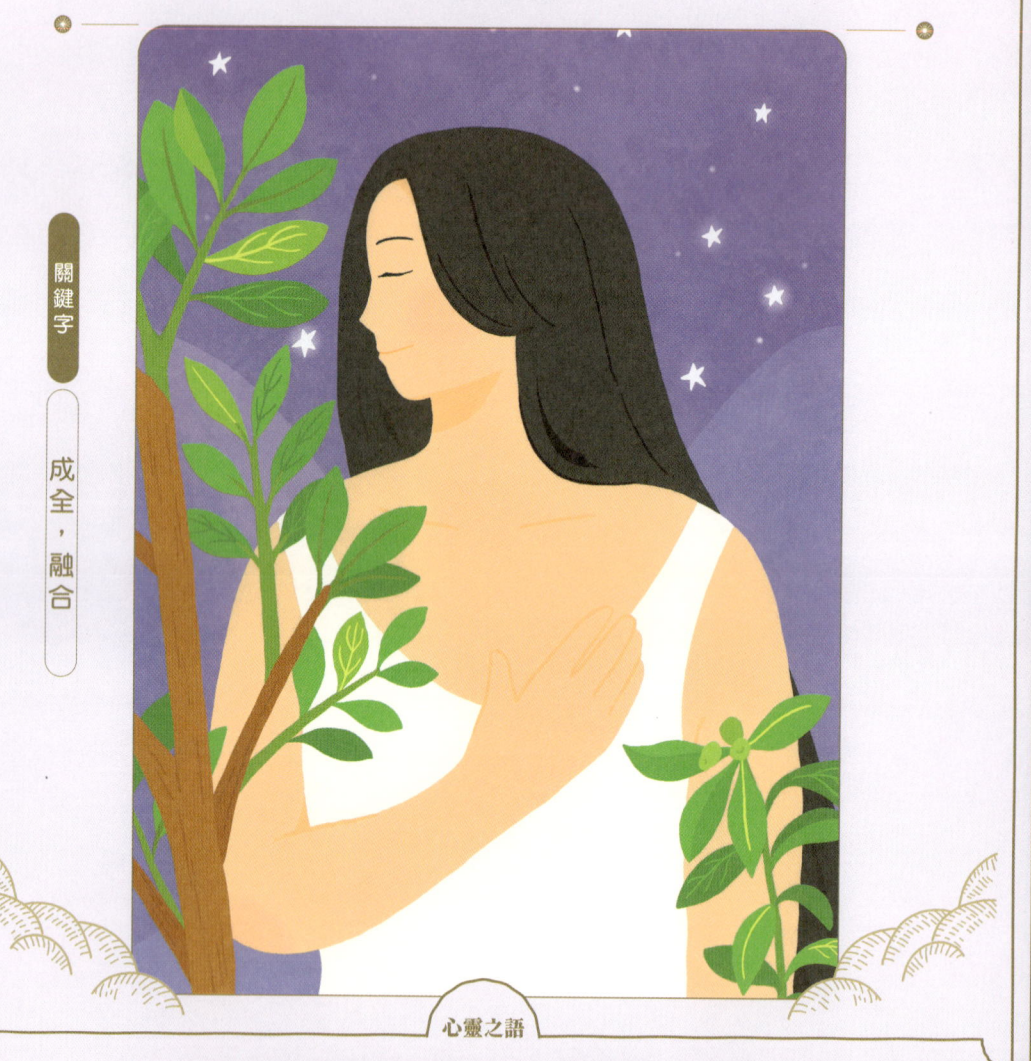

我退到你看不見的地方，就是最愛你的距離。

牌卡解析

目前狀態

你一直很善解人意,不爭不搶,不邀功不躁進。

你一直有著自己的節奏在處理著世間的千絲萬縷。在高速運轉的世道下,競爭激烈,你總能有一番自身的保護色,像是恬淡悠遠,獨立不隨波的山中精靈。

面對課題

抽到此牌,你最近遇到要拿捏分寸與距離的情境。

走近一步,顯得太靠近,怕會有窒息感,會擔心失敗;退後一步,又怕顯得疏離,似乎漠不關心,或是差那一分投入感。

「存在感」這項課題,有時真的是門藝術。

心靈解方

想想世上最近的距離是什麼?是「重疊」。

你想要達成一種境界,不是把它當作目標,而是直接變成它!融合在一起,即能一念一天堂。

人和人最得體的愛是什麼?是「成全」。

你想要愛一個人,不一定要想盡方法對他好,而是直接愛他所愛,用他的視角,來感知世界。

允許每一個現象,每一個事實;邀請每一個想法,每一個參與。

你的念,將成就現在的你。

香氣設計

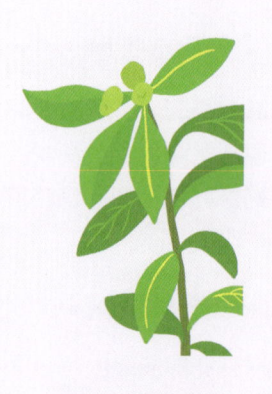

精油 ID

氣味強度 ★☆☆

氣味音階	B-後調	植物科屬	芸香科／阿米香樹屬
萃取部位	木心	化學型態	單萜醇類
植物香調	香脂調	對應脈輪	頂輪

✦ 生理功效 ✦

西印度檀香有保濕與抗氧化的特性，可幫助修復肌膚。可抗菌、抗發炎，對於輕微的皮膚問題如痘痘、紅腫，可能有溫和的效果。可鎮定放鬆，減少焦慮與壓力，改善失眠。

✦ 心理功效 ✦

西印度檀香精油適合用於調香。氣味能讓人靜靜細品，放緩腳步。

調香要訣

西印度檀香精油淡然若有似無的氣味，第一時間點吸嗅時，甚至還聞不太到。但有微微的樹脂與木質香氣。

香氣設計中，西印度檀香精油是不爭不搶的後調，能烘托其他氣味的存在，完全不影響整體氣味走向。其帶有流動感的樹脂氣息，能做為一種溫和的打底，延長持香時間，是天然的定香劑。

適合搭配精油

T 甜橙、佛手柑、葡萄柚、萊姆、檸檬、月桂。

M 苦橙葉、甜馬鬱蘭、羅馬洋甘菊、天竺葵、玫瑰草、真正薰衣草。

B 完全伊蘭、乳香、岩蘭草、廣藿香、維吉尼亞雪松、東印度檀香、黑雲杉。

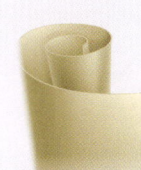

轉運處方箋

月桂＋天竺葵＋真正薰衣草＋黑雲杉＋西印度檀香

香氣意境

山中精靈靜靜地駐守於山霧繚繞間，於樹影搖曳間。
你化身為大地之母，恬靜地守護著山林間每一寸生靈。
獨立而自在，不為塵囂所動。
以溫柔的眼神關照著花開葉落。
萬物在你寬廣的懷抱裡，自然生長，安然自在。

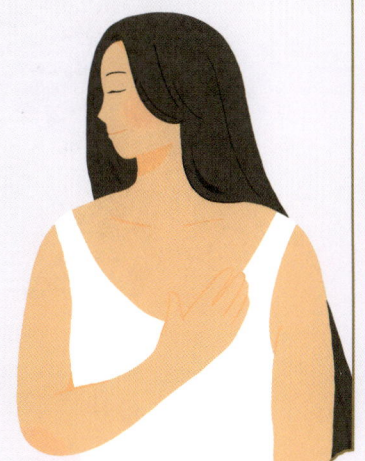

35

Balsam Fir, *Abies balsamea*

膠冷杉

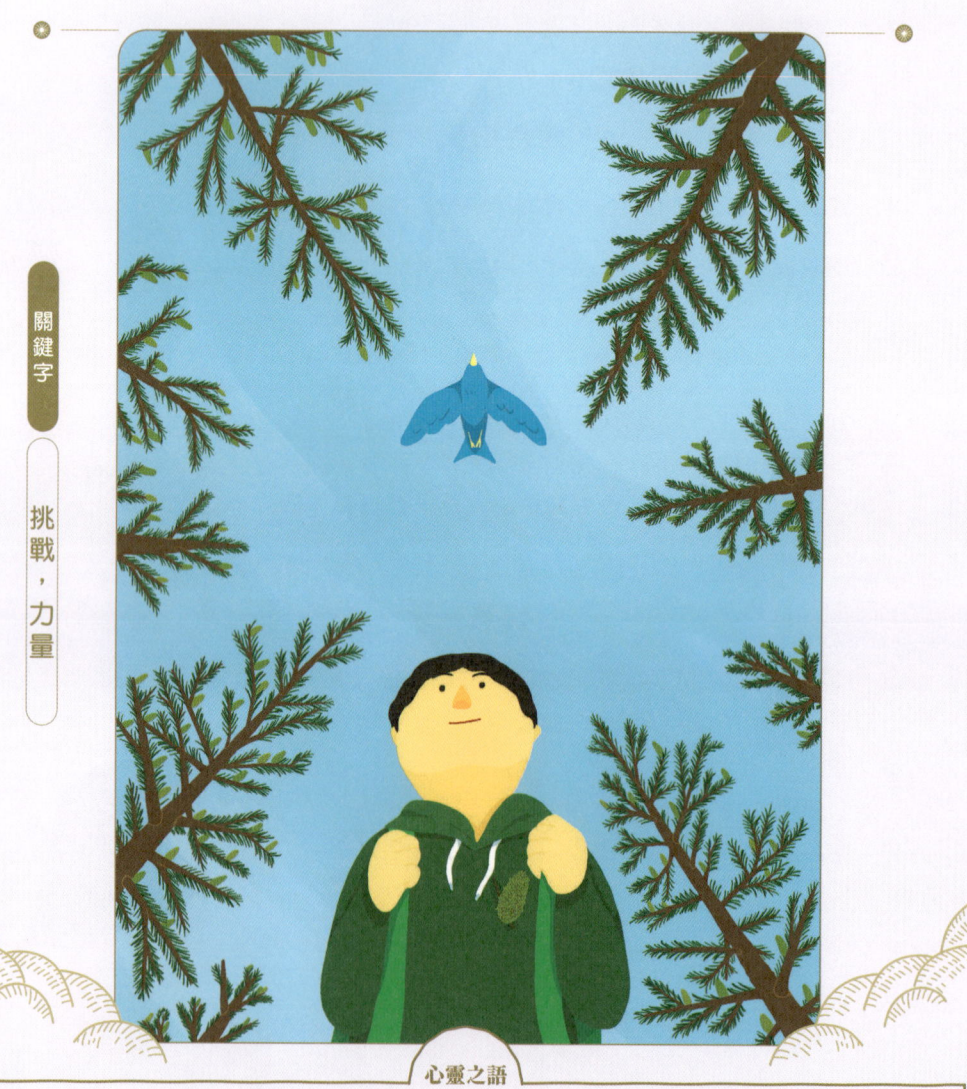

關鍵字

挑戰，力量

心靈之語

你終究要自己走一遍森林，下次才不會迷路！

牌卡解析

◆ 目前狀態 ◆

你的外表安靜，內心堅定穩重。能沉著面臨挑戰，也能支持他人克服困難，充滿力量的信賴感。

擁有內在韌性與外在行動力，既能堅持自我目標，也能循序漸進調整步調。

喜愛自然山林，空氣與空間感，對大自然能產生深刻的連結，無止盡的內心嚮往。

◆ 面對課題 ◆

你有時會困在看不到遠處的目標，原地踏步，迷失方向。

當抽到這張牌，你最近可能會遇到見樹不見林的狀況，缺少獨立思考的魄力，有點踏不出步伐。或正處在迷霧森林中，迷茫地找著前方的路。

你抬頭望向天空，樹林參天，需要堅定冷靜地找出方向。切記不要三心二意、半途而廢！這些都是考驗你的勇氣與處變不驚能力的過程。

◆ 心靈解方 ◆

你需要清晰獨立自己的思維，有時拉高眼界，想像自己不是在樹林裡，而是飛翔在樹梢的小鳥，可以鳥瞰整個局面，看清局勢，更客觀理性地以高維旁觀者的視野，看透走出樹林的路線。

多走進大自然中，感受並記住身體與心靈被穩定紮根的感覺；感受在大地的懷抱中，充滿方向感的感受。

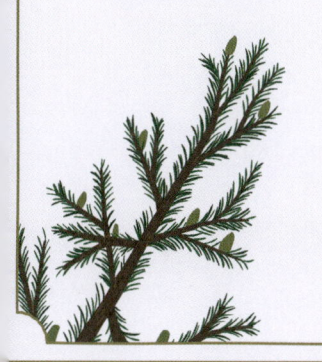

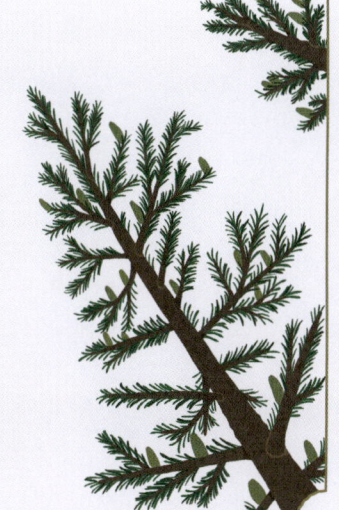

香氣設計

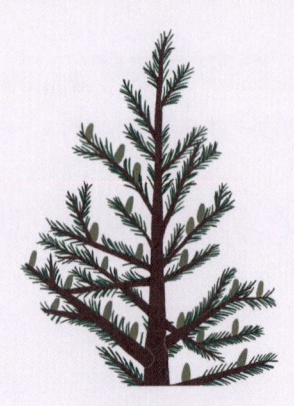

精油 ID

氣味強度 ★★☆

氣味音階	B- 後調	植物科屬	松科／冷杉屬
萃取部位	針葉	化學型態	單萜烯類
植物香調	松杉調	對應脈輪	心輪、喉輪

✦ 生理功效 ✦

膠冷杉能增強免疫力，預防感染。可以抗菌、抗病毒，清新淨化空氣。能提神醒腦，幫助思慮清晰。

✦ 心理功效 ✦

膠冷杉能深化呼吸，注入能量與勇氣，更無懼面臨挑戰。當定向的意識先行，能量會在其後再次補強，展現撥雲見日的通透感。

✦ 調香要訣 ✦

膠冷杉精油氣味清澈，樹脂感溫潤，透露著乾淨理性的木質芳香，帶著森林般的支持與安定。

嗅吸它的香氣適合構思與企劃，可清晰明朗思緒、撥雲見日。有種走進冰雪森林，充滿涼意的木質氣息。

香氣設計中，膠冷杉精油是桃金孃科與松柏科精油的「均勻劑」，能讓原本過於清涼與固執的氣味，增添水氣的感覺，呈現山嵐瀰漫感，多一些靈動與仙氣。

✦ 適合搭配精油 ✦

(T) 檸檬、萊姆、山雞椒、桉油樟、藍膠尤加利、歐薄荷。

(M) 歐洲赤松、玫瑰草、橙花、真正薰衣草、欖香脂。

(B) 維吉尼亞雪松、乳香、沒藥、安息香、完全伊蘭。

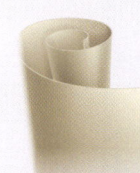

轉運處方箋

萊姆＋橙花＋歐洲赤松＋膠冷杉＋安息香

✦ 香氣意境 ✦

背著輕量裝備，你踏上高原森林的稜線。GPS 在背包裡沉睡，你只信任自己的眼與心。

風掠過林梢，空氣稀薄卻清澈。抬頭，一隻藍鳥劃過天幕，像一筆流暢的指引。

你沒有迷路，因為經過無數次鍛鍊，早已學會真正的導航，是來自內在的沉著與清晰。

36

Benzoin, Styrax tonkinensis

安息香

關鍵字

安然，順流

心靈之語

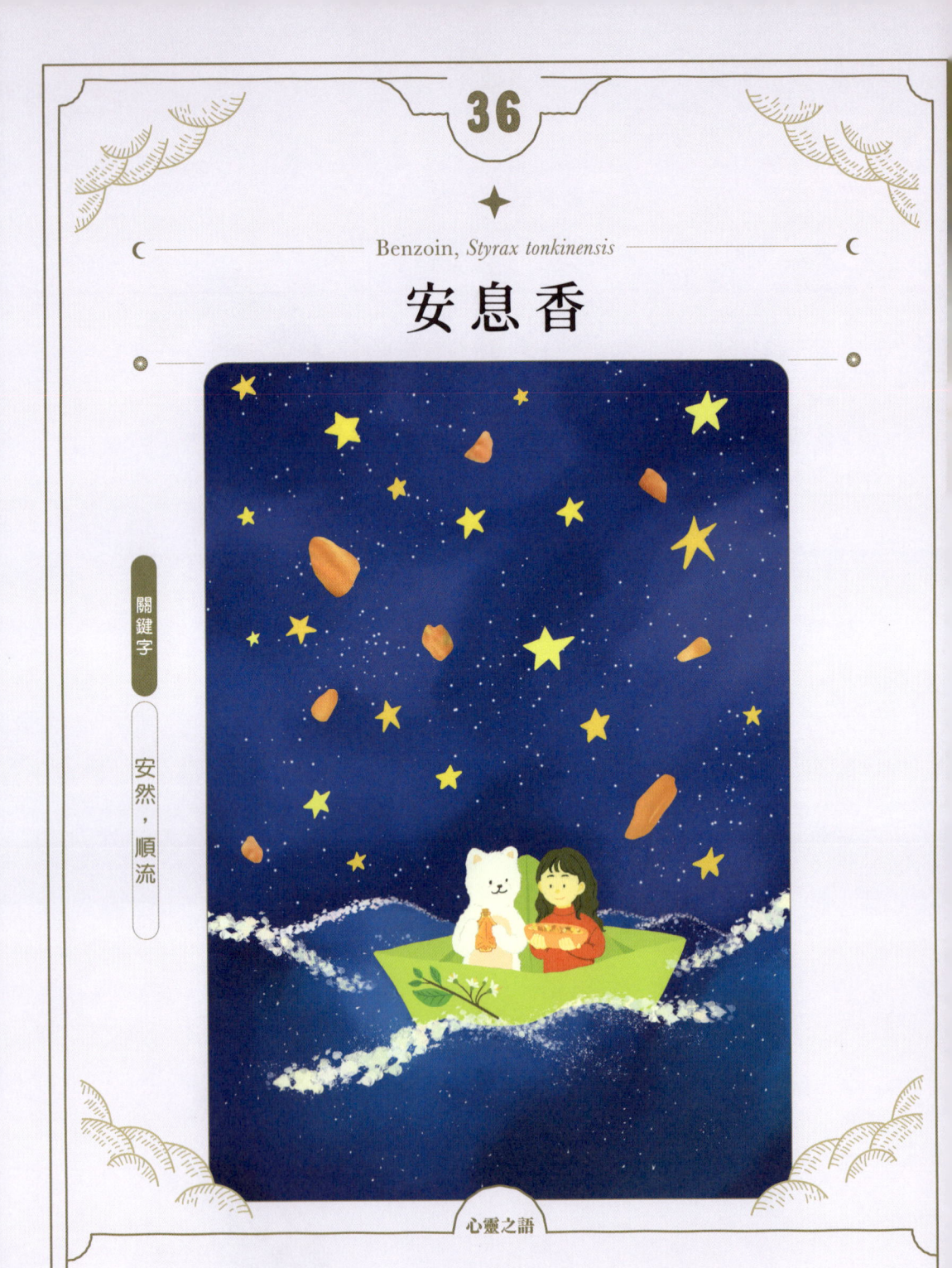

我在日月星辰中，安然隨波逐流，輕舟已過萬重山。

牌卡解析

目前狀態

你重視質感,生活中注重品味。

你為人溫暖細膩,情感豐富。像是一個溫馨的小屋,讓人覺得安心溫暖,想和你有共同夢想。

你懂得安靜陪伴,懂得留白,是一位安靜的守護者,不會躁進地解決問題。但你的內心渴望靈魂伴侶,希望有人能懂你理解你,欣賞閱讀你,與你共築夢想,這是你心底最美的一幅畫。

面對課題

在一段關係中,你常會過度付出,太想照顧他人情緒,過分為對方著想,而對感情有著完美苛求的想像。當付出與回收不如預期時,你會感到非常沮喪。你常會有患得患失的課題,為了維持安撫穩定的形象,往往忽略了自己真實的感受,造成過分壓抑。

對於你想爭取的事物,你既憧憬浪漫有質感,卻會有種既期待又怕受傷害的感覺。

心靈解方

允許情緒流動,接納而非抗拒,不壓抑也不抓取。想像著坐在漂漂河上,讓水流帶動著,沿途看著引人入勝的兩岸風光。有種兩岸猿聲啼不住,輕舟已過萬重山的感覺。

練習只觀賞沿途的風景,感受風的溫度,空氣中的氣味,單純體驗當下,不過多要求,目的地去哪裡,已經不是重點了。

心就像河流,情緒是漂流的小葉子,不必每片都撿起。你只需要靜靜地,順流著,讓更高的能量,帶你到該去的地方。

隨遇而安吧!「順流不是放棄努力,而是帶著信任與溫柔,成為自己生命之河上自在的旅者。」

香氣設計

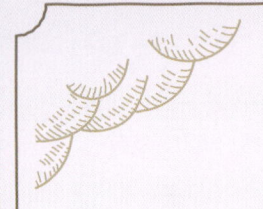

氣味強度 ★★☆

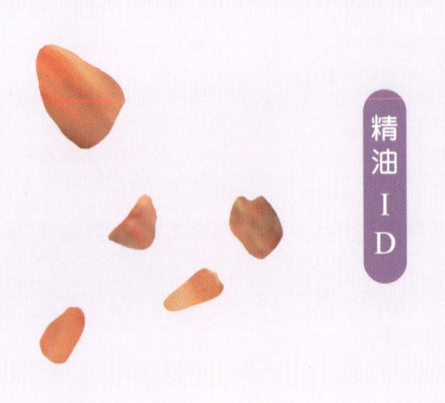

氣味音階	B- 後調
萃取部位	樹脂
植物香調	香脂調
植物科屬	安息香科／紅皮屬
化學型態	酯類
對應脈輪	海底輪、心輪

精油 ID

✦ 生理功效 ✦

安息香能舒緩神經系統緊繃的失衡狀況，放鬆壓力，幫助睡眠。溫暖調和循環系統，心血管系統。幫助受傷皮膚，癒合再生。可調理關節炎、痛風、循環不良的問題。

✦ 心理功效 ✦

安息香能作為心靈的打底，在歡愉與快樂之間，提供一種安全的緩衝。讓心安放，有厚度，有溫度，不怕受傷。人生境遇，在逆流時，給予坦然釋懷；在順流時，給予心安理得。

精油中酯類成分能刺激腦內啡分泌，在面對壓力時，仍能保持情緒穩定；並維持體內血清素水平，燃起愉悅滿足的感受。

✦ 調香要訣 ✦

安息香精油甜美豐潤的香氣，聞起來有點楓糖的香甜，透露出堅果的氣味。

氣味具有恬適感的打底，流淌過一道甜蜜滋味，回味無窮。而後味聞起來有微微奶香，溫馨討人喜愛，能夠柔化其他較為尖銳的氣味。

香氣設計中，安息香精油是填補空洞型的「均勻劑」，能夠將配方打底，塑造出整體的高級感。其質地黏稠，揮發慢，是非常好用的後調精油與天然的定香劑。

✦ 適合搭配精油 ✦

T 甜橙、佛手柑、葡萄柚、檸檬、山雞椒、羅勒、月桂。

M 玫瑰、天竺葵、杜松漿果、絲柏、丁香、黑胡椒、肉豆蔻、肉桂。

B 沒藥、乳香、岩蘭草、廣藿香、東印度檀香、完全伊蘭。

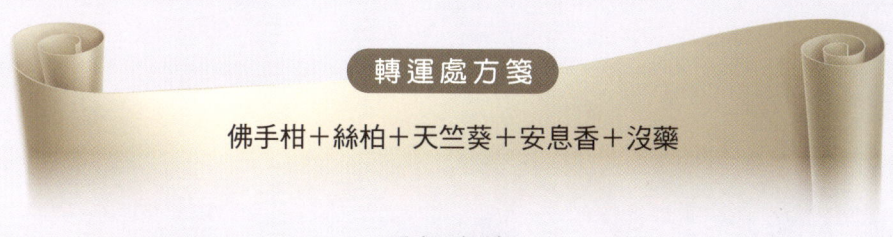

轉運處方箋

佛手柑＋絲柏＋天竺葵＋安息香＋沒藥

✦ 香氣意境 ✦

你和大白熊乘著星空編織的小船，讓清涼的微風輕撫臉頰。

船兒緩緩隨著銀色的星河順流而下，輕柔的星辰在身旁閃爍，低語著宇宙的秘密。

此刻，你們只需安心地隨波逐流，便能抵達夢想之岸。

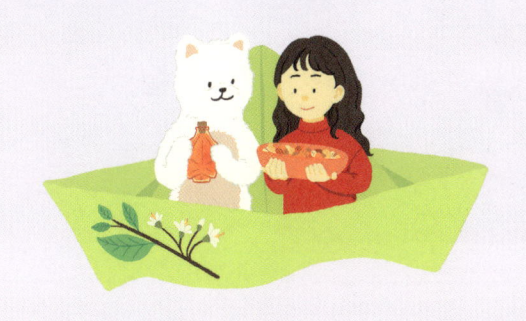

37

Cedarwood, Cedrus atlantica

大西洋雪松

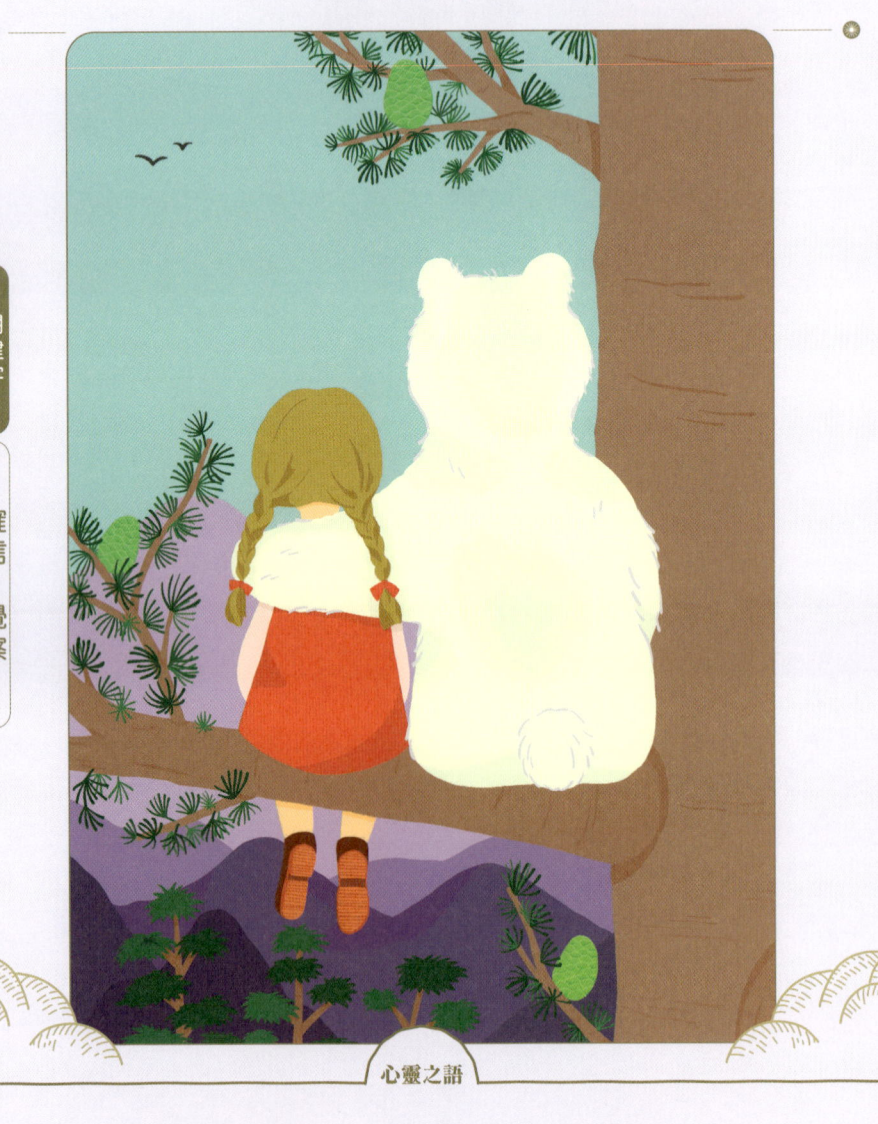

關鍵字

確信，覺察

心靈之語

我若能站得更高，我能遇見的，不只是真相。

牌卡解析

目前狀態

天性穩重，遇到困境時不慌亂，有「定海神針」的能量。
你是守護型的人，願意默默守護他人，無聲地給予支持與安全感。
有長期規劃與堅忍不拔的特質，願意一步步累積，不追求速成。

面對課題

你有時擇善固執，有時固執到冥頑不靈。你傾向習慣的人事物，非必要，不喜歡改變，也不喜歡嘗鮮。
你總認為，習慣好好的，為何要變？變動的試錯成本很高，你不願意冒險。
有時，你甚至會認為，改變是一種屈服，似乎在承認之前的錯誤，如果沒有錯，何須改變？
為了不願承認不完美，你寧可固守原地，堅持原狀。
但這一切堅守，也許是你的偏執想像，當與別人目標不一致時，這其實是徒勞無功的。

心靈解方

你要相信你是珍貴的存在，你需要覺察，需要專注，而非隨波逐流；你必須起身往上爬，爬得越高，看得越遠。
身為生命的掌控者，你需要鼓起最大的勇氣，重拾主導權，聆聽內心的聲音，活在當下，勇於改變與承擔。
你正以不同的姿態，不同的視角，在探索著世局的真相。在探索的過程中，酸甜苦辣，冷暖自知。
天地會有股力量，引領著你，你臣服於它的智慧，信賴這股力量的保護與支持，能讓你覺察到更好的自己。

香氣設計

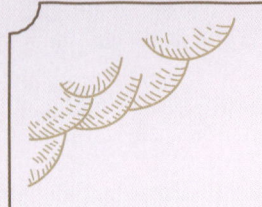

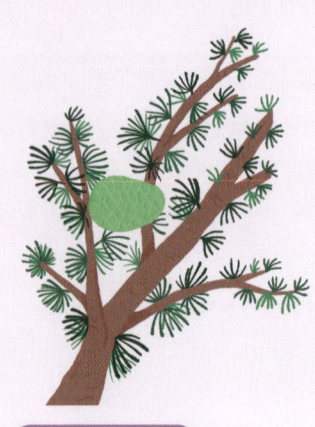

精油 ID

氣味強度 ★★☆

氣味音階	B- 後調	植物科屬	松科／雪松屬
萃取部位	樹幹、樹皮	化學型態	倍半萜烯類
植物香調	木質調	對應脈輪	海底輪、心輪、頂輪

✦ **生理功效** ✦

大西洋雪松能幫助循環系統、呼吸系統、神經系統、肌肉骨骼系統、生殖泌尿道系統。能抗菌抗感染，分解黏液，緩解呼吸道不適問題。能夠處理寒濕的體質，尿道炎，膀胱炎等。能調理油性膚質，改善出油問題。

✦ **心理功效** ✦

大西洋雪松能讓人看見信念，並強化信念。讓人「思、言、行」合一，強大思想的力量，成就言語表達，造就行動合一。
精油中倍半萜烯的成分，能調節體內神經傳導物質 GABA 的運作，產生放鬆鎮定的效果，平撫焦慮。

調香要訣

大西洋雪松精油大多由建材家具製作時所剩下的木屑萃取，帶著木頭內核深層的氣味。

厚實有安全感，有些微的樟腦氣味，有時還有一點油質與奶香的感受。溫暖沉穩的木質氣息，像一座堅固的老靈魂，默默支撐著你。

香氣設計中，若想讓清瘦的香氛增添一點圓融油質的份量，可以考慮大西洋雪松精油酌量打底，也可以延長持香時間。

適合搭配精油

T　甜橙、佛手柑、羅勒、油醇迷迭香、綠薄荷。

M　真正薰衣草、大馬士革玫瑰、天竺葵、玫瑰草、杜松漿果。

B　完全伊蘭、膠冷杉、乳香、沒藥、安息香。

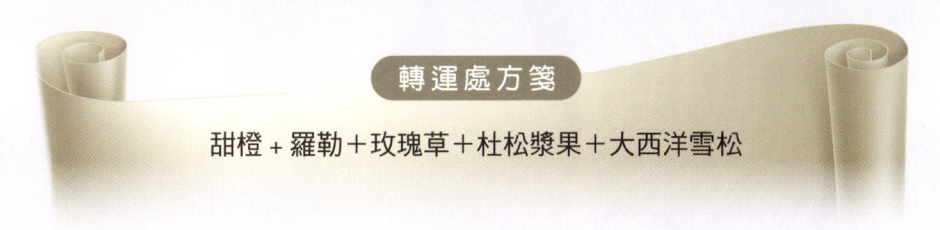

轉運處方箋

甜橙＋羅勒＋玫瑰草＋杜松漿果＋大西洋雪松

香氣意境

攀上巨大的大西洋雪松，像飛騰上了天空的階梯。大白熊陪著你並肩而坐，微風拂過枝葉，視野遼闊而寧靜。

你望向遠方，眨著眼問：「如果我能再高一點呢？」大白熊笑了笑，彷彿在說：在更高的地方，你將遇見真相，也遇見心中的星星！

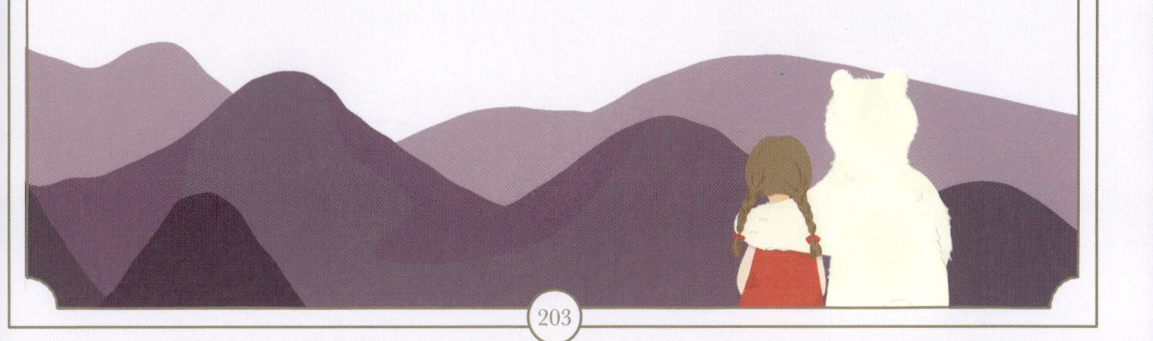

38

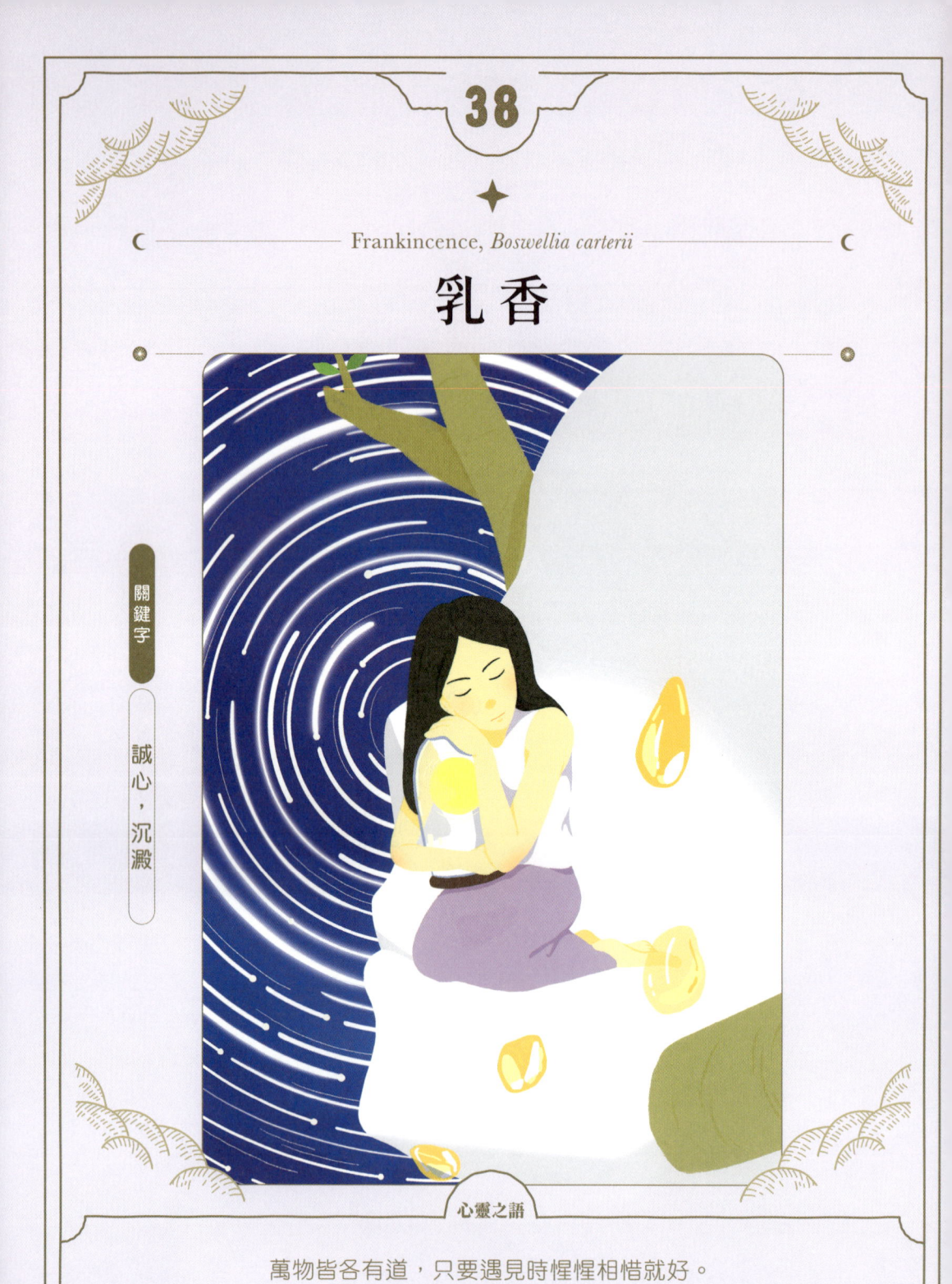

Frankincence, Boswellia carterii

乳香

關鍵字

誠心，沉澱

心靈之語

萬物皆各有道，只要遇見時惺惺相惜就好。

牌卡解析

目前狀態

行事謹慎，充滿內在智慧，不輕易被表象事件所動搖。
在別人眼中，你很看得開，有如超凡不落俗的智者。不是社交型人格，但在人群中常被默默尊敬認可。
能享受獨處，並在孤獨中與自己的內在連結得更深。

面對課題

你是不是過於專注於現在的小成就，而忽略把眼光放長遠呢？
有時當你對事情理不出頭緒，內心會煩躁無比，失去方向。
當與他人觀念不同時，容易產生不以為然的對抗心態。其實，世間人事百百種，無關對錯。你需要建立自己的核心價值，而非急迫地向外索求。
抽到此牌，你可能在某個傷痛中，還沒有完全復原。面對情感創傷或重大挫折時，可能卡在痛苦中無法自拔，陷入受害者模式，反覆不止。你一直沒有找到正確的療癒方向，容易依賴他人或外物來逃避痛苦，卻無法真正從內核修復。

心靈解方

仰頭看看星空，宇宙運行著行雲流水的軌跡。
我們在宇宙的生命中，是如此渺小。而生命就是如此地延續，循著軌跡，生生不息。看懂了能量守恆的真理，你就能明白，珍惜當下，感恩遇見，從失敗挫折中學習經驗，不枉互為考題。
你不是大海裡的一滴水，你是一滴水裡的整個海洋。
從痛苦創傷中，學習坦然接納，一切都有最好的安排。有些離別，只是宇宙在幫我們篩選。
你正在一段隨遇而安的旅程。過去的種種，讓你深刻理解，凡事無法用力，從善如流，才是正解。

香氣設計

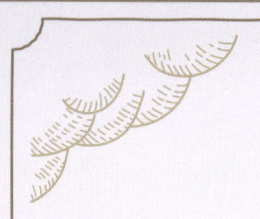

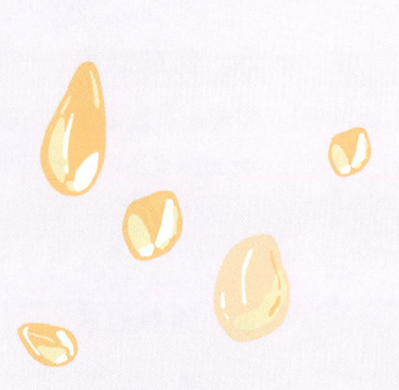

精油 ID

氣味強度 ★★☆

氣味音階	B- 後調	植物科屬	橄欖科／乳香屬
萃取部位	樹脂	化學型態	單萜烯類、酯類
植物香調	香脂調	對應脈輪	眉心輪、頂輪

✦ 生理功效 ✦

乳香具有癒合再生，抗氧化的功效。能保養皮膚，抗老化，傷口修護。有極強的防腐抗菌，抗發炎，抗感染的能力。利尿收斂，滋養鎮定。可緩解呼吸道問題，如咳嗽、支氣管炎、咽喉炎等。能舒緩神經系統緊繃。

✦ 心理功效 ✦

乳香能幫助加深呼吸，放慢思緒，感知當下。在讓人呼吸拉長的同時，得以靜思沉澱，達到均勻呼吸，放鬆放空的境界。靜心正念的當下，讓信息得以循著軌跡規律有序。

✦ 調香要訣 ✦

乳香精油前面聞起來不突出，後面才會悠悠出現。有點仙渣及羅漢果的氣味。

乳香又稱「上帝的眼淚」，可見乳香具有崇高的地位及價值。其氣味帶有虔誠神聖的感受，涼而潤的質感，聞起來會讓人沉澱鎮定。

香氣設計中，乳香精油氣味具有流動感，是填補空洞型的「均勻劑」。前調有著穿透上揚的的萜烯氣味，基調留著溫暖的甘甜味，能巧妙地轉變柑橘調的甜味。

✦ 適合搭配精油 ✦

T 葡萄柚、檸檬、甜橙、山雞椒、桉油醇迷迭香。

M 欖香脂、真正薰衣草、玫瑰草、橙花、快樂鼠尾草、丁香。

B 東印度檀香、西印度檀香、岩蘭草、廣藿香、大西洋雪松、永久花。

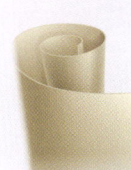

轉運處方箋

山雞椒＋桉油醇迷迭香＋真正薰衣草＋天竺葵＋乳香

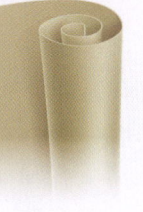

✦ 香氣意境 ✦

你靜立星軌之下，擁入皎潔圓月。你閉眼沉思，氣息隨宇宙緩慢律動。

世間萬物如河流般各自蜿蜒，你微笑著領悟，不必強求同行，只需在交會之際，心意相通，便已是最美的奇蹟。

39

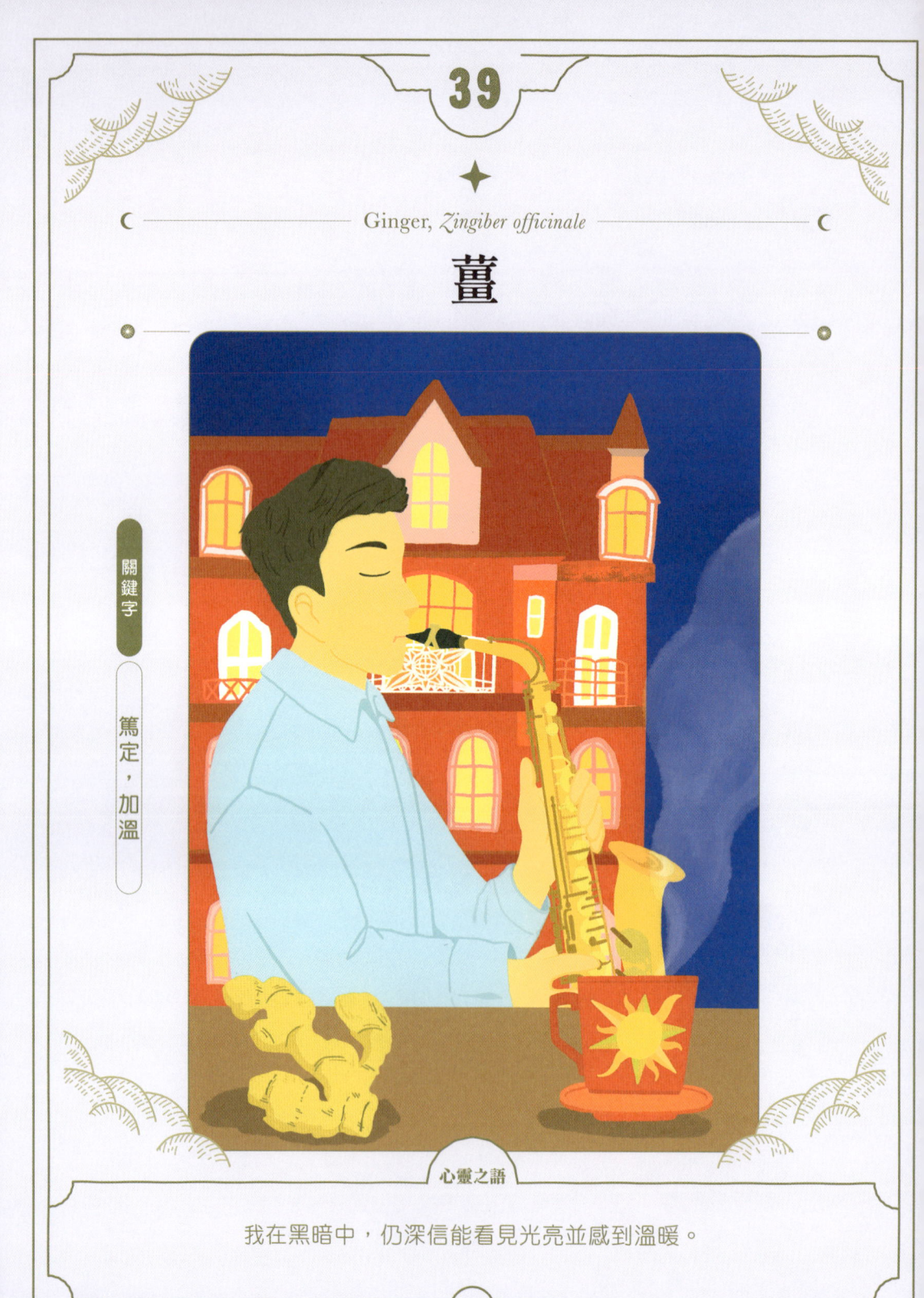

Ginger, *Zingiber officinale*

薑

關鍵字

篤定，加溫

心靈之語

我在黑暗中，仍深信能看見光亮並感到溫暖。

牌卡解析

◆ 目前狀態 ◆

你是個沉得住氣的人。內核強大，擁有安全感，
也能給人安心的感覺。
像是具有濃厚底蘊的藍調紳士，吹奏著安撫人心的音韻。

◆ 面對課題 ◆

抽到此牌，表示你最近可能面臨情感冷淡，找不到熱情的感覺。
對一些事情提不起勁兒，沒有活力。
對很多事物產生飄移感，對周遭產生莫名的空虛感。你找不到根，
覺得整個人像失了魂一樣。

◆ 心靈解方 ◆

在你所愛的人事物上，重新發現可愛之處。
可能有時奔波遷徙的步調，讓你忘記了你的所愛，導致有點越走越遠。但是
別灰心，只要稍加添添柴火，可以迅速加溫的。
家是能讓你安心安放的棲身之所，為你點燈，
等你回來充電。

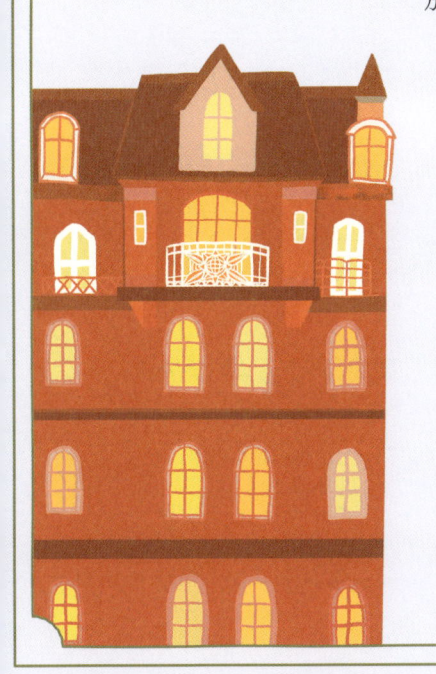

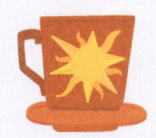

香氣設計

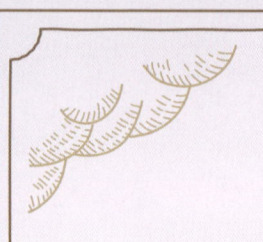

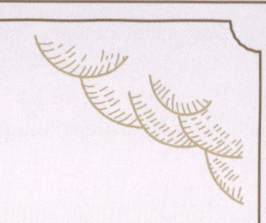

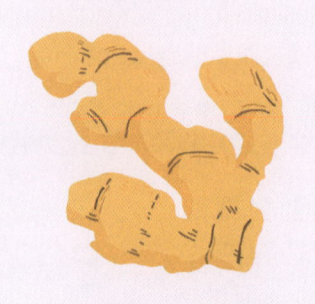

精油 ID

氣味強度 ★★★

氣味音階	B- 後調	植物科屬	薑科／薑屬
萃取部位	根	化學型態	倍半萜烯類
植物香調	辛香調	對應脈輪	海底輪

✦ 生理功效 ✦

薑能促進血液循環，新陳代謝。緩解肌肉關節問題，肌肉酸痛、扭傷、關節炎。消化系統之調理，如食欲不振、消化不良、脹氣、反胃。暖肺暖身，提升免疫力。能緩解神經系統緊繃導致的疲勞與虛弱。

✦ 心理功效 ✦

薑能給予歸屬感、安全感。當漂泊不定時，薑能提供溫暖的紮實感，改善卻乏認同、冷淡疏離的狀態。並滋養內在的幸福感，適度地鎮定舒緩。

精油中的倍半萜烯成分，能調節體內神經傳導物質 GABA 的運作，產生放鬆鎮定的效果，幫助維持睡眠品質。

✦ 調香要訣 ✦

薑精油的氣味就像是在冬天夜裡，小口啜飲一杯薑茶時，冒出的暖暖香氣。辛香中帶著溫暖，微微帶有刺激感，非常濃厚飽滿。

香氣設計中，薑精油能打造出冬天保暖的感覺，奠定整體香調渾厚香醇的底蘊。其氣味強度強，調配時非常微量即可達到效果。

✦ 適合搭配精油 ✦

T 甜橙、佛手柑、葡萄柚、桉油醇迷迭香、綠薄荷、月桂。

M 真正薰衣草、天竺葵、羅馬洋甘菊、錫蘭肉桂、丁香、黑胡椒、芳樟、欖香脂。

B 完全伊蘭、安息香、維吉尼亞雪松、廣藿香、岩蘭草、乳香、永久花。

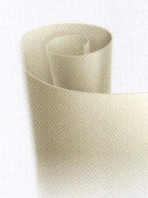

轉運處方箋

佛手柑＋葡萄柚＋芳樟＋完全伊蘭＋薑

✦ 香氣意境 ✦

深夜歸來，你倚在家門口，隨手舉起薩克斯風，讓旋律隨夜風輕輕流淌。桌上薑茶的醇厚香氣，在夜色中緩緩擴散。

不急著進家門，你在星空下吹奏著屬於自己的藍調，一音一息，沉穩而溫暖。

此刻，你享受真正的幸福，就是在熟悉的門前，隨心而歌，心安即歸。

40

Helichrysum, Helichrysum italicum

永久花

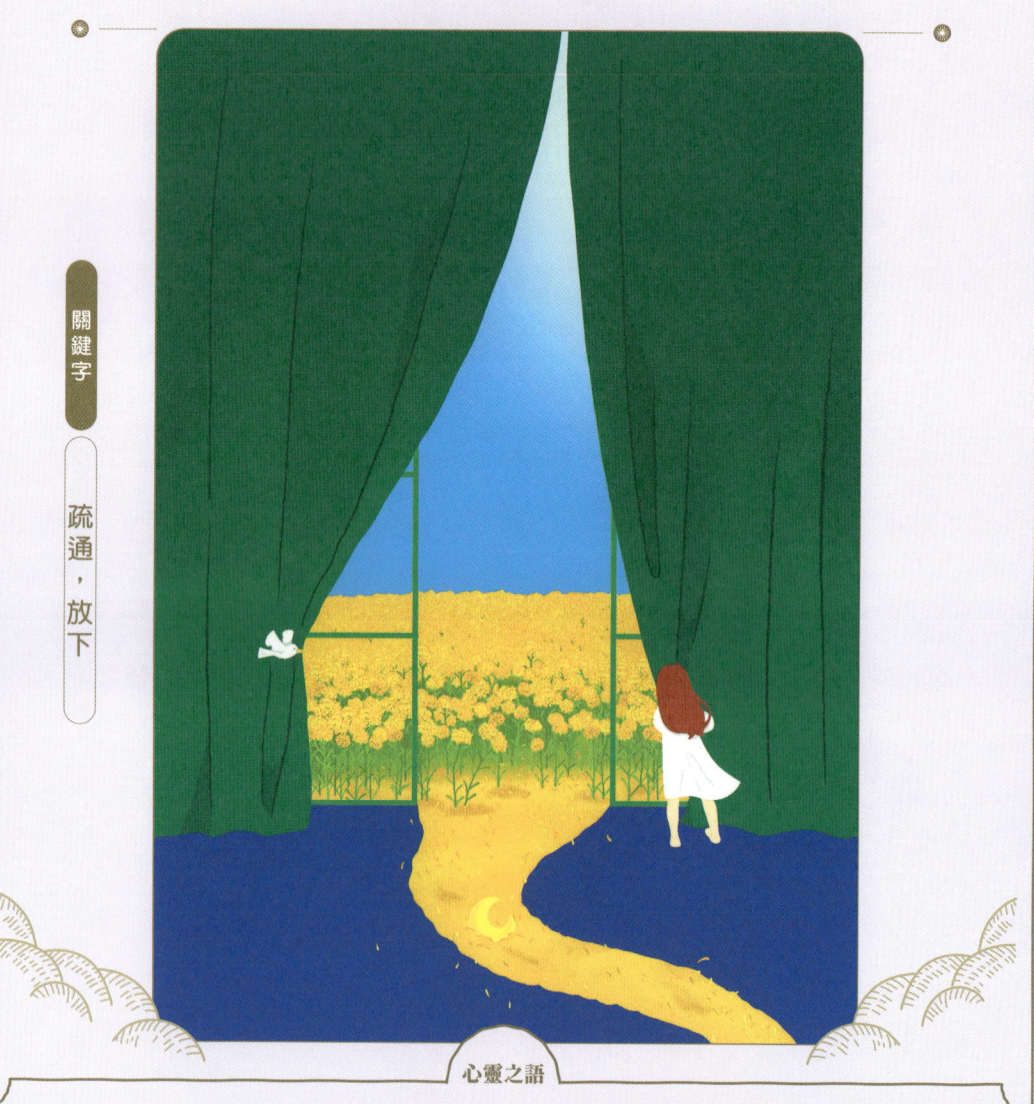

關鍵字

疏通，放下

心靈之語

當因愛受傷的傷疤褪去，就是愛再次流進的入口。

牌卡解析

◆ 目前狀態 ◆

你像是一位走過風雨、仍帶著光的人。你溫柔，但不是軟弱；你堅定，但從不冰冷。

你身上散發出一種深沉安定，又帶著細膩同理心的氣場，使得靠近的人，心會慢慢放下緊張，敞開心房。

◆ 面對課題 ◆

你把很多事情都往心裡藏，讓他人不用為你擔心。有如一位心事重重的人，緊閉的心房，把自己封閉起來，旁人有點不知所措，想向你伸出援手，但又怕被你拒於門外。

從外在來看，眾人都以為你過得很好，箇中的心酸，冷暖自知。因為你凡事都往心裡藏，就像是不斷把東西往抽屜及櫃子裡塞，從外面看起來，是整齊清爽。殊不知，不足為人道的，都藏在裡面。

抽到此牌，你正處於重大悲傷中，久久無法釋懷嗎？

你悶著憋著太久了。你有什麼委屈痛苦壓抑住嗎？

◆ 心靈解方 ◆

如果你正逢重大悲傷，放聲大哭吧！盡情宣洩吧！

人生總是會遇到暴風雨，在暴風雨中，我們唯一能做的，就是靜靜地等它過去，雨過天晴。

傷口很痛，碰不得，動不了。我們唯一能做的，就是溫柔呵護傷口，等待它結痂，最好不要留下惱人的傷疤。

拉開窗簾，打開窗，讓陽光灑進來，心中的淤滯會融化，世間苦痛終將否極泰來，屬於你的幸福，終究會到來！

聞聞永久花的香氣，舒展壓在胸口的淤滯之氣，放鬆眉眼，讓愛幻化成祝福，流轉在你我之間。

香氣設計

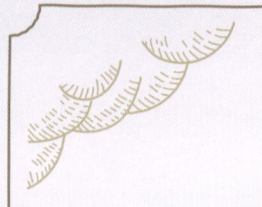

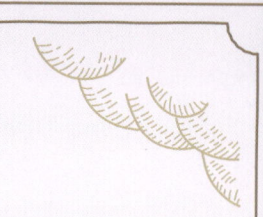

氣味強度 ★★★

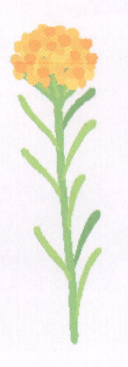

氣味音階	B- 後調
萃取部位	花
植物香調	花香調
植物科屬	菊科／蠟菊屬
化學型態	酯類
對應脈輪	心輪、眉心輪

精油 ID

✦ 生理功效 ✦

永久花能活血化瘀，擅長處理瘀傷與血腫。調理氣滯，改善偏頭痛，肌肉痠痛，腸躁症。改善靜脈發炎。促進膽汁流動，抗痙攣，並能清熱消炎。

✦ 心理功效 ✦

永久花非常擅長處理經歷重大創傷的封閉心靈，幫助人打開心門，擺脫瘀堵的悲傷苦澀，放下積久的憤怒與怨恨，將卡死的情緒，加以鬆動融化，流動及轉化。

精油中的酯類成分能刺激腦內啡分泌，使人更能面對壓抑窘迫；維持體內血清素水平，產生輕鬆愉悅的感受。

✦ 調香要訣 ✦

永久花精油氣味馥郁濃厚，桂圓的香甜感中，帶有些微蜂蜜的香氣。
永久花精油是活血化瘀的聖品，初聞一口，即能感受到卡在心中深層鬱結，能層層滑潤地被鬆動，給予身心一種溫柔的理解與鬆動。

香氣設計中,只要搭配一點永久花精油,就能提升整體氣味的豐滿厚度,並增加香氛作品的底蘊,讓人想要一品再品。

✦ 適合搭配精油 ✦

(T) 甜橙、佛手柑、葡萄柚、山雞椒、月桂。

(M) 大馬士革玫瑰、天竺葵、真正薰衣草、羅馬洋甘菊、苦橙葉、丁香、欖香脂。

(B) 完全伊蘭、零陵香豆、維吉尼亞雪松、沒藥、乳香。

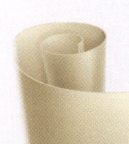

轉運處方箋

葡萄柚+甜橙+羅馬洋甘菊+欖香脂+永久花

✦ 香氣意境 ✦

窗簾一掀,晨光如瀑洩下,灑滿整個房間。你赤腳站在光中,充滿希望看著窗外,彷彿擁抱著無盡的可能。

窗外整片金黃永久花海,陽光下更加耀眼奪目。金色花瓣從窗外潺潺流入,輕柔地在地面上匯聚成一條溫暖的金色河流,如同一道流淌進心底的光。

你知道,這條金色河流,帶來的是祝福與嶄新的開始。

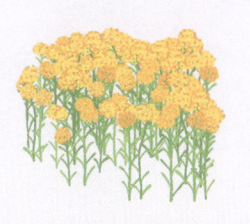

41

Myrrh, *Commiphora myrrha*

沒藥

關鍵字

超脫，再生

心靈之語

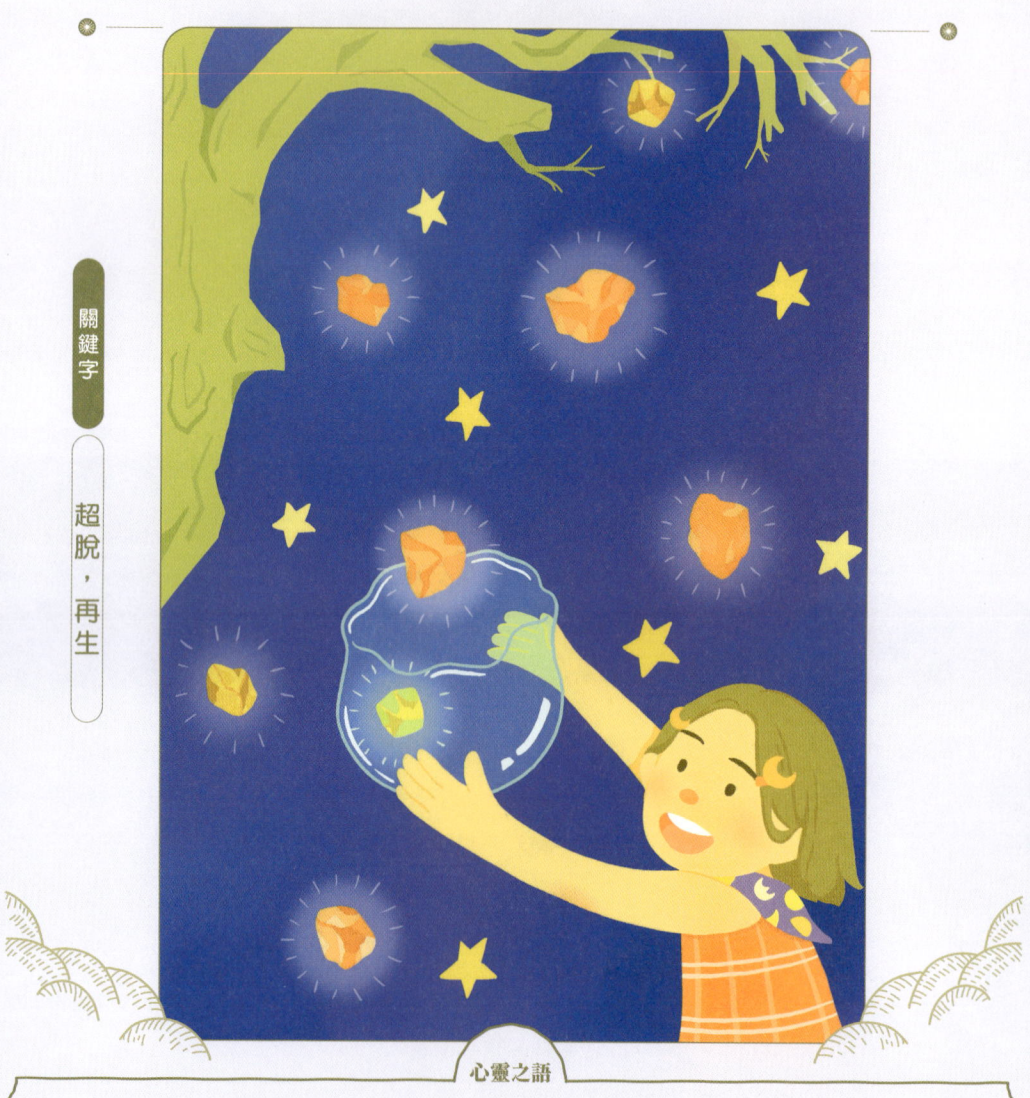

當遇見那位視我為天使的人，我也將溫柔以待。

牌卡解析

目前狀態

你有個行善不欲人知的好心腸,一直累積著做著一些好事。
在他人眼中,你低調不張揚,是個善良的人,總是願意伸出手幫助他人。
也許你的外表看起來安靜,但內心如大地般寬廣寬容,能承接他人的情緒,是一種低調的安全感。

面對課題

你遇到問題時,有可能因無法面對傷痛或沉重,會習慣性選擇逃避或否認。
有時,即使你外表看起來積極,內心卻累積很多悲傷恐懼,來不急消化處理。
當自己或他人情緒低落時,會不知如何陪伴,感到無能為力與慌張。反而有時會因陷於過度同情他人,成為缺少界限的濫好人。
抽到此牌,你可能還在生命中某個痛苦傷痛中,遲遲無法痊癒跳脫,只是外表不一定看得出來。而你也把傷疤藏的很深,卻沒有正視它,療癒它。

心靈解方

柔軟你的思想與觀念,適度地放鬆放空是很重要的。
走出戶外,放鬆身心。去多看看快樂的孩子們,讓他們的馳放自由感染你,無拘無束的童心,能喚起你慈悲的同理心。
對於曾經的傷痛經驗,試著正視並感謝它,因為你將從中學習到智慧以及接納,而這將是你超脫再生的開始。
與曾經幫助過你的貴人及前輩聊聊,他們的智慧與慈悲,能夠感染你,生命影響生命。

香氣設計

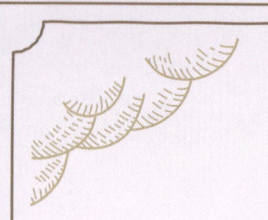

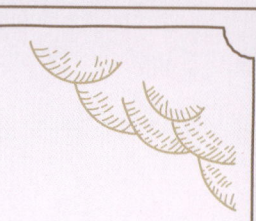

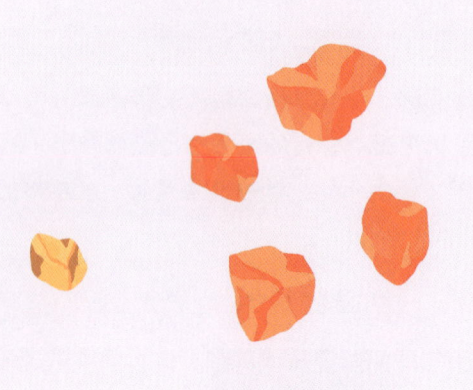

精油 ID

氣味強度 ★☆☆

氣味音階	B- 後調	植物科屬	橄欖科／沒藥屬
萃取部位	樹脂	化學型態	倍半萜烯類
植物香調	香脂調	對應脈輪	生殖輪、頂輪

✦ 生理功效 ✦

沒藥與乳香相似，具有強大的防腐抗菌功效。具有癒合再生，抗氧化的功效。有極強的抗發炎，抗感染的能力。滋養增溫，保養子宮，舒緩神經系統緊繃。

✦ 心理功效 ✦

沒藥能幫助心靈釋放壓力與傷痛，重新找到再生的原動力，回歸到原始的起點，再次找到「我」，與最初的那個我相遇。

精油中的倍半萜烯成分，能調節體內神經傳導物質 GABA 的運作，幫助鎮定放鬆，找到「定」與「靜」。

✦ 調香要訣 ✦

沒藥精油流露溫暖甜香，有一縷中藥味，後面有皮革與木頭的香氣。其帶有絲絲入扣的的東方氣息，在香氣設計中，與花香調搭配，能將花香調的氣味，營造出神秘高級感。

✦ 適合搭配精油 ✦

T 沉香醇百里香、甜橙、葡萄柚、歐薄荷。

M 真正薰衣草、天竺葵、玫瑰草、橙花、黑胡椒、丁香、肉豆蔻。

B 完全伊蘭、乳香、安息香、廣藿香、維吉尼亞雪松、西印度檀香、零陵香豆。

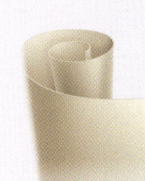

轉運處方箋

甜橙＋黑胡椒＋完全伊蘭＋沒藥＋維吉尼亞雪松

✦ 香氣意境 ✦

你仰望星空，星光灑滿你純真的臉龐，你愉悅地裝起星星，像是裝起了重生的希望。

你想起有人曾輕聲告訴你：「遇見你，我像是重生了一樣。」你嘴角輕輕揚起，心裡暖暖的，彷彿也跟著煥然一新。你深信，你將溫柔地把這份美好回報給這世界。

42

Patchouli, *Pogostemon cablin*

廣藿香

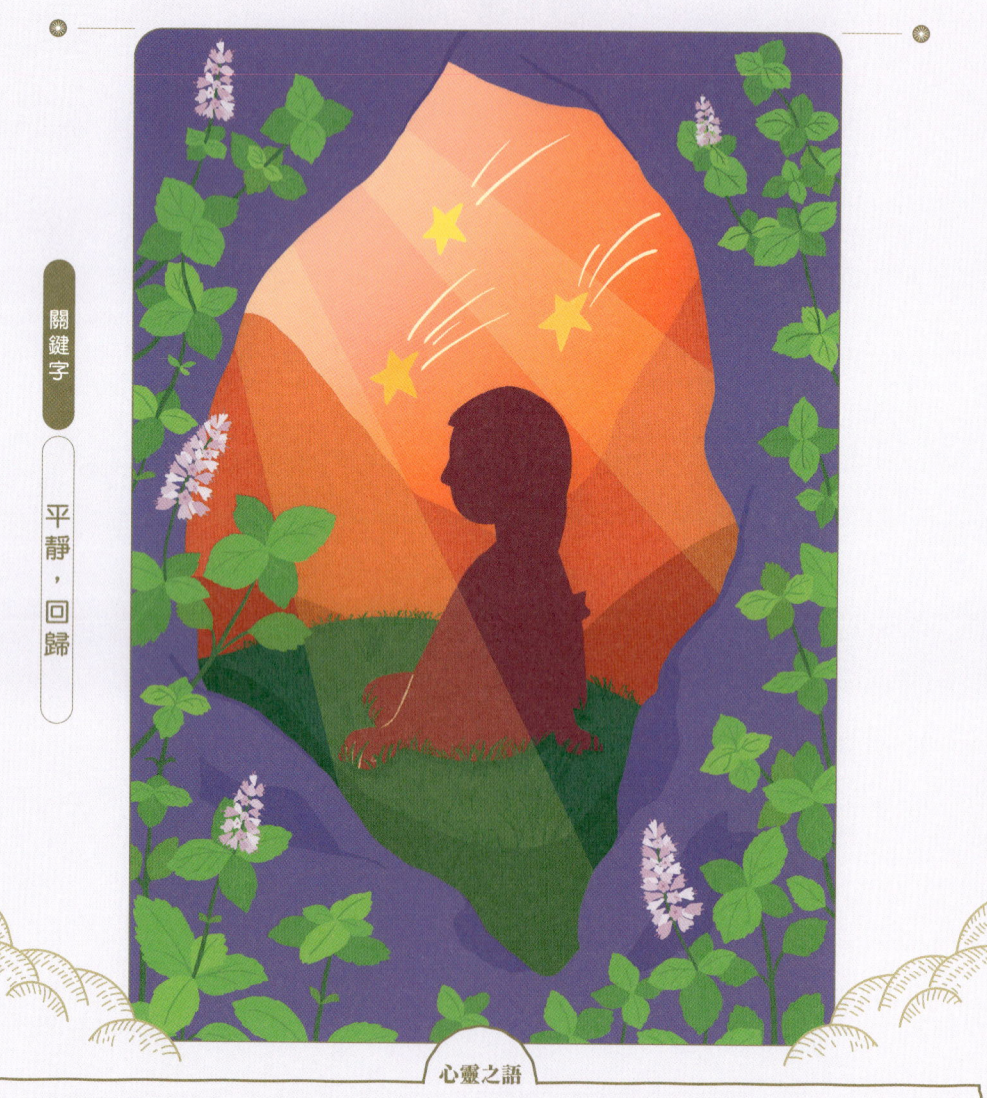

關鍵字

平靜，回歸

心靈之語

感受身心重新整合，你被大地周全地保護著。

牌卡解析

目前狀態

你安靜低調，不喧嘩張揚，默默地做著該做的事，成為現在的你。
在別人眼中，你有種靜謐的神秘感。默默地在土裡，默默地發芽，安靜地長大。

面對課題

你一直在尋找平靜安全的感覺。
因為你的生活步調快，學習速度快，常讓自己處在高速運轉中。
但你的心靈與靈魂在呼喚，他們渴望平靜平穩。他們需要紮根的安全感，讓自己恢復平衡的狀態。
抽到此牌，你可能正面臨著，計畫很積極，想法很活躍，但身體與情緒過於緊繃，導致內外無法合一，身心無法跟上思維的腳步，顯得力不從心，因而有時會產生自我懷疑或挫折感。

心靈解方

找一個能讓你安放身心平靜的角落。想像自己赤著腳踩在濕潤微軟的泥土上，這片泥土，讓你想起雨過天晴後的老家，一種尋根的心靈之旅。
想像你坐在一方安全的土壤上，身心全然交付給這片土地，你的身心將隨著大地的呼吸重整，回歸原點，從你人生開始的地方，歸零再出發。
給自己一個內外一致的環境，身心合一，不要過於急著向外索求，靜下來慢下來，找到內外合一的介面，將此介面相容，感受「如在其內，如在其外」的境界。

香氣設計

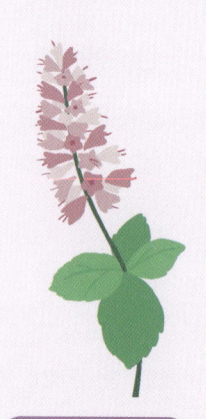

精油 ID

氣味強度 ★★☆

氣味音階	B- 後調	植物科屬	唇形科／刺蕊草屬
萃取部位	全株	化學型態	倍半萜烯類
植物香調	鄉野調	對應脈輪	海底輪、頂輪

✦ 生理功效 ✦

廣藿香能保健腸胃、止吐、緩解反胃狀況。防腐抗菌，抗病毒。鎮定放鬆。護理皮膚，頭皮屑，濕疹，真菌感染，油性肌膚及頭皮，收斂控油。

✦ 心理功效 ✦

廣藿香能幫助人紮根，心神安定。

當心智活躍，但身體與情緒過於緊繃，造成內外分離，廣藿香能給予合一感，重新整合，喚起從原點再孕育出發的願景。

精油中的倍半萜烯成分，能調節體內神經傳導物質 GABA 的運作，產生放鬆鎮定的效果，平衡壓力及神經衰弱的狀況，幫助入睡，緩解失眠。

✦ 調香要訣 ✦

廣藿香精油聞起來有潮濕的泥土味，也有中藥的味道，是典型的鄉野調代表氣味。聞到它的氣味，就像是走到堆積許多木箱的地下室，撲鼻而來的潮濕氣味。

其氣味辨識度高，會隨著時間越沉越香，給人一種深到土裡的安全感。

香氣設計中，廣藿香精油能營造出東方神秘情調，與花香調精油如完全伊蘭精油，能調配出充滿魅力的氣息。

廣藿香精油氣味持久，是天然的定香劑，能讓香氛作品，整體持香時間拉長。

✦ 適合搭配精油 ✦

(T) 佛手柑、甜橙、葡萄柚、月桂。

(M) 肉桂、丁香、杜松漿果、大馬士革玫瑰、真正薰衣草、橙花、天竺葵。

(B) 完全伊蘭、岩蘭草、沒藥、零陵香豆。

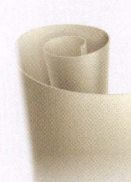

轉運處方箋

甜橙＋天竺葵＋杜松漿果＋廣藿香＋完全伊蘭

✦ 香氣意境 ✦

坐在濕潤柔軟的泥土草地上，你彷彿走進了遺忘的夢。
雨後的氣息在空中編織成細密的光網，輕輕包裹住你。
你坐在土地的懷抱中，心跳與大地同頻。
從這片孕育生命的原野開始，你將溫柔地把自己重新種回未來。
輕輕閉上眼，感受著大地，溫柔而堅定。讓心靈隨著大地的呼吸，緩緩沉澱。
在這片安全的土壤上，將歸零，再次綻放。

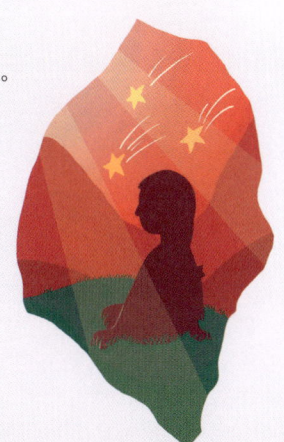

43

Sandalwood East Indian, *Santalum album*

東印度檀香

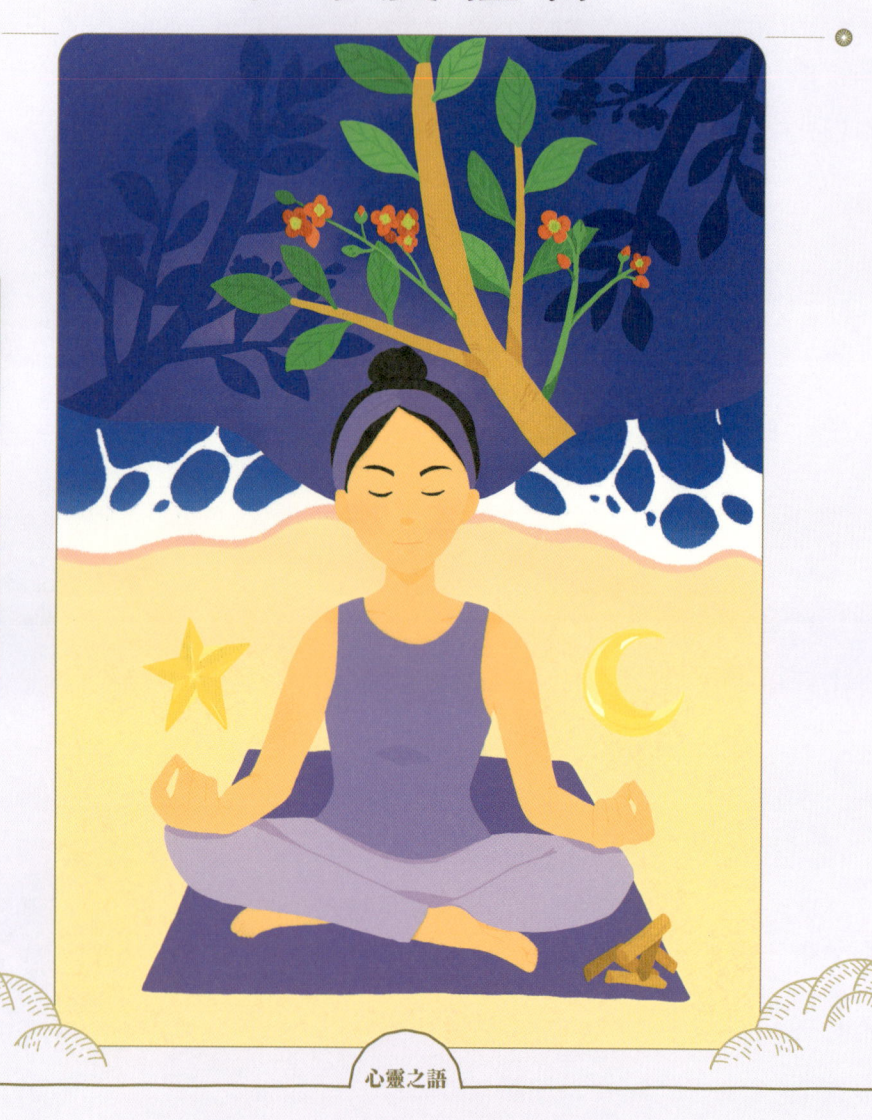

關鍵字

內觀，當下

心靈之語

安靜聽著大地的呼吸，我聽見我的天賦。

牌卡解析

◆ 目前狀態 ◆

你擁有安定氣場，即使環境紛擾，仍能保持內在寧靜。
你嚮往雲淡風輕，精神層次重於物質層次，期望找到自己的敬仰，深信並崇敬。
與其過度關注紛紛擾擾的世事，你更願意從內心去找答案。
感情細膩，但不容易外露，即使話不多，但表達溫和而含蓄，讓人產生信賴感。

◆ 面對課題 ◆

你的情緒容易因外界浮動，而顯得焦慮緊張。面對壓力或變動時，很容易受情緒影響。缺乏內在穩定系統，無法靜下心來聆聽自己真正的聲音。
你是不是沉溺於外在的事物，而忘記內在世界的探索與經營？
你有多久沒有靜下心，放鬆放空？庸庸碌碌的生活，讓你空虛，迷失了方向。

◆ 心靈解方 ◆

平靜地冥想，享受著與自己獨處的時光。有些本來想不透的事，在放空放鬆中，也就放下了。有時你需要的不是答案，而是經歷一場，向內探索心的旅程。
在向內探索的旅程中，把經驗轉化成有深度的力量。
試著與大地的呼吸同頻，試著與更高維度的自己對話。
你會發現，山河大地，潮起潮落，日月星辰，皆在你之內。

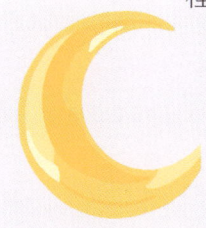

香氣設計

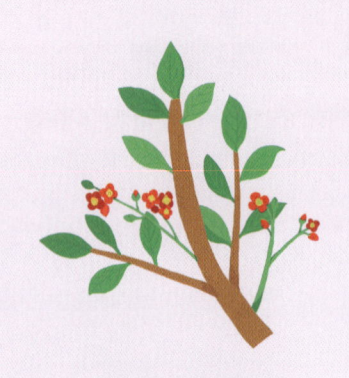

精油 ID

氣味強度 ★☆☆

氣味音階	B- 後調	植物科屬	檀香科／檀香屬
萃取部位	木質	化學型態	倍半萜醇類
植物香調	木質調	對應脈輪	眉心輪、頂輪

✦ 生理功效 ✦

東印度檀香能抗菌消炎，針對泌尿道、呼吸道抗感染，收斂利尿。具有化解黏液的效果。癒合再生，滋補休養。鎮靜安撫，幫助神經放鬆。

✦ 心理功效 ✦

東印度檀香能幫助靜心冥想，進入心身同調，與天地合一的境界。能幫助人進入更高我的心靈探索，找到與高我的對話頻率。

精油中的倍半萜醇成分，能調節體內神經傳導物質 GABA 的運作，協助安神定魄的效果。

✦ 調香要訣 ✦

東印度檀香精油呈現柔軟木質香氣，帶有一點圓潤奶香、動物性香脂的感受，過段時間會有一點點木心的涼感。

其氣味會與宗教及廟宇連結，給人虔誠靜心的感覺。

香氣設計中，具有柔和、溫潤、融合的打底能力。質地黏稠，氣味持久，定香能力好，是天然的定香劑。

✦ 適合搭配精油 ✦

- Ⓣ 甜橙、佛手柑、桉油醇迷迭香、綠薄荷、月桂。
- Ⓜ 大馬士革玫瑰、天竺葵、真正薰衣草、錫蘭肉桂、丁香、黑胡椒。
- Ⓑ 完全伊蘭、安息香、大西洋雪松、廣藿香、岩蘭草、乳香。

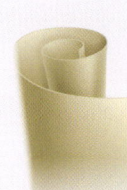

轉運處方箋

月桂＋大馬士革玫瑰＋東印度檀香＋岩蘭草＋乳香

✦ 香氣意境 ✦

你就像冥想者般靜聽四野寂寥，草葉低語，大地吐納如初生。忽有一線香氣，自心中冉冉而起，似遠古召喚，亦似宿命低吟。

那一刻，你知曉，天賦已在，使命已現，只待一念隨風而行。

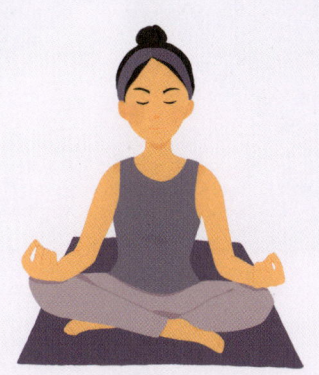

44

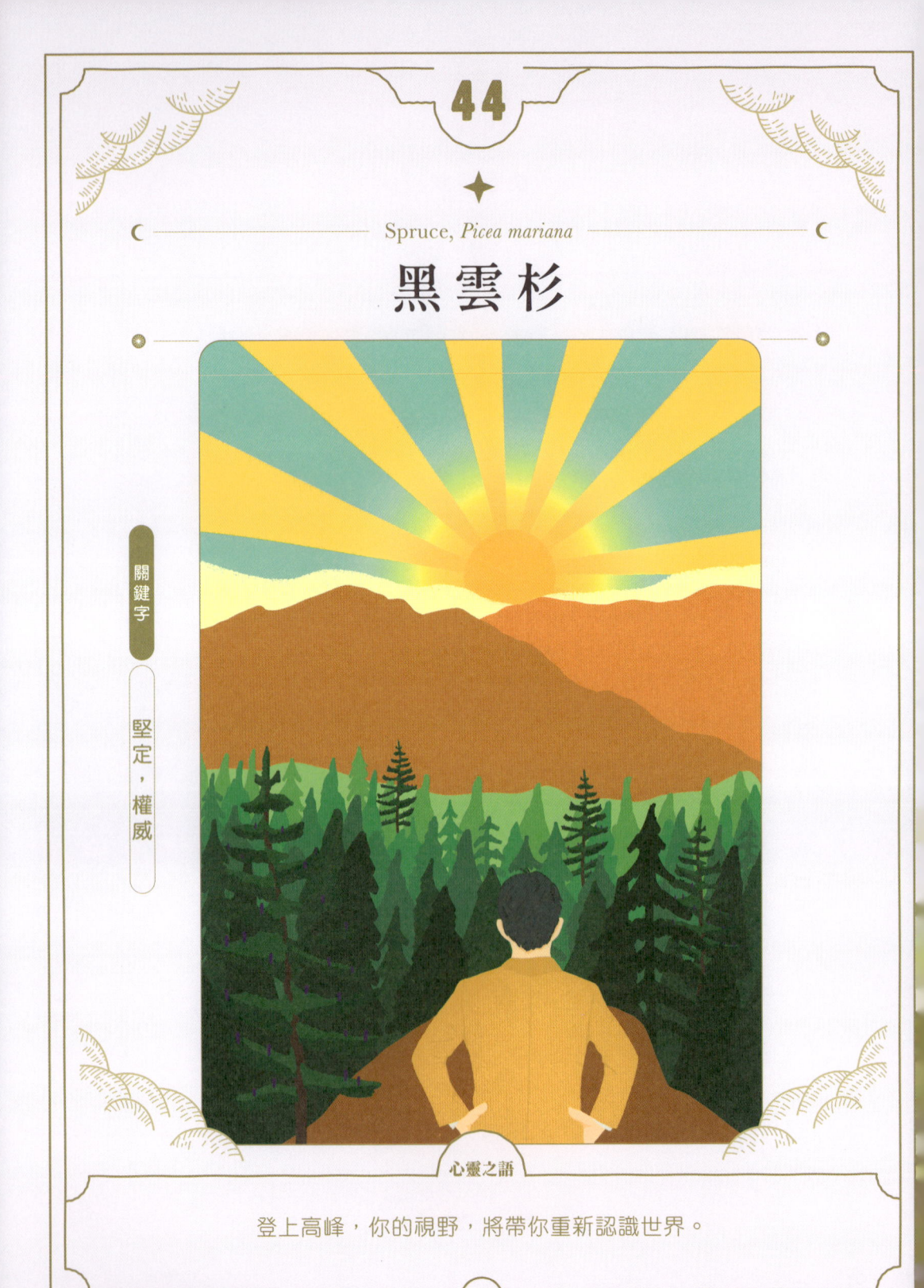

Spruce, *Picea mariana*

黑雲杉

關鍵字

堅定，權威

心靈之語

登上高峰，你的視野，將帶你重新認識世界。

牌卡解析

◆ 目前狀態 ◆

你渴望攀上高峰，無所畏懼。站得越高，代表承擔得越多。你一直在為走上坡努力與堅持，堅定堅信，期望能攀上顛峰。你的專業能讓人信服，並且信賴。你的成熟心性，讓人信賴。

只要你願意承擔，並且能堅持付出，你將能獲得更多的回饋與敬佩。

◆ 面對課題 ◆

抽到此牌，你可能將面臨承擔與否的課題抉擇。

有時，接受禮物的同時，背後就是承擔與考驗。另外，相反的，拒絕一些誘惑，背後也有可能全身而退。端看你要的是什麼。

你可能遇到不願意承擔的課題，自己看不清，或許需要智者及貴人指點迷津。

◆ 心靈解方 ◆

在做抉擇時，仔細評估利弊得失，權衡因應的付出與回收。你可以向比自己成功至少十倍的前輩，向他們請益。讓權威者領路，為你指點，做出正確的決定。

不要害怕承擔，不要害怕責任，一旦認定，就要堅定並充滿自信往高峰攀爬。

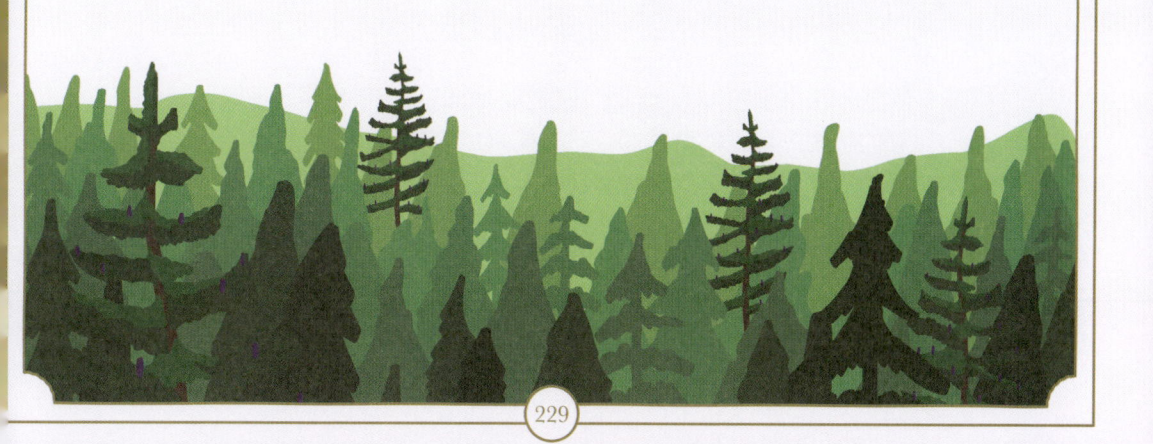

香氣設計

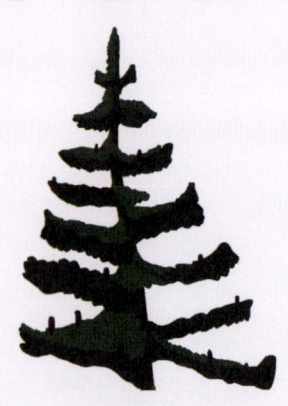

精油 ID

氣味強度 ★★☆

氣味音階	B- 後調	植物科屬	松科／雲杉屬
萃取部位	針葉	化學型態	單萜烯、酯類
植物香調	松杉調	對應脈輪	腸胃輪

✦ 生理功效 ✦

黑雲杉具防腐、抗菌功能，能增進呼吸道系統順暢，並強化免疫系統功能。有化解溶解黏液的能力，能鎮咳怯痰。

✦ 心理功效 ✦

黑雲杉能強化堅定堅信的心，提升篤定感及自信心。對於飄移游離，找不到中心思想的狀態，可以協助拉回正軌。能夠拉高視野格局，給予人跳脫現有困境的力量，登高望遠，思維躍遷。

調香要訣

黑雲杉精油的氣味給人非常強而有力的支持與激勵，飽和沉穩的木質氣息，有種居高臨下的感覺。

給予人滿滿的堅定自信，登高望遠的眼界。

香氣設計中，黑雲杉精油的渾厚後調屬性，能讓花香調及柑橘調的氣味，穩定紮根。

適合搭配精油

(T) 葡萄柚、佛手柑、山雞椒、歐薄荷、綠薄荷、月桂。

(M) 橙花、真正薰衣草、天竺葵、杜松漿果、苦橙葉、黑胡椒、芳樟。

(B) 完全伊蘭、沒藥、零陵香豆、岩蘭草、西印度檀香。

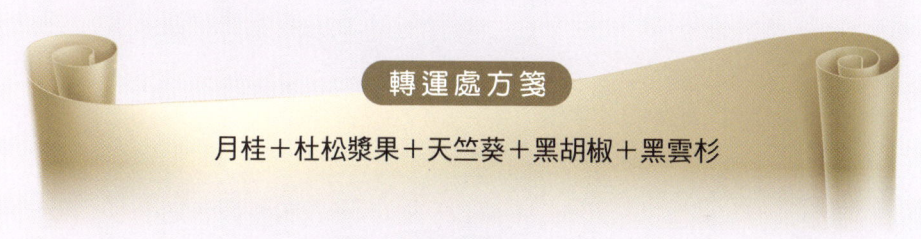

轉運處方箋

月桂＋杜松漿果＋天竺葵＋黑胡椒＋黑雲杉

香氣意境

在雲端之上，你矗立於山巔，萬物仰望。你的眼神堅定而沉穩！
你不是為了征服而來，而是為了證明，真正的高度，不在腳下，而在心中。
從這裡俯瞰，你重新認識了世界，也重新定義了自己。

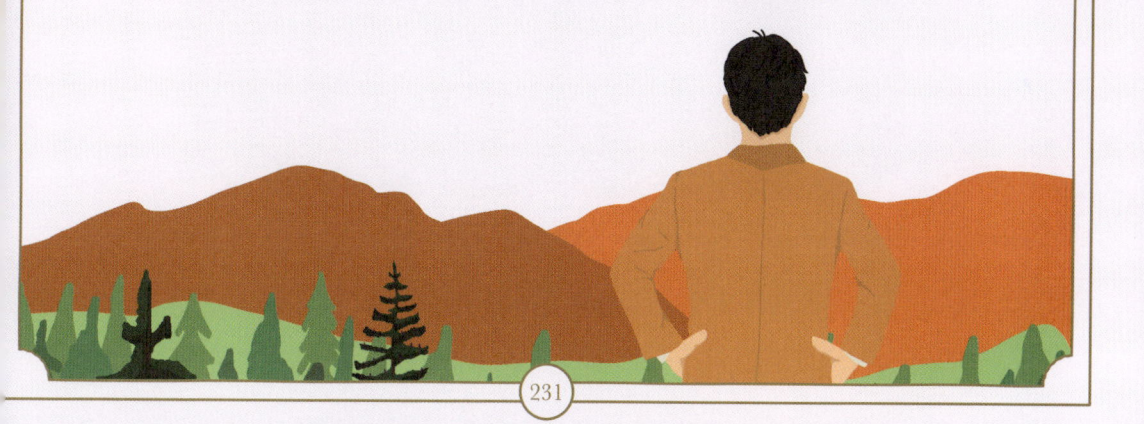

45

Tonka Bean, *Dipteryx odorata*

零陵香豆

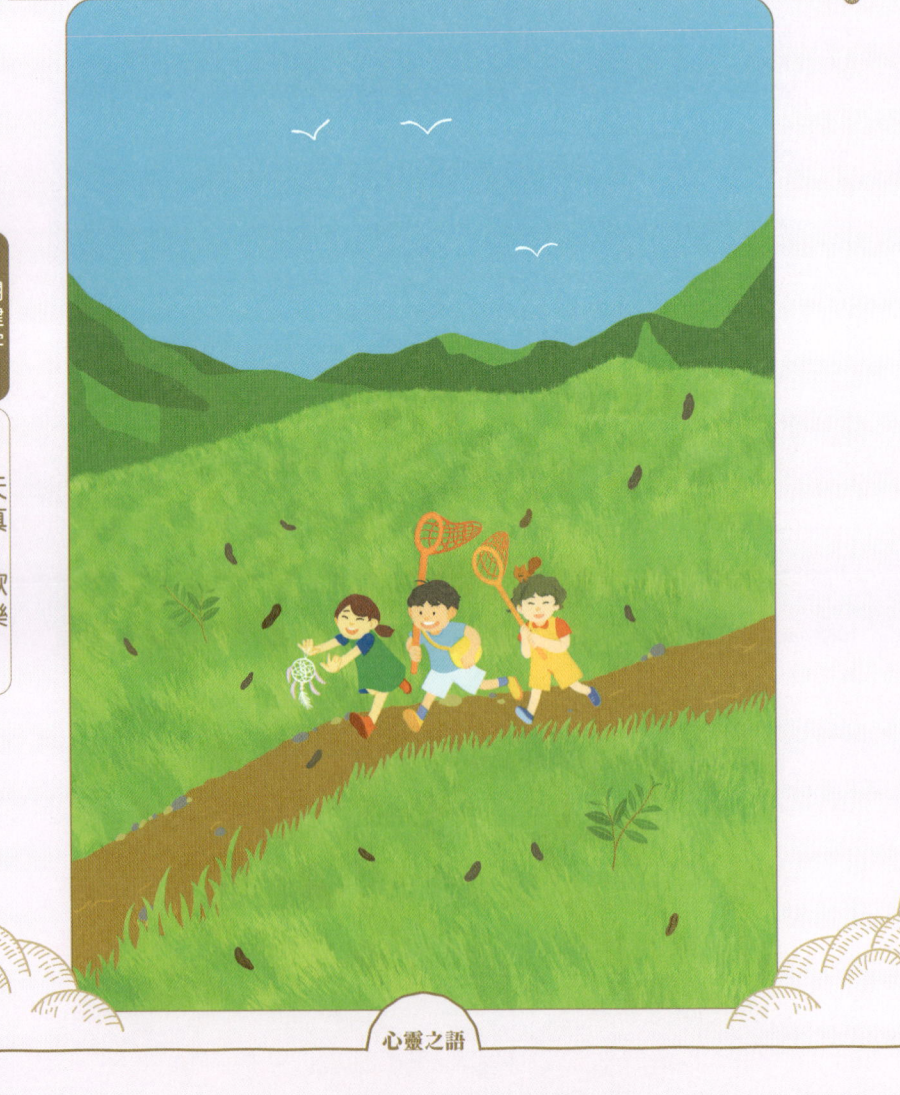

關鍵字

天真，歡樂

心靈之語

在伸手追夢的過程中，我要笑著看著奔著！

牌卡解析

◆ 目前狀態 ◆

你有滿滿的夢想，也有滿滿的電力。是真正的夢想家，具有使命感。當你對一項事物有興趣，你總是能義無反顧，一頭栽進去。像是浸在蜂蜜裡的熊，樂此不疲，樂不可支。

◆ 面對課題 ◆

有時你可能會因為過度投入，過度熱情，而忽略了休息與自我照顧，燃燒得太快，結果變成耗盡自己。

有時期待過高，會失落失望越大。夢想太大，信念太純粹，當現實世界無法跟上自己的速度或理想時，容易產生失落、幻滅感，甚至懷疑自己的價值。過與不及的另一方面，你有可能對於嚮往事物，瞻前顧後，害怕衝出去，會不會太莽撞，導致一身傷。一直不斷猶豫，原本的初心初衷，都遺忘了。

◆ 心靈解方 ◆

想像你衝出去，手中是有補夢網的！你並不是赤手空拳，不會空手而回。你像個孩子，跟著一群好朋友一起去補夢！

你不是孤單一人，陽光正好，空氣中充滿香甜自由的氣息，盡情地享受吧！只要在日落前記得回家就好。

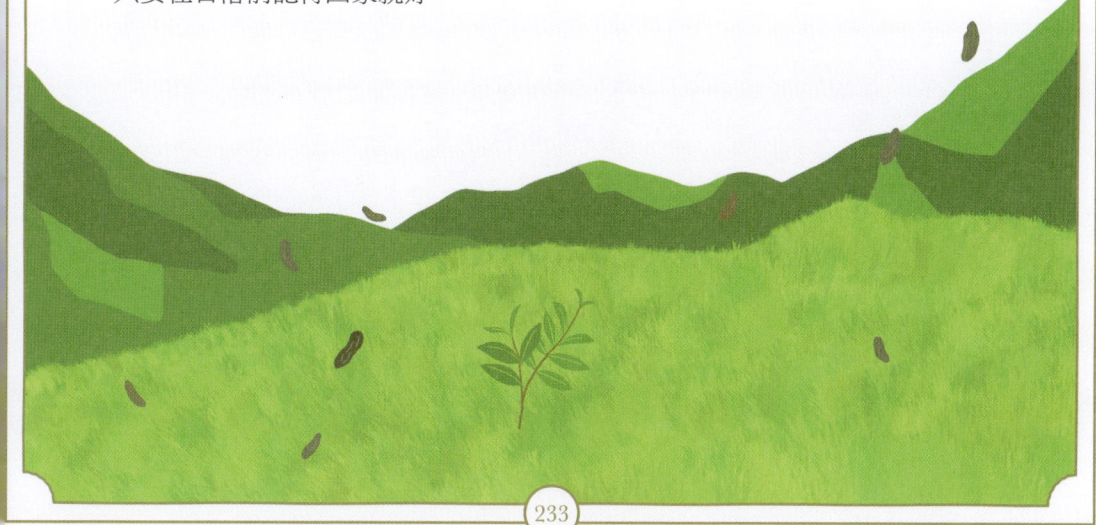

香氣設計

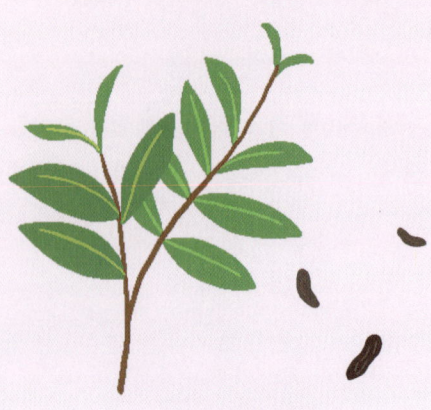

精油ID

氣味強度 ★☆☆

氣味音階	B- 後調	植物科屬	豆科／雙翅目屬
萃取部位	種子	化學型態	香豆素類
植物香調	香脂調	對應脈輪	心輪

✦ 生理功效 ✦

零陵香豆可以幫助放鬆，舒緩緊繃的肌肉，降低焦慮感。成分含高比例的香豆素，容易刺激肌膚，最好低劑量使用。

✦ 心理功效 ✦

零陵香豆的甜美香氣，在調香中能帶來愉悅感，讓人能產生綺麗的想像力，讓心境感受更加活潑有幽默感。

✦ 調香要訣 ✦

零陵香豆原精聞起來厚實香甜似香草味，給人一種甜點美食的感覺。氣味中

有一股熬煮很久的黑糖香甜氣息，也有種焦糖的焦香甘味，中間透留著些微的杏仁核果香氣。

香氣設計中，是能讓整體氣味呈現甜美豐厚的後調。與辛香調搭配能營造出東方調性，展現異國風情，流露出耐人尋味的魅力氛圍。這種香調很是適合調配晚宴、約會，或秋冬香氛，少量調配即能夠展現隆重與份量。

✦ 適合搭配精油 ✦

(T) 甜橙、佛手柑、葡萄柚、檸檬、萊姆。

(M) 真正薰衣草、大馬士革玫瑰、天竺葵、快樂鼠尾草、芳樟、丁香、黑胡椒、肉桂、杜松漿果。

(B) 永久花、廣藿香、安息香、完全伊蘭。

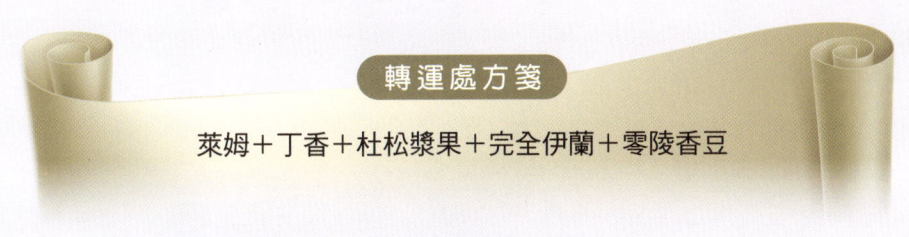

轉運處方箋

萊姆＋丁香＋杜松漿果＋完全伊蘭＋零陵香豆

✦ 香氣意境 ✦

鄉間草地上，孩子們遊戲奔跑著，笑聲像風鈴在空中跳躍。
跑最前面的孩子高舉補夢網，神氣地當著小小船長，領航於甜蜜夢想的海洋。
後面兩位小水手，揮舞著捕魚網，追逐著看不見的小小奇蹟。
空氣中瀰漫著甜甜的香草香氣，像是夢想正在悄悄發芽，一路隨他們奔向更遠的天光。

46

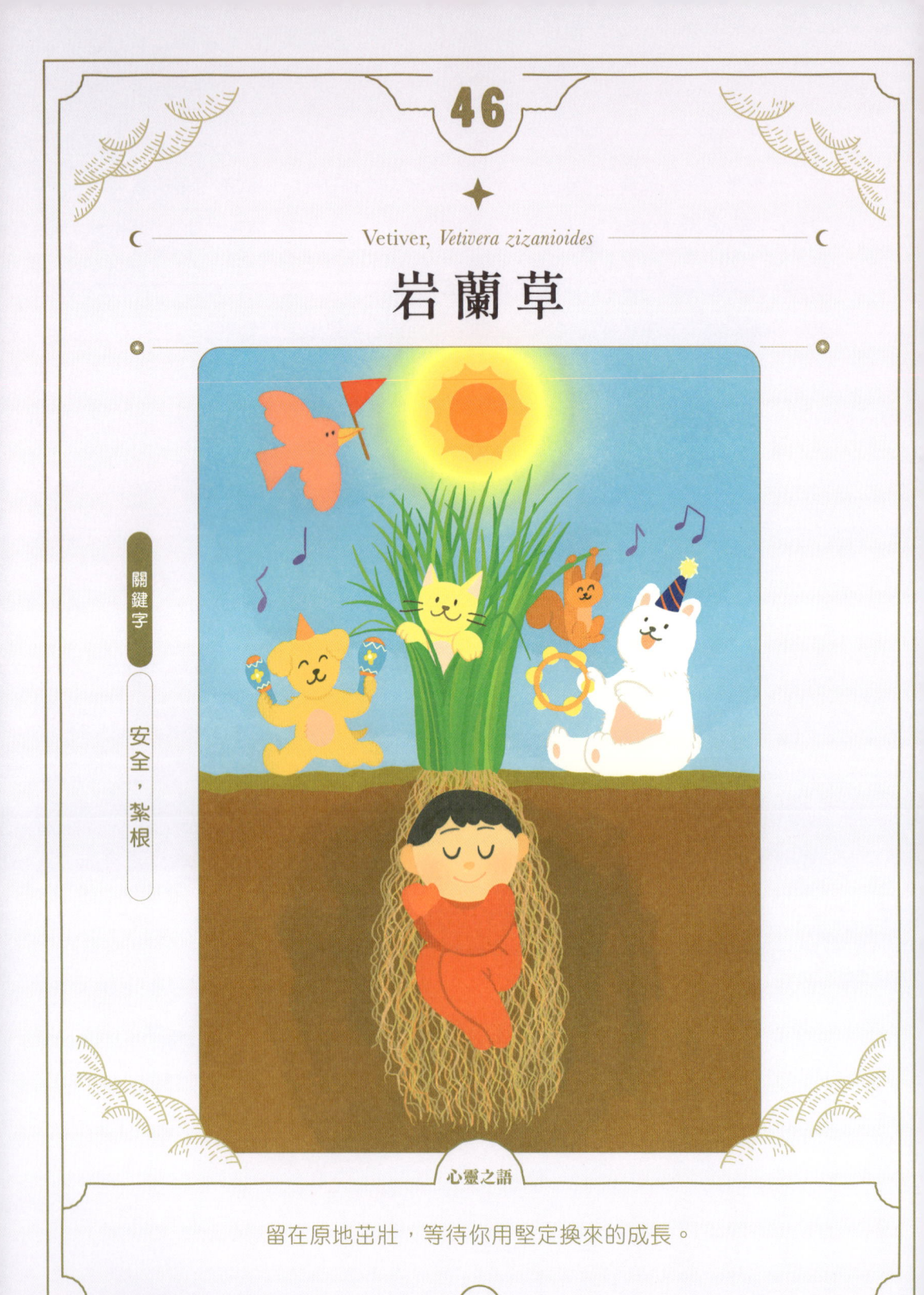

Vetiver, *Vetivera zizanioides*

岩蘭草

關鍵字：安全，紮根

心靈之語

留在原地茁壯，等待你用堅定換來的成長。

牌卡解析

目前狀態

你是穩紮穩打的務實派，安全感對你而言很重要。
變化萬千的時代下，堅定地走著屬於自己的步伐，低調專注做著值得耕耘的事。

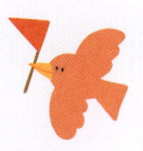

面對課題

你在尋求能讓你紮根的人事物，可能是金錢，家庭，或能永續的事業。
抽到此牌，可以多關照金錢，居住地，親密關係的議題。
有時缺乏安全感、自信心，對未來感到焦慮。或無法下定決心，缺乏目標。
當金錢能量不足時，容易產生匱乏感。
若需要常常遷徙搬遷或身處異地，會較缺乏安定感與歸屬感。

心靈解方

外界的紛擾與你沒有關係，與其毫無目地的向外伸展，不如堅定地向下紮根，擁有屬於自己的一方山水，來得更有成就感，更是安全感的根源。
抽到此牌，大地的氣味在跟你說：你的存在，本是完整。你是一個豐盛的存在，你腳踏著土地，你向下紮根，你是安全的。你的專注在哪兒，你的收穫就會在哪兒。

建議建立短期目標，逐步完成，累積自信心。回到內心，找到讓你感到安心的人事物。

探索人生使命，以終為始，發展天賦，核心紮根。

練習感知當下，向內覺察金錢匱乏感的來源，找到穩定力量。

香氣設計

精油 ID

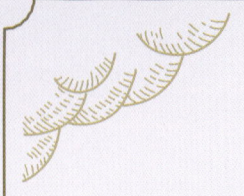

氣味強度 ★★★

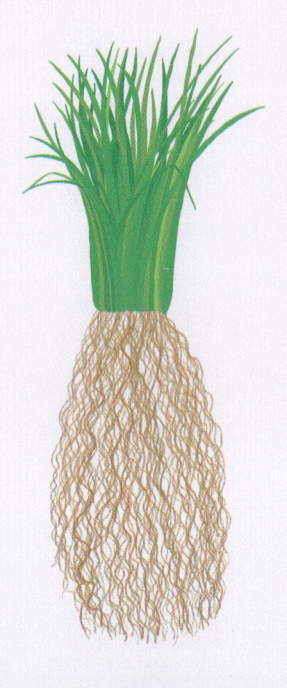

氣味音階	B- 後調
萃取部位	根
植物香調	鄉野調
植物科屬	禾本科／岩蘭草屬
化學型態	倍半萜醇類
對應脈輪	海底輪

✦ 生理功效 ✦

岩蘭草能鞏固神經系統，緩解緊繃，虛弱，失眠。調節循環系統。增進肌肉與關節能力，能更新締結組織，改善關節無力的狀況。緩解僵硬，肌肉疼痛問題。

✦ 心理功效 ✦

岩蘭草能幫助回歸本我，回到中心，停止焦慮地向外索求，安心安然地向下紮根，找到物質與精神世界的平衡點。增進安全感與歸屬感，重回最佳的整合狀態。

精油中的倍半萜醇成分，能調節體內神經傳導物質 GABA 的運作，安神鎮定，幫助入睡及提高睡眠品質。

✦ 調香要訣 ✦

岩蘭草精油的氣味有著泥土芳香的氣息,具有安撫力並給予安全感。香氛設計中,其質地黏稠,揮發較慢,能延長持香,具有出色的定香能力。氣味強度強,少量即可呈現渾厚感,能讓香氛作品整體具有飽滿厚度。

✦ 適合搭配精油 ✦

(T) 佛手柑、甜橙、葡萄柚、月桂。

(M) 真正薰衣草、天竺葵、大馬士革玫瑰、橙花、苦橙葉、芳樟。

(B) 完全伊蘭、沒藥、零陵香豆。

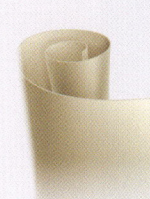

轉運處方籤

甜橙＋佛手柑＋芳樟＋真正薰衣草＋岩蘭草

✦ 香氣意境 ✦

在厚實的土地上,狗汪汪、貓喵喵、熊咚咚,松鼠輕巧隨著節奏擺盪。鳥兒自在盤旋,嘰啾如銀鈴,牠們共同為大地編織最溫暖迷人的樂章。

土壤深處,岩蘭草的根緩緩交纏,形成一床細緻而堅韌的搖籃。

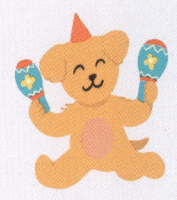

你就像小嬰兒般安穩地沉睡其中,呼吸與大地同頻,夢中帶著甜甜的微笑。

在這片被生命擁抱的土地上,小嬰兒靜靜長大,慢慢茁壯,等待光與風喚醒未來。

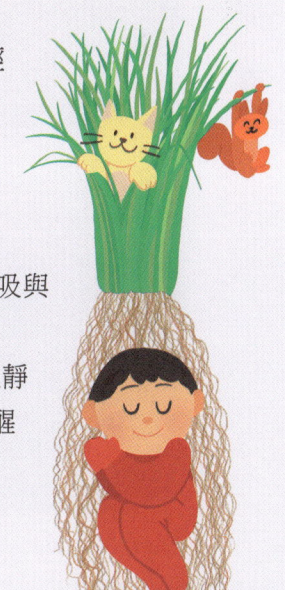

47

Virginian Cedarwood, Juniperus virginiana

維吉尼亞雪松

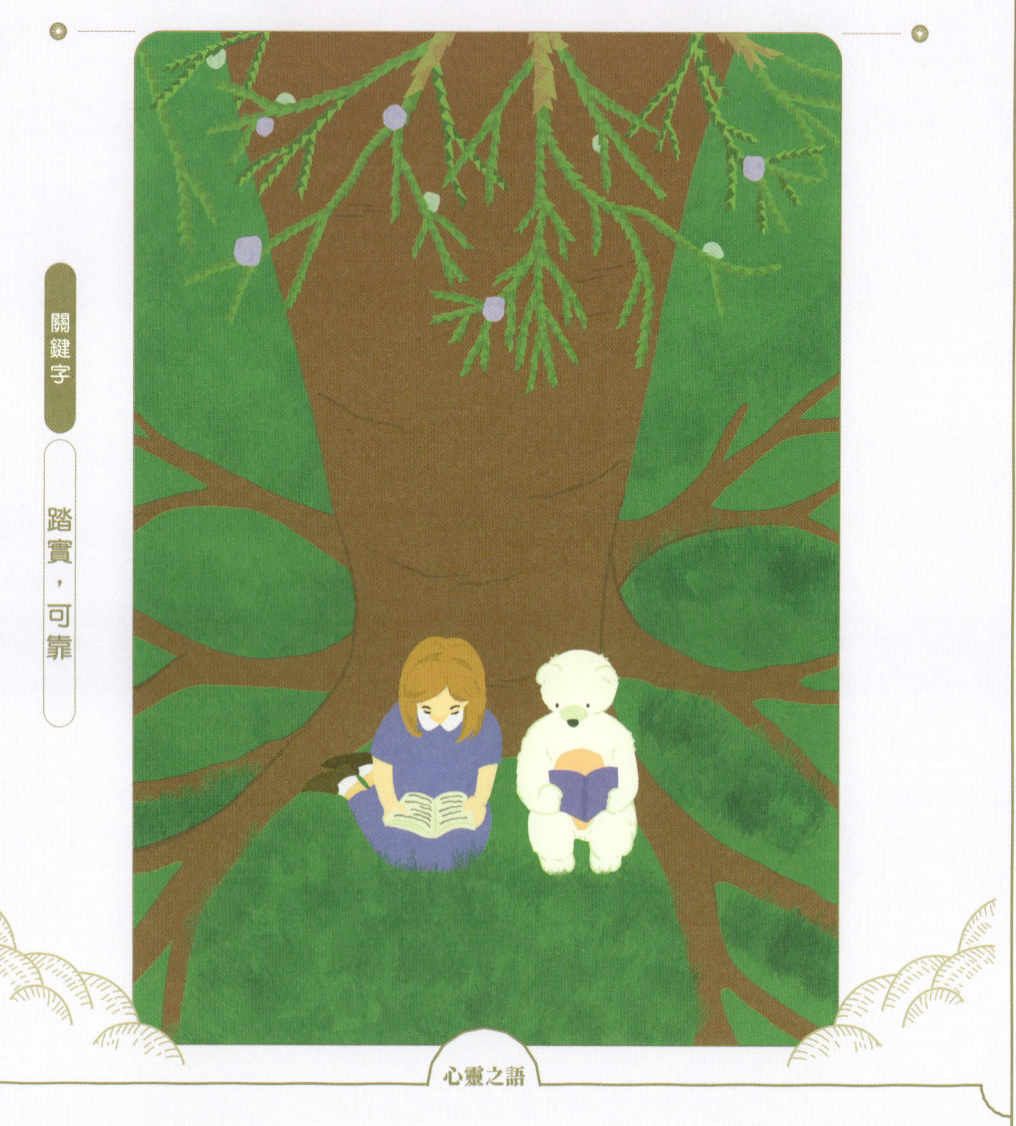

關鍵字

踏實，可靠

心靈之語

你的思維厚度與高度，就是你生命的厚度與高度。

牌卡解析

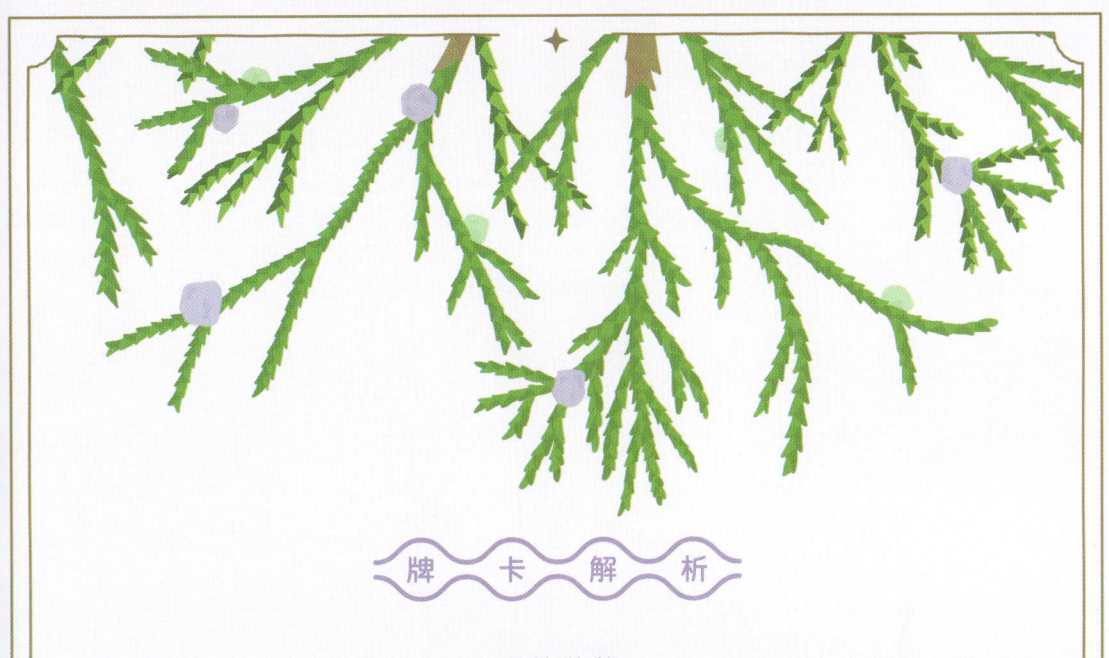

◆ 目前狀態 ◆

你有深度的思考力,性格篤實,是可以依靠的肩膀。

你可以穩住向前,你可以踏實向前,持續增強實力及影響力。

在成長過程中,你容易受到可信賴的前輩指引。而你也常成為他人信賴的對象。

◆ 面對課題 ◆

你渴望有人支持,你希望能遇見人生導師及貴人,指引你方向,在前方茫茫然時,給你信念上的支持。

你渴望站的越高,看得越遠。

但如果底氣不足,你會感受很無助,沒有安全感,有種搖搖欲墜的感覺。

◆ 心靈解方 ◆

思維才是你的制勝之道!成功的關鍵,不在你做了什麼,而在於你的格局有多大,多沉得住氣。

穩住你的心性,耐住你的脾氣,多閱讀多學習,留意來到你身邊比你有智慧的人,比你有遠見及傑出的人,他們有可能陪你走一程。

讓你看見不一樣的世界。

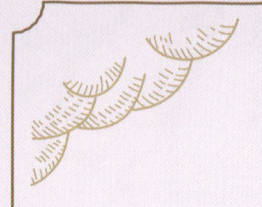

香氣設計

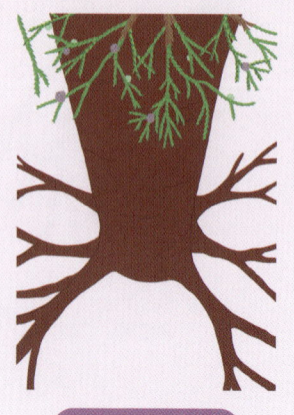

精油 ID

氣味強度 ★☆☆

氣味音階	B- 後調	植物科屬	柏科／刺柏屬
萃取部位	木心	化學型態	倍半萜烯類
植物香調	木質調	對應脈輪	頂輪

✦ 生理功效 ✦

維吉尼亞雪松能調節神經系統，處理因神經緊繃產生的身心相關症狀。能處理泌尿系統問題，如膀胱炎、尿道炎。可處理循環、肌肉關節相關問題，如關節炎、風濕。可護理皮膚頭皮、油性皮脂收斂、頭皮屑、濕疹。

✦ 心理功效 ✦

維吉尼亞雪松能給予支持安定的感受，讓無助慌張的人，有安全依靠的港灣。對孤單不知所措的情況，可以提供安撫鎮定。

精油中的倍半萜烯成分，能調節體內神經傳導物質 GABA 的運作，放鬆安神，幫助入睡及維持睡眠品質。

✦ **調香要訣** ✦

維吉尼亞雪松精油聞起來像是木頭在空地上曬乾的氣味，也有鉛筆削下來木屑的味道。

它的氣味非常不明顯，初聞似乎聞不太到，還會一度懷疑自己嗅覺。其氣味有如退到很後面的旁觀者，只在身後，不做主角。

香氣設計中，維吉尼亞雪松精油清淡而不搶戲，提供一種似有若無的木質調氛圍，可以份量抓多一點當作打底，是一種完全可以放手一搏、不用擔心失敗的選項。

✦ **適合搭配精油** ✦

(T) 甜橙、佛手柑、葡萄柚、檸檬、山雞椒、桉油醇迷迭香。

(M) 大馬士革玫瑰、天竺葵、玫瑰草、真正薰衣草、橙花、杜松漿果、絲柏。

(B) 完全伊蘭、安息香、廣藿香、西印度檀香、膠冷杉、黑雲杉。

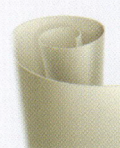

轉運處方箋

山雞椒＋桉油醇迷迭香＋玫瑰草＋膠冷杉＋維吉尼亞雪松

✦ **香氣意境** ✦

維吉尼亞雪松下，你與大白熊靜靜相伴，
各自遨遊在寬廣的書本世界中。背靠著紮實的樹幹，
心中無比安心踏實。
沒有喧嘩，沒有急促，時間像細水長流，
厚實而安定。
你們知道，真正的成長，不靠奇蹟，只靠
日復一日的積累與堅持。

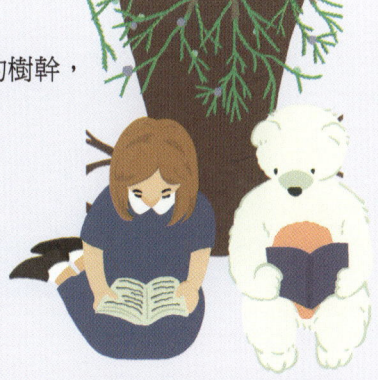

48

Ylang Ylang, *Cananga odorata*

完全伊蘭

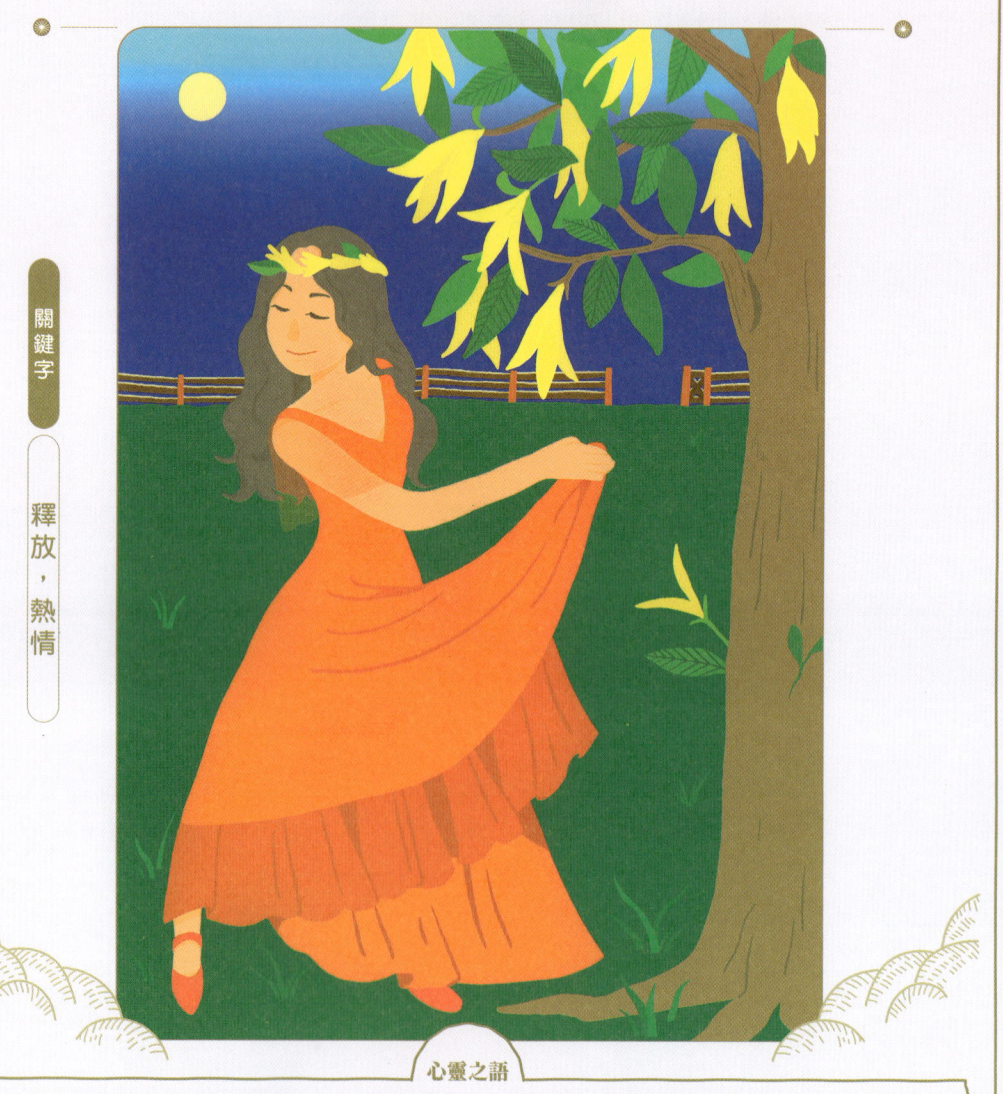

關鍵字

釋放，熱情

心靈之語

張開雙臂，打開緊閉的心，建立深刻關係。

牌卡解析

目前狀態

你是個熱情飽滿，散發魅力的發電機。有源源不絕的想法，有飽滿的能量在體內等著發揮。

同時，你傾向很多事都一身扛，所有事情也都一把抓。比較不會向他人訴說與分享，也不太會適度表達讓人為你分擔。容易隱藏緊繃，總與人們保持安全距離。

面對課題

因為習慣性一肩扛起，你身上背負著各種壓力，也不習慣為他人訴苦，也沒有分享喜怒哀樂的對象，所有心事都是往肚裡吞，一人嘗盡世間冷暖。容易隱性緊繃，體內像壓力鍋一樣，越積越多，肩膀也越來越緊，日益僵化。

你不善於經營親密關係，跟人保持距離，始終有一層隔閡存在。酸甜苦辣不足為外人道。

痛苦與失落，你習慣關起門來，自己消化。與你生活在一起的人或親近的人，也始終進不到你心裡，無從了解你的處境，到最後，常常是一翻兩瞪眼，或是為時已晚。徒留錯愕瞬間。

心靈解方

建議你學習適度與人建立親密關係，與最親近的人，分享喜怒哀樂，生活點滴。

不要什麼都扛在身上，緊繃著，防備著。適度的放鬆是必須的。

經營能讓自己放鬆鬆弛的感情。釋放激情的感覺，能讓你身心愉悅。找到人生的方向。

香氣設計

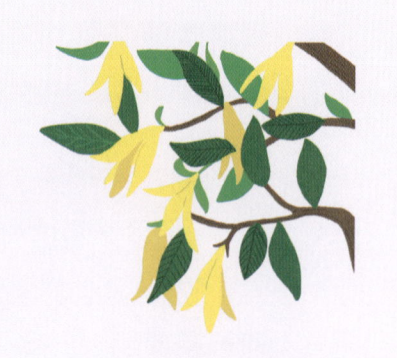

精油 ID

氣味強度 ★★☆

氣味音階	B-後調	植物科屬	番荔枝科／香水樹屬
萃取部位	花	化學型態	倍半萜烯類、單萜醇類
植物香調	花香調	對應脈輪	生殖輪、腸胃輪、心輪

✦ 生理功效 ✦

完全伊蘭能緩解痙攣與疼痛，如經痛、偏頭痛、腸胃絞痛等。調節荷爾蒙，經前症候群，更年期障礙。促進性欲。調節神經緊繃及壓迫感。

✦ 心理功效 ✦

完全伊蘭能緩解緊繃，釋放壓力。在凡事包攬的情況下，能逐漸產生「放手」的自覺感。完全伊蘭能緩緩加溫內在的熱情，讓人增加自信與動力。
精油中單萜醇成分能刺激腦內啡分泌，在面對巨大壓力時，情緒能保持穩定；維持體內血清素水平，產生幸福愉悅的感受。

調香要訣

完全伊蘭又稱「香水樹」，氣味風情萬種，充滿異國風情，花香氛圍飽滿魅惑。

香氣設計中，能夠與其他香調完美融合，以面狀的延伸，提升整體豐富花香層次，呈現質感，在調香中的角色舉足輕重。

與鄉野調精油搭配，能喚發神秘感的魅力；與香脂調精油搭配，能展現東方情迷。

適合搭配精油

(T) 甜橙、佛手柑、葡萄柚、綠薄荷。

(M) 快樂鼠尾草、杜松漿果、丁香、黑胡椒、歐洲赤松。

(B) 廣藿香、薑、維吉尼亞雪松、安息香、沒藥。

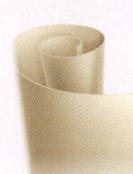

轉運處方箋

甜橙＋黑胡椒＋快樂鼠尾草＋完全伊蘭＋廣藿香

香氣意境

從白晝到夜晚，你擁抱熱情，任陽光與月光灑落在揮灑的舞步上。

你就像浪漫舞者般，用最放鬆、最真誠的姿態發電，將心敞開，將熱情流露。

每一次旋轉，每一次微笑，都與世界更緊密相連。你相信，誠實分享自己的喜悅與勇氣，就是與他人建立親密連結的開始，也是對生命最深的感謝。

附錄 1 「香氣轉運卡」牌卡元素一覽表

編號	音階	精油	關鍵字	對應脈輪	顏色	動物	宇宙
1	T	羅勒	重新，敏捷	三、六	黃、靛	貓	太陽
2	T	佛手柑	友善，融合	四	綠	狗	
3	T	藍膠尤加利	溝通，誠實	五	藍	貓	
4	T	葡萄柚	爽快，代謝	三	黃		太陽
5	T	月桂	自信，洞見	五	藍	鳥	
6	T	檸檬	聚焦，清理	三	黃		太陽
7	T	萊姆	好奇，愉悅	三	黃	松鼠	太陽
8	T	山雞椒	樂觀，幽默	三	黃		太陽
9	T	甜橙	開心，豐盛	三	黃	松鼠、鳥	太陽
10	T	歐薄荷（胡椒薄荷）	清新，坦率	三、五	黃、藍	鳥	太陽
11	T	桉油樟（羅文莎葉）	保護，通透	五	藍	貓	
12	T	桉油醇迷迭香	清晰，穿越	五、六	藍、靛	鳥	月
13	T	綠薄荷	輕鬆，透徹	三	黃		太陽
14	T	沈香醇百里香	勇氣，無懼	三、五	黃、藍	松鼠、鳥	
15	M	黑胡椒	創意，靈動	二、三	橙、黃	松鼠	太陽
16	M	德國洋甘菊	療癒，舒緩	四、五	綠、藍	鳥	星
17	M	羅馬洋甘菊	愛憐，滋養	四	綠	狗	
18	M	錫蘭肉桂	熱烈，嚮往	二	橙		月
19	M	快樂鼠尾草	直覺，寫意	二、六	橙、靛		月
20	M	丁香	果敢，決心	二	橙		月
21	M	絲柏	流動，轉化	二、七	橙、紫		月、星
22	M	欖香脂	洞悉，再造	一、六、七	紅、靛、紫		月、星
23	M	天竺葵	平衡，接納	四	綠		星
24	M	芳樟	同理，聆聽	四	綠	狗	
25	M	杜松漿果	淨化，清醒	三	黃	松鼠	
26	M	橙花	祝福，撫平	二、四	橙、綠		月、星
27	M	肉豆蔻	熱中，活力	三	黃		太陽

28	M	玫瑰草	真實，彈性	二、四	橙、綠	狗	
29	M	苦橙葉	放鬆，關機	四、七	綠、紫	狗	星
30	M	歐洲赤松	喚起，彰顯	五	藍	鳥	
31	M	大馬士革玫瑰	愛，珍視	二、四	橙、綠	鳥	月
32	M	甜馬鬱蘭	支撐，包覆	四	綠		星
33	M	真正薰衣草	包容，照顧	四、七	綠、紫	五種動物	
34	B	西印度檀香（阿米香樹）	成全，融合	七	紫		星
35	B	膠冷杉	挑戰，力量	四、五	綠、藍	鳥	
36	B	安息香	安然，順流	一、四	紅、綠	熊	星
37	B	大西洋雪松	確信，覺察	一、四、七	紅、綠、紫	熊	
38	B	乳香	誠心，沈澱	六、七	靛、紫		月、星
39	B	薑	篤定，加溫	一	紅		太陽
40	B	永久花	疏通，放下	四、六	綠、靛	鳥	月
41	B	沒藥	超脫，再生	二、七	橙、紫		月、星
42	B	廣藿香	平靜，回歸	一、七	紅、紫		太陽、星
43	B	東印度檀香	內觀，當下	六、七	靛、紫		月、星
44	B	黑雲杉	堅定，權威	三	黃		太陽
45	B	零陵香豆	天真，歡樂	四	綠	松鼠、鳥	
46	B	岩蘭草	安全，紮根	一	紅	五種動物	太陽
47	B	維吉尼亞雪松	踏實，可靠	七	紫	熊	
48	B	完全伊蘭	釋放，熱情	二、三、四	橙、黃、綠		太陽、月

附錄 2 「香氣轉運卡」元素含義＆對應

動物	含義	對應脈輪
狗	同理心、聆聽、陪伴、貼心、愛護、呵護、暖心、感動、愛	二、四
貓	清晰、理性、透徹、敏捷、聚焦、明理、邏輯、觀察、覺察	五、六
松鼠	靈動、活潑、歡樂、開心、樂觀、開朗、自信、有創造力	三
鳥	自由、奔放、釋放、暢通、喚起、翱翔、啟程、夢想、奔赴	四、五
大白熊	可靠、安心、踏實、支柱、穩定、安全、依靠、整體	一、七

宇宙	含 義	對應脈輪
太陽	自信、力量、勇氣、熱情、希望、豐盛、點燃、自主、聚焦、安全、溫暖、循環	一、三
月亮	沉澱、疏通、滋養、潤澤、生育、繁衍、創造、熱中、直覺、關照、洞悉、感知	二、六
群星	愛、美、幸福、安然、接納、轉化、回歸、整合、覺察、重生	四、七

附錄 3 「轉運處方箋」配方一覽表

編號	精油	配方	頁碼
1	羅勒	羅勒＋萊姆＋欖香脂＋真正薰衣草＋大西洋雪松	P.55
2	佛手柑	佛手柑＋真正薰衣草＋苦橙葉＋安息香＋岩蘭草	P.59
3	藍膠尤加利	萊姆＋檸檬＋藍膠尤加利＋玫瑰草＋膠冷杉	P.63
4	葡萄柚	葡萄柚＋甜馬鬱蘭＋芳樟＋真正薰衣草＋安息香	P.67
5	月桂	山雞椒＋月桂＋天竺葵＋黑胡椒＋安息香	P.71
6	檸檬	檸檬＋桉油醇迷迭香＋黑胡椒＋橙花＋西印度檀香	P.75
7	萊姆	甜橙＋萊姆＋歐薄荷＋羅馬洋甘菊＋零陵香豆	P.79
8	山雞椒	山雞椒＋佛手柑＋芳樟＋真正薰衣草＋維吉尼亞雪松	P.83
9	甜橙	甜橙＋佛手柑＋真正薰衣草＋苦橙葉＋零陵香豆	P.87
10	歐薄荷（胡椒薄荷）	歐薄荷＋天竺葵＋芳樟＋歐洲赤松＋黑雲杉	P.91
11	桉油樟（羅文莎葉）	桉油樟＋藍膠尤加利＋玫瑰草＋絲柏＋乳香	P.95
12	桉油醇迷迭香	桉油醇迷迭香＋萊姆＋杜松漿果＋真正薰衣草＋膠冷杉	P.99
13	綠薄荷	綠薄荷＋萊姆＋橙花＋欖香脂＋乳香	P.103
14	沈香醇百里香	沉香醇百里香＋萊姆＋芳樟＋真正薰衣草＋維吉尼亞雪松	P.107
15	黑胡椒	萊姆＋月桂＋橙花＋黑胡椒＋膠冷杉	P.113
16	德國洋甘菊	甜橙＋德國洋甘菊＋羅馬洋甘菊＋甜馬鬱蘭＋安息香	P.117
17	羅馬洋甘菊	萊姆＋甜橙＋真正薰衣草＋羅馬洋甘菊＋安息香	P.121
18	錫蘭肉桂	甜橙＋錫蘭肉桂＋東印度檀香＋完全伊蘭＋零陵香豆	P.125
19	快樂鼠尾草	檸檬＋杜松漿果＋快樂鼠尾草＋天竺葵＋乳香	P.129
20	丁香	佛手柑＋丁香＋真正薰衣草＋完全伊蘭＋廣藿香	P.133

21	絲柏	佛手柑＋絲柏＋快樂鼠尾草＋玫瑰草＋安息香	P.137
22	欖香脂	檸檬＋欖香脂＋真正薰衣草＋絲柏＋完全依蘭	P.141
23	天竺葵	綠薄荷＋天竺葵＋真正薰衣草＋芳樟＋廣藿香	P.145
24	芳樟	萊姆＋芳樟＋甜馬鬱蘭＋完全伊蘭＋維吉尼亞雪松	P.149
25	杜松漿果	葡萄柚＋黑胡椒＋杜松漿果＋完全伊蘭＋零陵香豆	P.153
26	橙花	佛手柑＋甜橙＋欖香脂＋橙花＋乳香	P.157
27	肉豆蔻	甜橙＋真正薰衣草＋肉豆蔻＋沒藥＋完全伊蘭	P.161
28	玫瑰草	萊姆＋絲柏＋玫瑰草＋膠冷杉＋永久花	P.165
29	苦橙葉	佛手柑＋甜橙＋真正薰衣草＋苦橙葉＋安息香	P.169
30	歐洲赤松	沉香醇百里香＋歐洲赤松＋真正薰衣草＋乳香＋西印度檀香	P.173
31	大馬士革玫瑰	佛手柑＋大馬士革玫瑰＋天竺葵＋絲柏＋廣藿香	P.177
32	甜馬鬱蘭	甜橙＋甜馬鬱蘭＋真正薰衣草＋苦橙葉＋岩蘭草	P.181
33	真正薰衣草	甜橙＋羅馬洋甘菊＋真正薰衣草＋絲柏＋維吉尼亞雪松	P.185
34	西印度檀香（阿米香樹）	月桂＋天竺葵＋真正薰衣草＋黑雲杉＋西印度檀香	P.191
35	膠冷杉	萊姆＋橙花＋歐洲赤松＋膠冷杉＋安息香	P.195
36	安息香	佛手柑＋絲柏＋天竺葵＋安息香＋沒藥	P.199
37	大西洋雪松	甜橙＋羅勒＋玫瑰草＋杜松漿果＋大西洋雪松	P.203
38	乳香	山雞椒＋桉油醇迷迭香＋真正薰衣草＋天竺葵＋乳香	P.207
39	薑	佛手柑＋葡萄柚＋芳樟＋完全伊蘭＋薑	P.211
40	永久花	葡萄柚＋甜橙＋羅馬洋甘菊＋欖香脂＋永久花	P.215
41	沒藥	甜橙＋黑胡椒＋完全伊蘭＋沒藥＋維吉尼亞雪松	P.219
42	廣藿香	甜橙＋天竺葵＋杜松漿果＋廣藿香＋完全伊蘭	P.223
43	東印度檀香	月桂＋大馬士革玫瑰＋東印度檀香＋岩蘭草＋乳香	P.227
44	黑雲杉	月桂＋杜松漿果＋天竺葵＋黑胡椒＋黑雲杉	P.231
45	零陵香豆	萊姆＋丁香＋杜松漿果＋完全伊蘭＋零陵香豆	P.235
46	岩蘭草	甜橙＋佛手柑＋芳樟＋真正薰衣草＋岩蘭草	P.239
47	維吉尼亞雪松	山雞椒＋桉油醇迷迭香＋玫瑰草＋膠冷杉＋維吉尼亞雪松	P.243
48	完全伊蘭	甜橙＋黑胡椒＋快樂鼠尾草＋完全伊蘭＋廣藿香	P.247

客廳 Living 0012

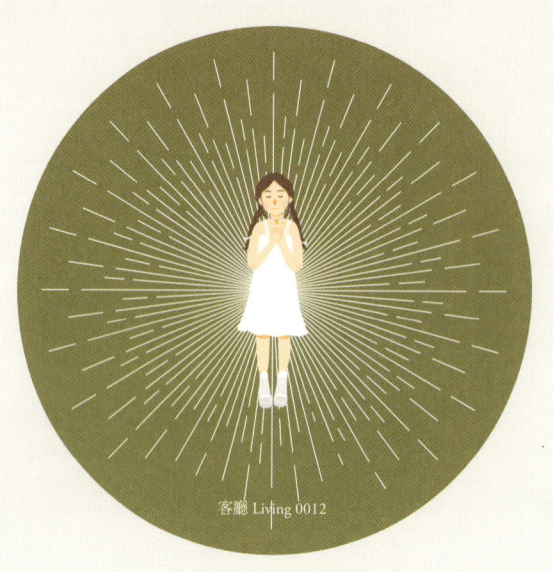

香氣轉運
48 款精油香氣與植物的靈魂對話，為你帶來意想不到的啟發與轉機！

作　　者	毛諺芬（毛毛老師）
總 編 輯	鄭淑娟
行銷主任	邱秀珊
編　　輯	歐子玲
插　　畫	zoodai
美術設計	行者創意
商品贊助	金格企業有限公司、茶寶企業有限公司
出 版 者	日日學文化
電　　話	（02）2368-2956
傳　　真	（02）2368-1069
地　　址	106 台北市和平東路一段 10 號 12 樓之 1
郵撥帳號	50263812
戶　　名	日日幸福事業有限公司
法律顧問	王至德律師
電　　話	（02）2341-5833

發　　行	聯合發行股份有限公司
電　　話	（02）2917-8022
製　　版	中茂分色製版印刷股份有限公司
電　　話	（02）2225-2627
初版一刷	2025 年 8 月
定　　價	899 元

國家圖書館出版品預行編目資料

香氣轉運 : 48 款精油香氣與植物的靈魂對話，為你帶來意想不到的啟發與轉機！/ 毛諺芬著 .-- 初版 .-- 臺北市 : 日日學文化出版 : 聯合發行股份有限公司發行, 2025.08
面；　公分 .--（客廳；ASLI0012）
ISBN 978-626-99551-1-4(平裝)
1.CST: 芳香療法 2.CST: 香精油
418.995　　　　　　　　　　114008862

版權所有　翻印必究
※ 本書如有缺頁、破損、裝訂錯誤，請寄回本公司更換

Tea Seed & Hydrosol

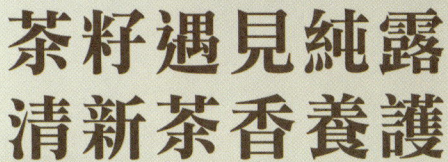

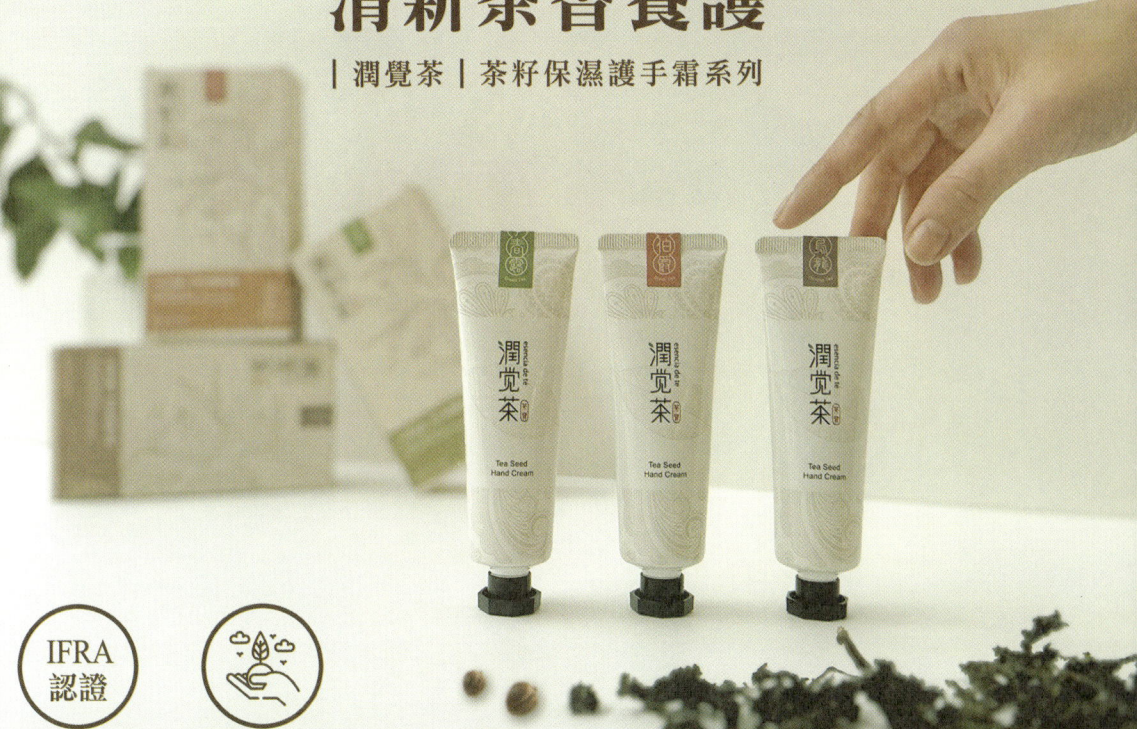

茶籽遇見純露
清新茶香養護

| 潤覺茶 | 茶籽保濕護手霜系列

IFRA 認證
符合全球最高指標
歐盟IFRA國際標準

台灣小農友善農法
千朵花草萃取純露

以ESG永續循環理念，賦予花草全新價值，利用蒸餾冷凝「純露花水」多種珍貴護膚微量元素，高效滲透不黏膩，輕鬆打造豐潤彈嫩雙手！

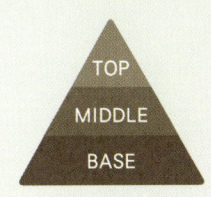

	● 四季春露	● 紅玉伯爵	● 金萱烏龍
TOP	綠茶/柑橘/檸檬	紅茶/佛手柑/苦橙葉	茶香/岩玫瑰
MIDDLE	茉莉/西洋杉	橙花/鳶尾花	晚香玉/香根草/安息香
BASE	香根草/小荳蔻/安息香	肉豆蔻/橡木苔/岩蘭草	檀香木/廣藿香/沒藥

茶寶股份有限公司
www.teapower.com.tw
免費服務專線 | 0800-000-189
仁愛門市：台北市仁愛路四段408巷25號

追蹤IG 鎖定新動態
按讚FB 掌握新消息

門市/官網同步讀者專屬體驗
免運 $399 市價 $520
結帳輸入折扣碼 TEA399

官網
立即訂購

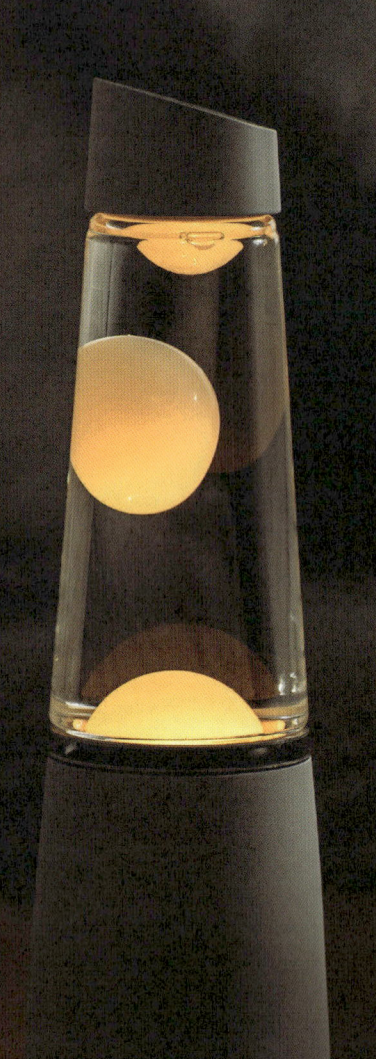

AROMA Lava

解憂放鬆緩緩燈
撫平不安情緒

熔岩燈・精油擴香 2 in 1

購買商品資訊　加入官方LINE　優惠折扣碼：GCGD200

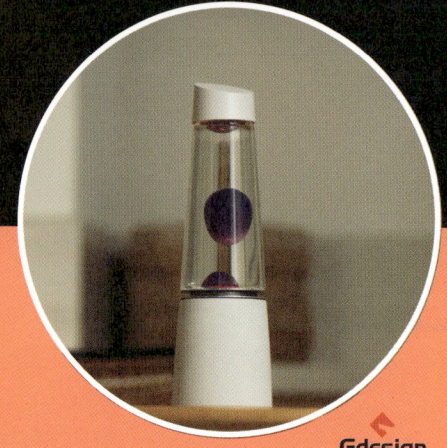

Gdesign

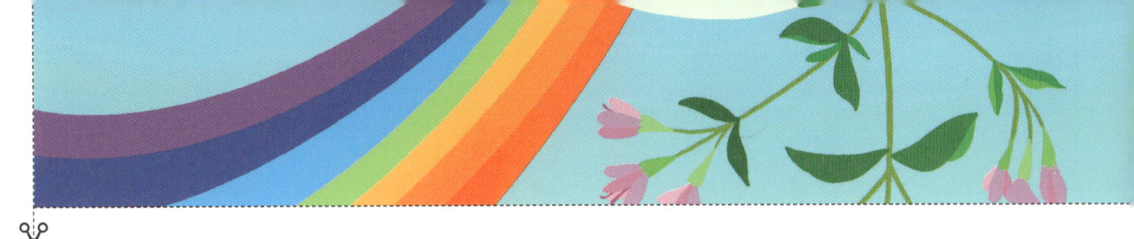

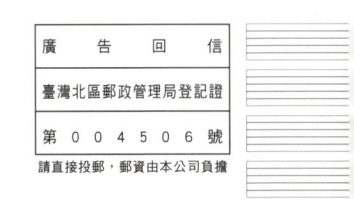

廣 告 回 信
臺灣北區郵政管理局登記證
第 ０ ０ ４ ５ ０ ６ 號
請直接投郵，郵資由本公司負擔

10643
台北市大安區和平東路一段10號12樓之1
日日幸福事業有限公司　收

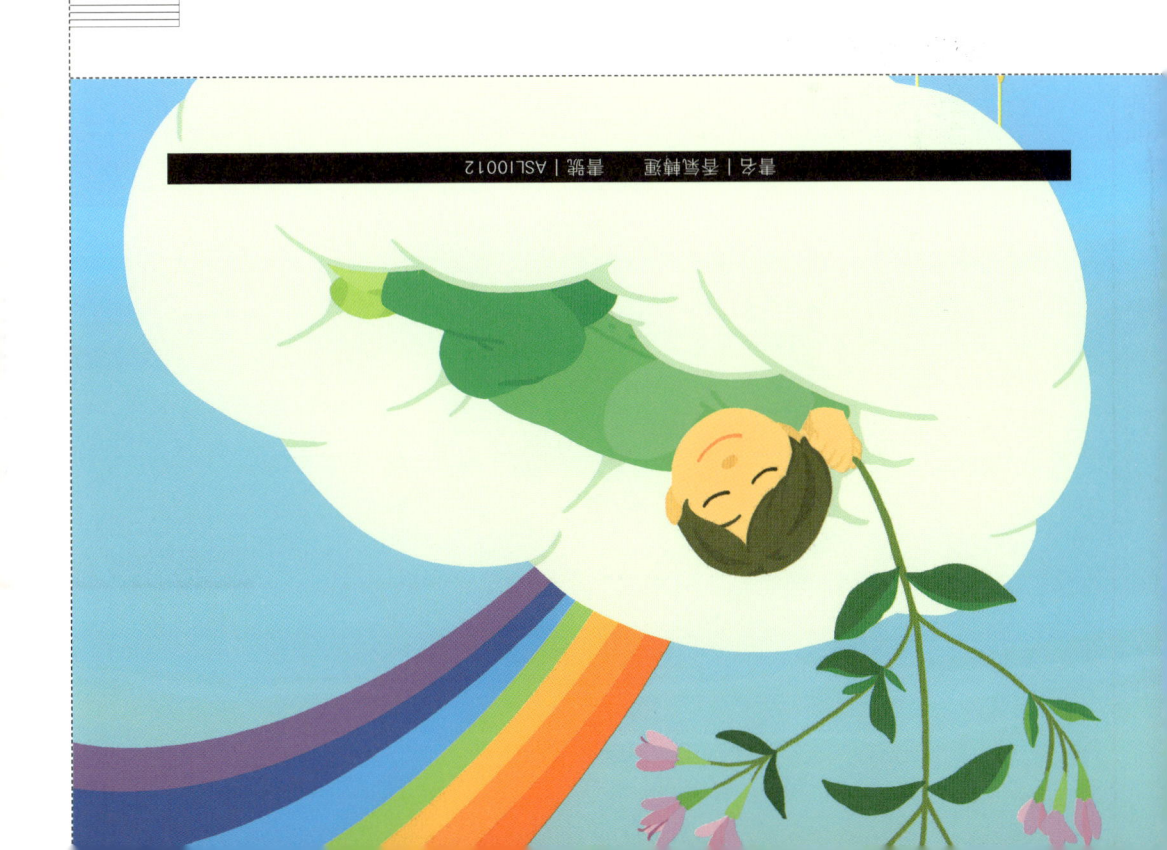

請沿虛線剪下，黏貼好後，直接投入郵筒寄回

讀 者 回 函 卡

感謝您購買本公司出版的書籍，您的建議就是本公司前進的原動力。請撥冗填寫此卡，我們將不定期提供您最新的出版訊息與優惠活動。

▶

姓名：＿＿＿＿＿＿＿＿＿　性別：□男　□女　出生年月日：民國＿＿＿年＿＿＿月＿＿＿日
E-mail：＿＿＿＿＿＿＿＿＿＿＿＿＿＿＿＿＿＿＿＿＿＿＿＿＿
地址：□□□□□＿＿＿＿＿＿＿＿＿＿＿＿＿＿＿＿＿＿＿
電話：＿＿＿＿＿＿　手機：＿＿＿＿＿＿　傳真：＿＿＿＿＿＿
職業：□學生　　　　　□生產、製造　　□金融、商業　　□傳播、廣告
　　　□軍人、公務　　□教育、文化　　□旅遊、運輸　　□醫療、保健
　　　□仲介、服務　　□自由、家管　　□其他

▶

1. 您如何購買本書？□一般書店（　　　書店）□網路書店（　　　書店）
　　□大賣場或量販店（　　　）□郵購　□其他
2. 您從何處知道本書？□一般書店（　　　書店）□網路書店（　　　書店）
　　□大賣場或量販店（　　　）□報章雜誌　□廣播電視
　　□作者部落格或臉書　□朋友推薦　□其他
3. 您通常以何種方式購書（可複選）？□逛書店　□逛大賣場或量販店　□網路　□郵購
　　□信用卡傳真　□其他
4. 您購買本書的原因？□喜歡作者　□對內容感興趣　□工作需要　□其他
5. 您對本書的內容？□非常滿意　□滿意　□尚可　□待改進＿＿＿＿＿＿＿＿
6. 您對本書的版面編排？□非常滿意　□滿意　□尚可　□待改進＿＿＿＿＿＿
7. 您對本書的印刷？□非常滿意　□滿意　□尚可　□待改進＿＿＿＿＿＿＿＿
8. 您對本書的定價？□非常滿意　□滿意　□尚可　□太貴
9. 您的閱讀習慣：(可複選)　□生活風格　□休閒旅遊　□健康醫療　□美容造型　□兩性
　　□文史哲　□藝術設計　□百科　□圖鑑　□其他
10. 您是否願意加入日日幸福的臉書（Facebook）？　□願意　□不願意　□沒有臉書
11. 您對本書或本公司的建議：＿＿＿＿＿＿＿＿＿＿＿＿＿＿＿＿＿＿＿＿＿
＿＿＿＿＿＿＿＿＿＿＿＿＿＿＿＿＿＿＿＿＿＿＿＿＿＿＿＿＿＿＿＿＿＿＿
＿＿＿＿＿＿＿＿＿＿＿＿＿＿＿＿＿＿＿＿＿＿＿＿＿＿＿＿＿＿＿＿＿＿＿
＿＿＿＿＿＿＿＿＿＿＿＿＿＿＿＿＿＿＿＿＿＿＿＿＿＿＿＿＿＿＿＿＿＿＿

註：本讀者回函卡傳真與影印皆無效，資料未填完整即喪失抽獎資格。